Hilfe

**Ein Erlebnisbericht einer
psychosomatischen Reha**

HARRY HINZ

HILFE

Ein Erlebnisbericht einer psychosomatischen Reha

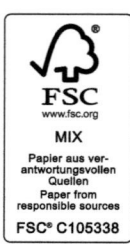

Bibliografische Information der Deutschen Nationalbibliothek:
Die Deutsche Nationalbibliothek verzeichnet diese Publikation in der Deutschen Nationalbibliografie; detaillierte bibliografische Daten sind im Internet über http://dnb.dnb.de abrufbar.

© 2015 Harry Hinz

Illustration: Harry Hinz

Satz, Umschlaggestaltung, Herstellung und Verlag:
BoD – Books on Demand, Norderstedt

ISBN: 978-3-7392-8905-2

Inhalt

Vorwort	7
Kapitel 1	9
Kapitel 2 Die Anreise	23
Kapitel 3 Die ersten Termine	35
Kapitel 4 Zweite Woche	86
Kapitel 5: Dritte Woche	146
Kapitel 6 Vierte Woche	191
Kapitel 7: Die letzte Woche	234
Nachwort	282
Quellen:	283

Vorwort

In diesem Buch möchte ich die Erlebnisse, Höhen und Tiefen meiner fünfwöchigen Reha aufzeigen.

Nach Abschluss der Reha, einiger Zeit im Berufsleben und starker Unterstützung meiner Ärzte und dem Psychotherapeuten aus der Rehaklinik habe ich mich entschlossen, dieses Buch zu schreiben, um all denen Mut zu machen, die sich bisher vor dieser Maßnahme aufgrund von Depressionen und Angstzuständen innerlich gewehrt haben.
Auch soll dieses Buch mich nach meinem gefällten Entschluss, den ich am Ende des Buches darlegen werde, stärken, um ein neues Leben zu beginnen.

Die Frage nach dem Sinn oder Unsinn einer Reha sollten wir uns immer nach Vollendung dieser Zeit stellen, nie jedoch vorher.
Auch ich war anfangs skeptisch und habe mich lange dagegen gesträubt. Doch irgendwann, wenn der Zeitpunkt völliger Erschöpfung und Mutlosigkeit gekommen ist, nimmt wohl jeder von uns Hilfe an, um wieder ein wenig in das tägliche Leben zurückzufinden.

Bitte verzeihen Sie mir den doch manchmal direkten und krassen Slang, aber ich bin der Meinung, dass gewisse Eindrücke, Gefühle und Situationen wohl kaum besser als direkt und ehrlich verständlich gemacht werden können.

Ich selbst bin nicht der Typ, der um Themen, Gefühle und Situationen herumredet oder mit ständigem Grinsen im Gesicht jegliche Gegebenheiten schön malt, wie einige Politiker, die meisten der mir bekannten Führungskräfte und leider auch einige meiner »Freunde« es mitunter tun.

Gäbe es mehr Offenheit, Ehrlichkeit und soziale Kompetenz unter den Menschen, würden viele meiner Mitpatienten und ich sicher nicht unter diesen quälenden Gefühlszuständen leiden und der Staat eine Menge Ausgaben sparen können.

Als nicht von dieser Krankheit betroffene Leserinnen oder Leser sollten Sie dieses Buch als eine Art Erlebnisreise sehen und denken Sie bitte nie, diese Krankheit und eine Reha könnte Ihnen nie passieren: Der Zustand völliger Erschöpfung und Depression kann sich schneller einstellen, als Sie glauben.

Die Namen sind von mir frei gewählt und somit Originalnamen geändert worden.

Kapitel 1

Nach nunmehr jahrelangen Depressionen und mehrfachem Anraten meines Arztes, einem sehr ruhigen, einfühlsamen und mit Menschenkenntnis ausgestattetem Psychologen, hatte ich mich entschlossen, seinen Ratschlägen zu folgen.

Noch am gleichen Tage besorgte ich mir alle notwendigen Antragsformulare.

Ein Jahr zuvor hatte ich einer guten Freundin beim Ausfüllen dieser Formulare geholfen und mich schon über die eine oder andere Formulierung im höchsten Beamtendeutsch geärgert.

Sofort stellte sich mir die Frage, wie wohl einige andere Mitmenschen mit weniger Schulbildung diese Formulare richtig ausfüllen sollten.

Oder ist ein gewisses Scheitern von den Behörden gewollt?

Da war er wieder, mein unbändiger Drang zum Perfektionismus und Gerechtigkeitssinn, der mir das Leben in einigen Bereichen sehr schwer machte.

An dieser Stelle kann ich nur jedem raten, der lange und verwirrende Formulare ausfüllen muss, Freunde oder Bekannte nach Tipps zu fragen. Schnell ist es geschehen und Sie fügen das ein oder andere Worte ein, welches genau die falsche Bedeutung hat und zum Gegenteil des eigentlich Angestrebten führen kann.

Mir fielen die Worte meines ehemaligen alten Meisters in der wunderbaren Lehre zum Radio- und TV-Techniker ein: »Klaus, du bist zu ehrlich, der Kunde will beschissen werden.«

Dieser Ausspruch verfolgt mich bis heute und ist Grund

für meine Lebensumstellung, die ich Ihnen am Ende des Buches mitteilen werde.

Nach einigen Tagen Taktiererei mit den von mir gewählten Formulierungen ließ ich mir einen Termin bei meinem Arzt geben.

Seit fast zehn Jahren war ich bei diesem phantastischen Arzt gewesen. Anfangs wegen leichter Depressionen, Schwindel, Kopfschmerzen und teilweise, wenn es sehr stark wurde, litt ich auch unter leichten Sprachstörungen.

Im Laufe der Jahre verschlimmerten sich diese Zustände allerdings.

Wenn ich zurückdenke, ist es schon eigenartig: Bei meinem vorigen Arbeitgeber hatte ich fast nie unter gesundheitlichen Problemen gelitten, doch seit dem Verkauf unserer Sparte an meinen jetzigen Arbeitgeber nahmen die Probleme ihren Lauf.

Beim Gespräch vor ein paar Wochen hatte mir der Psychologe seine Hilfe für die schwierigen Formulierungen angeboten.

Diesen Termin nahm ich jetzt endlich wahr.

Diesen Besuch im Wartezimmer werde ich wohl nie vergessen.

Es war ein grauer Tag mit leichtem Nieselregen, wie es bei uns in Norddeutschland üblich ist. Für mich war das normales Wetter, bei dem ich mir keine Gedanken machte, wie wohl die »glücklichen Menschen« diesen Tag mit Freundin, Frau und Kindern verbringen. Üblicherweise hatte ich bei schönem Wetter oft schlechte Laune.

Ich malte mir in solche Situationen oft aus, wie es wohl wäre, wenn mein Leben nach der »Norm« verlaufen wäre: Frau, Kinder, Haus und toller Job. Ich stellte mir bei Sonnenschein vor, was ich alles unternehmen würde und wie schön der Tag zu Ende gehen könnte. Alles eine Blase, die im Laufe der Jahre zerplatzte.

So hatte ich wenigstens bei schlechtem Wetter die Gewissheit, dass diese Normmenschen jetzt wohl auch zu Hause sitzen und Trübsal blasen würden.

Manch einer von Ihnen wird jetzt sicherlich sagen: aber es gibt doch Freunde.

Dazu kann ich nur aus jahrelanger Erfahrung sagen: Freunde zu erkennen ist sehr schwer. In aller Regel gibt es keine Freunde. Diese Menschen sind meist nur als Bekannte zu bezeichnen. Freundschaft hört bei Geld und schwerwiegenden Problemen auf. Viele von den sogenannten Freunden wollen sich nicht belasten oder werden von ihrem Partner so manipuliert, dass sie keinen eigenen Willen mehr haben.

Leider muss ich auch heute noch diese Erfahrungen machen. Denn wo sind Sie, an den Feiertagen? Keiner von den sogenannten Freunden hat es bisher geschafft, trotz ihres Wissens um meine Situation, einmal die Worte:« Na Klaus, was machst du heute? Wollen wir etwas unternehmen?« Um Gottes willen, ich könnte mich ja besser mit dem Partner verstehen als sie selbst oder der Partner könnte Spaß mit mir haben. Nein, die festlichen Tage sind einfach grausam, grausam wegen der Einsamkeit und Ignoranz der Menschen, auf die ich sonst zählen würde.

Sicher wird jetzt manch Leser fragen:« Warum gehen sie nicht auf die Freunde zu?« Tja, alles probiert, habe mir sogar vor den Anrufen Gedanken darüber gemacht, was dem Pärchen denn so gefallen könnte. Nein, alles probiert. Sie leben einfach in einer anderen Welt. In der Welt der Brüder Schwesterlein Pärchen Lethargie. Ich habe es deshalb einfach aufgegeben, mich diesen Menschen anzubieten.

Und dann gibt es die Menschen, von denen ich glaubte: *Ach, du bist ein entfernter Bekannter, von dem kannst du dir nichts erhoffen.*

Aber gerade diese Menschen haben mich aufgefangen, Verständnis für meine Lebenslage gezeigt und sind mit mir einige schwierige Wege mitgegangen.

Dies empfinde ich als Freundschaft und vielleicht entwickelt sich mit diesen herzensguten Menschen auch eine wirkliche Freundschaft. Zu diesen Menschen gehörte auch meine damalige Freundin Cora.

Der graue Tag neigte sich dem Ende und ich betrat das Wartezimmer. Eine meiner Lieblingsbeschäftigungen war – und ist es immer noch- Menschen zu beobachten und zu analysieren.

Der Warteraum, ein Zimmer in einer runden Altstadtvilla mit hohen Decken, schönem Stuck und altem Kamin, löste in mir immer eine gewisse Behaglichkeit aus.

Ich platzierte mich immer neben dem Kamin, so konnte ich den ganzen Raum und die Eingangstür sehen.

Die Tür öffnete sich und eine weitere Patientin nahm Platz. Sie hielt sich ihre Hände vor die Augen und weinte ständig. Dieses Weinen kannte ich auch, aber nicht in der Öffentlichkeit: Es überkommt mich oft grundlos oder aufgrund von Kleinigkeiten. Sehe ich zum Beispiel ältere Menschen auf der Straße, die hilflos, gebrechlich oder traurig wirken, kommen mir oft die Tränen. Vielleicht sind es meine Zukunftsängste, die dies auslösen oder einfach Wut auf unsere derzeitige Gesellschaft. Ich kann es nicht bestimmt sagen. Dann gibt es wiederum andere Beispiele, wo die Tränen fließen, wenn Kinder sich über etwas freuen und von ihren Eltern gelobt werden.

Ich kann mich nicht daran erinnern, dass ich mich als Kind jemals gefreut habe, sicher ist dies auch ein Produkt meiner dressierten Erziehung.

Die Traurigkeit während einer Depression ist einer der schlimmsten Begleiterscheinungen, die man sich vorstellen kann.

Ich hatte Mitleid mit der Dame. Dachte nur: *Oh man, gut, dass du jetzt hier bist und diesen Schritt gehst, sonst sitzt du irgendwann genauso da wie sie.*

Allerdings sollte dies nicht mein letzter Eindruck an diesem Tag gewesen sein.

Wieder öffnete sich die schwere große Holztür. Ein junger Mann betrat den Raum. Große glasige Augen, wie es eben so ist, wenn ein Mensch Psychopillen nimmt. Der junge Mann war höchstens 25 Jahre alt. Was mochte ihn nur zu diesem Punkt getrieben haben? Die Schule, die Eltern, die Lehre, das Studium, der Job? Tausend Gedanken gingen mir durch den Kopf.

Nachdem er sich gesetzt hatte, starrte er auf eine Kachel des Kamins und wandte seinen Blick nicht mehr ab. Nicht einmal das Weinen der Dame konnte ihn in irgendeiner Form beeindrucken.

Wieder dachte ich: *Hoffentlich kommst du da nie hin.*

Bisher hatte ich Psychopillen immer abgelehnt. Wie ist es jedoch, wenn es gar nicht mehr geht und man jeden Tag zusammenbricht? Nicht wie zurzeit nur einmal die Woche nach der Arbeit oder auf dem Weg nach Hause? Dann müsste wohl auch ich diese Mittel zu mir nehmen.

Meine Gedanken kreisten und gingen gleichzeitig ins Nirwana.

Wieder beobachtete ich die Frau.

Eine attraktive Erscheinung, die sicher mit der Männerwelt keine Probleme hatte. Oder kamen ihre Probleme gerade wegen der Männer?

Leider fallen viele Frauen immer auf den gleichen Typ Mann herein. Marke Don Geilo: Groß, breit und dunkelhaarig. Im Hirn ein Weichei, aber nach außen der Obermacho. Hauptsache groß und der Wagen stimmt.

Heimlich aber wünschen sich diese Frauen, wie ich aus

vielen Gesprächen mit mir bekannten Damen erfahren habe, einen verständnisvollen Mann, der ihnen zur Seite steht und auch Gefühle zeigen kann.

Das Fleisch jedoch zieht es immer zu Don Geilo, aber Mädels, denkt daran: Irgendwann ist euer Fleisch welk und kein Latino wird Euch mehr anschauen, aber ein ganz normaler netter Typ wird euch auf Händen tragen.

Denn wie heißt es so schön? Frauen werden älter, Männer interessanter.

Kurz nahm die Frau eine Hand vom Gesicht, um sich mit einem Taschentuch die Tränen zu trocknen.

Ein wirklich hübsches Gesicht, jedoch etwas ausgemergelt und hungrig und schreiend nach Ruhe und Liebe.

Wieder öffnete sich die Tür. Ich dachte nur: *Bitte nicht noch einen schweren Fall, das kannst du heute nicht verarbeiten.*

Es war der Psychologe, der mich aufrief.

Mein Arzt, ein großer, sehr angenehm ruhig wirkender Mittvierziger, begleitete mich in sein Sprechzimmer. Ein nüchtern eingerichteter Raum mit schönem Teppich, der auf mich bei jedem meiner Besuche eine entspannende Wirkung hatte.

Das Überschreiten des Teppichs zum Stuhl hin gab mir das Gefühl, als ginge ich den Wolken entgegen und alles würde gut.

Wie immer war sein erste Frage: »Wie geht es Ihnen?«

Auch an diesem Tage plagte mich eine depressive Stimmung, ausgelöst durch berufliche Schwierigkeiten mit meinem ewig grinsenden, äußerst schnöseligen Geschäftsführer, Marke: Beruf Sohn.

Wir hier im Norden nennen solche Leute einen typischen *Hamburger Fatzke*. Menschen, die lediglich überheblich schnacken können, jedoch nicht in der Lage sind, sich ihr eigenes Hemd zu bügeln.

Mein Chef war ein unangenehmer Zeitgenosse mit Halbglatze und *Bugs-Bunny-Gebiss*, welches sein ständiges hämisches Gelächter noch negativ verstärkte. Auf Reisen erzählte er immer, aus welcher Familie er stammte und welche Länder und Städte er schon bereist hatte. Zwischendurch Telefonate, selbstverständlich auf Englisch, damit der kleine Angestellte auch bemerkte, was für ein toller Hengst er war.

Sein Englisch war zwar gut, der Slang jedoch stark gekünstelt. Er lachte unnötigerweise sehr viel, um seine Show auf die Spitze zu treiben. Wer jemals einen Vorgesetzten hatte, der alles wusste, alles konnte und sich als den Mittelpunkt des Universums betrachtete, weiß, wovon ich spreche.

Vorgesetzte, die die Fehler nur bei den Mitarbeitern suchen und nie bei sich selber. Vorgesetztem die Missstände durch ständige unnötige Fragereien aufzeigen wollen, jedoch selbst diese provozierten Verfehlungen am laufenden Band begehen.

Sie merken, worauf ich hinaus möchte: Mein Chef war ein wirklich unangenehmer und schleimiger Zeitgenosse, der nur bei jungen, sehr jungen Mitarbeiterinnen punkten konnte, die Tag für Tag von seiner so positiven, angeblich lustigen Art begeistert waren.

Eine dieser Damen trug bereits den Spitznamen Frau Lewinski.

Zu ihr pflegte mein Chef ein besonders inniges Verhältnis, da sie ihm alles erzählte und – wer hätte es gedacht – die Oberweite entsprechend war.

Zu meiner Sprechstunde ging es mir daher nicht wirklich gut. Ich hatte einige Wut im Bauch, hoffte jedoch, dass die Reha genehmigt würde.

Ich legte meinem Arzt die notwendigen Formulare vor.

Wir sprachen diese kurz durch. Er unterrichtete mich über die Bedeutung und Wichtigkeit jeder Formularposition. Zum Abschluss des Gespräches machte er mir Mut und wünschte mir, dass die Bewilligung bald erfolge, da ich diese Reha dringend benötige.

Zur Bewilligung einer Reha ist ein gewisser Krankheitsverlauf mit entsprechender Schwere der gesundheitlichen Probleme notwendig. Ohne entsprechende Gründe und eine lange Vorgeschichte würde keine Reha bewilligt werden. Der Bewilligungszeitraum für eine Reha nach Einreichen aller Unterlagen sind anschließend ein bis zwei Monate.

Beim Verlassen des Sprechzimmers dachte ich: *Warum können Vorgesetzte nicht so wie dieser Arzt sein?* Stets wenn ich diesen Raum verließ, hatte ich eine gewisse positive Grundstimmung, die mich nach vorne blicken ließ. Ich schmunzelte: Beim Verlassen der Firma nach Feierabend war in den letzten Jahren leider das Gegenteil der Fall.

Ich fuhr nach Hause, scannte die Anträge sicherheitshalber ein und schickte diese am nächsten Tag an die entsprechende Behörde. Natürlich per Einschreiben.

Da war er wieder: mein Sicherheitsdrang nach Perfektion. Eine einfache Briefmarke hätte es wohl auch getan.

Ich erzählte meiner Freundin, die mich wirklich in jeder Weise unterstützte, dass ich endlich den Schritt der Reha gehen würde und den Antrag abgegeben hätte.

Sie gratulierte mir. Am folgenden Wochenende gingen wir zur Feier des Tages im Restaurant essen.

Wir gingen zu unserem Lieblingsitaliener bei mir im Ort. Eine kleine, aber feine Gastronomie zu zivilen Preisen und mit sehr leckeren Grappasorten.

Wir aßen, unterhielten uns und tranken das ein und andere Glas Wein. Obwohl wir viel lachten und die Stimmung ausgelassen war, konnte ich mich nicht konzentrieren.

Für sie tat mir das sehr leid. Sie gab mir viel Liebe und Halt, ich jedoch konnte mich aufgrund meiner Krankheit nicht fallen lassen und ihre Gefühle erwidern. Schon vorher hatte ich mir oft die Frage gestellt, ob ich nicht mehr lieben könnte oder meine ständige Suche nach Perfektion die Ursache wäre. Warum war ich nicht zufrieden?

Sie war eine nette Frau. Zwar war sie verheiratet, doch die Ehe war schon lange gescheitert. Ihr Mann wusste von mir und ihren Gefühlen zu mir, denn sie spielte immer mit offenen Karten.

Sie würde alles für mich tun, auch ihren Mann würde sie für mich endgültig verlassen.

Ich verdrängte meine Gedanken mit dem letzten Grappa und wir fuhren zu mir.

Es war wie immer, wenn wir im Bett landeten, eine sehr aufregende Nacht.

Manchmal dachte ich: *Wenigstens der Sex funktioniert noch, dann kann es ja noch nicht so schlimm sein.*

Wir hatten bereits Dezember und ich war guter Dinge, dass ich Anfang des nächsten Jahres einen positiven Bescheid bekommen würde. Meine vorweihnachtliche Stimmung war durch eine anstehende Zahn-OP im Januar jedoch etwas getrübt. Auch hier wäre es mir lieber gewesen, wenn ich am gleichen Tag des Zahnvorfalles operiert worden wäre. Meine ständige Ungeduld und die ungewissen Gedanken, wie die OP wohl verlaufen würde, machten mich ganz irre. Auch da stand mir Cora beiseite, denn sie hatte eine besondere Gabe, alles ins Lustige zu drehen, dass ich am Ende selber über meine verrückten Geisteszustände lachen musste. Dafür bin ich heute noch sehr dankbar.

Ich habe in keinem der letzten 10 Jahre so gelacht wie mit ihr. Es verdrängte wenigstens für Minuten, manchmal auch für Stunden meine Depressionen und meinen Unglückszustand.

Hierzu muss ich sagen, dass sozialer Rückhalt von Menschen, die mit depressiven Personen umgehen können, sehr wichtig ist.

Belächelt nie einen Menschen, der traurig oder depressiv ist! Es kann euch schneller treffen, als ihr glaubt.

Ein paar Tage später erhielt ich Post. Die Reha war bewilligt worden, jedoch leider zum Zeitpunkt meiner Zahn-OP. Sofort bat ich um Terminverschiebung.

Am 20.12. erhielt ich die Bestätigung für meinen Terminvorschlag: Am 5. Februar sollte es für fünf Wochen in ein kleines Städtchen im Harz gehen.

Oha, dachte ich gleich: *Fünf Wochen, wenn Du das mal durchstehst.*

Dazu muss ich sagen, dass ich aufgrund meiner Krankheit nie länger als ein paar Tage von zu Hause entfernt war, selbst Urlaubsgestaltungen waren aus diesem Grunde nicht möglich.

Es begann oft mit langen Autofahrten. Ich bin immer gerne Auto gefahren, bis vor 10 Jahren während der Autofahrt auf der Autobahn eine Stimme zu mir sagte: *Ziehe das Lenkrad nach rechts in die Leitplanke.*

Schweißgebadet musste ich an dem Seitenstreifen halten und aussteigen. Lange Autofahrten hatten für mich nun immer etwas Beängstigendes. Lange Urlaube waren auch nicht möglich, denn in diesen Urlauben machte ich mir Gedanken über mich selbst und wurde depressiver und trauriger als zuvor. Um sich mit diesen quälenden Fragen nicht auseinandersetzen zu müssen und ständig im Urlaub schlecht gelaunt zu sein, hielt ich davon Abstand.

Es überkam mich eine gewisse Freude, jedoch auch gleichzeitig eine unbegründete Angst.

Meine Eltern, die mich bei meinen Schritten bezüglich der Krankheit immer unterstützt hatten, waren erleichtert, dass mir endlich geholfen wurde.

Sofort erzählte ich meinem gesamten Freundeskreis von meiner bevorstehenden Reha. Eine sehr gute Freundin, die bereits 3 Kuren hinter sich gebracht hatte und mich im Endeffekt immer zu einer Reha getrieben hatte, war überglücklich. Auch Cora beglückwünschte mich, wenn auch mit einem wehleidigen Gefühl, denn sie musste sich jetzt fünf Wochen wieder näher mit Ihrem Mann beschäftigen.

Einige Bekannte reagierten schlimmer als ein Arbeitgeber: »Was, du fährst zur Reha? Muss das denn sein, du hast doch gar nichts! Wenn das mal dein Arbeitgeber alles mitmacht.«

Andere reagierten völlig gleichgültig. Schon zu diesem Zeitpunkt bekam ich zu spüren, wer hinter mir steht und wer nicht.

Am nächsten Tag teilte ich in unseren wöchentlichen »Teamsitzung« (von einem Team konnte bei uns keine Rede sein, eher von: **T**oll **E**in **A**nderer **M**acht's)

In unserem »Team« gab es zwei unter Profilierungsneurose leidende Mitarbeiter, die ständig und überall ihren »Teamgeist« beweisen mussten. Sie hielten sich für die Retter der Firma und der Welt. Ständiges Gängeln in Besprechungen nach dem Motto: »Wir sollten dies und wir sollten das noch angehen«. Zum Schluss kam immer die krönende Frage: »Und wer macht es jetzt?« Genau, ein anderer macht es.

Einige meiner anständigen Kollegen und ich hatten genug von diesem Gerede. Doch leider hatte ich ja einen Chef, der begeistert von diesen Floskeln und dem geschauspielerten Einsatz war, deshalb schauten wir anderen uns immer nur an und drehten die Augen.

Meinen Kollegen mit, dass ich fünf Wochen auf Reha gehen würde.

Zugegebenermaßen hatte ich ein wenig Schadenfreude dabei, da die doch so durchweg engagierten Mitarbeiter, wie einige vom Grinsemann genannt wurden, in den fünf Wochen würden zeigen können, dass sie tatsächlich arbeiten konnten. Gleichzeitig hatte ich jedoch auch wieder den ersten Arbeitstag im Geiste vor mir und malte mir aus, was an Arbeit wieder liegen blieb oder falsch bearbeitet wurde. Dieser stetige Gedanke war mir während meiner vergangenen Jahre zum Verhängnis geworden, denn mit dem ständigen Perfektionismus hatte ich mir sowohl unnötige Arbeit als auch unnötigen Stress gemacht. Nach Bekanntgabe sah ich in die Gesichter der Mitarbeiter: Betretenes Schweigen.

Bei meinem Lieblingskollegen, einem ständig überlasteten und immer arschkriechenden, schlecht schauspielernden Vorzeigebückling, zuckte es kurz im Gesicht. Ich konnte förmlich seine Gedanken lesen: »So ein Mist, jetzt muss ich den Kollegen unter die Arme greifen. Das macht der Hinz doch alles mit Absicht.« Alle anderen schauten sich nur an und schwiegen. Keine Fragen, keine Wünsche, dass es mir danach hoffentlich besser ginge. Nichts.

Nur mein Vorgesetzter, Micky Maus, wie Grinsemann auch genannt wurde, bat mich, die Übergabe gut vorzubereiten. Was ich dann natürlich auch in meiner gewohnten Art tat.

Es folgte der Tag der Zahn OP. Ich malte mir die tollsten Szenarien aus. Cora bat ich, mich abzuholen, da ich nach der Narkose nicht fahren durfte.

Nun saß ich im Wartezimmer und dachte daran, dass in einer Stunde alles vorbei wäre. Das beruhigte mich.

Ich wurde zum Stuhl gebeten. Eine sehr attraktive Gehilfin legte alle Werkzeuge zurecht. Mein Jagdinstinkt war wieder einmal geweckt und ich überlegte, wie ich wohl am besten mit ihr ins Gespräch kommen könnte. Ehe ich mich versah, erschien der Zahnarzt und klärte mich über den Ablauf auf. Ich sagte nur: »Egal wie, machen Sie bitte schnell.«

»Schnell kann weh tun«, entgegnete er. Da ich nicht sonderlich schmerzempfindlich war, konnte er meinetwegen so schnell arbeiten wie er konnte.

Nach der Spritze und einer kurzen Wartezeit begann die Operation.

Resonanzen des Bohrers mit der Schädeldecke machten mich fast wahnsinnig. Nach lediglich 17 Minuten war es geschafft. Alles glatt gelaufen und keine Schmerzen. Die kleine niedliche Arzthelferin sagte nur: » Sie haben ja nicht einmal gezuckt, da kenne ich andere Patienten«, worauf ich entgegnete: »sicher meinen Sie die großen muskulösen Männer, die auf den ersten Blick schmerzunempfindlich wirken, nicht wahr?«

»Genau, die fallen schon bei der Spritze um.«

Leider blieb mir keine Zeit, das Gespräch zu vertiefen. Der Arzt verschrieb mir noch ein Rezept, klärte mich über Möglichkeiten der Zahnversorgung auf und verabschiedete sich. Ich begab mich zum Ausgang, wo auch schon meine Freundin auf mich wartete.

Die hübschen Mädels der Praxis musterten Cora von oben bis unten und ich sah förmlich Ihre Gedanken: Wie kann der Typ mit so einer Frau zusammen sein? Diese Gedanken waren bezogen auf ihr Äußeres. Sie war wirklich kein Model und kleidete sich manchmal etwas fragwürdig für ihre Figur, aber das war mir damals egal: sie war ein lieber Mensch, der zu mir stand.

Wir setzten uns in ein Cafe, um mich etwas herunterzufahren. Sie hielt meine Hand, schaute mich mit verliebten Augen an und sagte: »In 2 Wochen bist du nicht mehr hier, was soll ich nur machen?«

Ich blieb stumm, lenkte das Gespräch in eine andere Richtung und bat sie schließlich, mich zu meinen Eltern zu fahren. So kurz vor der Reha wollte ich mich einfach nicht mehr den Diskussionen über unsere Zukunft aussetzen, denn es war mir alles zu viel auf einmal.

Nach 8 Tagen wurden mir die Fäden gezogen und der Tag der Abreise nahte.

Kapitel 2

Die Anreise

Heute war mein letzter Arbeitstag vor der Reha. Ich verabschiedete mich. Einige quälten sogar doch noch ein »viel Erfolg und gute Besserung« heraus. Wer von ihnen es ernst meinte und wer heuchelte, konnte ich sehr gut unterscheiden.

Mein Schreibtisch war aufgeräumt und ich verließ das Büro in der Hoffnung, Grinsemann nicht zu begegnen, doch natürlich sollte es so sein. Auf dem Flur zur Ausgangstür lief er mir direkt über den Weg. Mit gewohntem unsympathischen Lächeln wünschte er mir viel Spaß und gab mir den Tipp, mir doch einen Kurschatten anzulachen. Ich dachte nur: *Was bist du für ein armer Willi.*
  Es war ein gutes Gefühl ins Auto zu steigen und den Firmendreck hinter sich zu lassen.

Zu Hause angekommen begann ich mit dem Packen. Was nimmt man auf eine Reha alles mit? Bleibt das Wetter so, wird es schlechter oder gar so warm, dass du nur T-Shirts brauchst? Auch hier waren meine Gedanken dem Perfektionismus wieder einmal ausgesetzt. Jedes Kleidungsstück und Utensil wurde von mir doppelt und dreifach bedacht. Aus jetziger Sicht kann ich nur raten: Packen Sie den Koffer und nehmen ein Drittel wieder heraus.
  Schlussendlich war es geschafft: alles gepackt und verstaut, jetzt konnte es los gehen.

Cora und ich hatten schon im Vorwege die Anfahrt besprochen. Ich bat sie mich hinzufahren und wieder abzuholen, da es mir aus Gründen meiner gesundheitlichen Verfassung leider nicht möglich war, drei Stunden Auto zu fahren. Ich wollte entspannt ankommen und mich nicht meinen Panikattacken mit Schweißausbrüchen und unkontrolliertem Verhalten aussetzen.

Ich hatte uns ein Zimmer im Städtchen gebucht. Wir fuhren einen Tag früher, um es uns am letzten Tag noch einmal so richtig schön zu machen.

Ich dachte: *Was hast du für eine wunderbare Freundin! Endlich ein Mensch, der zu dir hält und dich so nimmt, wie du bist.*

Ihr Mann war von der Aktion natürlich nicht begeistert gewesen und die Kinder stellten logischerweise auch Ihre Fragen. Aber Sie hatte ein Händchen dafür, alles plausibel und moderat zu begründen und alle Betroffenen zu beruhigen.

Die Situation der Trennung hatte Cora bereits mehrfach mit ihrem Mann besprochen, doch dieser wollte und konnte dies nicht akzeptieren, da er seine Frau über alles liebte. Den Kindern erzählte sie, dass sie nur einen guten Freund zur Reha fuhr, weil dieser in seinem gesundheitlichen Zustand kein Auto fahren konnte.

Gegen Mittag des nächsten Tages holte sie mich mit ihrem Auto ab. Ihr Auto ließ sich jedoch bestenfalls als Hundetaxi bezeichnen: Es war wirklich eine Zumutung, in diesem vor Hundehaaren und -Geruch strotzenden Wagen drei bis vier Stunden ohne Sauerstoffflasche die Fahrt zu überleben. Es widerstrebte mir und die ersten Abneigungsgefühle gegen Cora machten sich stark.

Wir hatten gutes Wetter: 12 Grad und teilweise schien die Sonne. Auf der Fahrt unterhielten wir uns mal über ihre Familie und wie es ihr und mir wohl die nächsten fünf Wochen ergehen würde. Etwas Traurigkeit machte sich in mir breit, die ich jedoch versuchte zu unterdrücken.

Nach einer kurzen Rast war es jetzt nur noch eine Stunde bis zum Ziel.

Landschaftlich gefiel mir, was ich sah: Hügelige Landschaften und Felder, Täler mit kleinen Dörfern und Städtchen. Nur die Luft, die Luft war einfach grausam. Dies bemerkte ich schon ab Hannover. Die Luft war zum Schneiden, eben nicht die gewohnte Seeluft, klar und leicht. Unter dieser Luft sollte ich die nächsten 5 Wochen noch richtig zu leiden haben.

Das Navigationsgerät zeigte noch 20 Minuten bis zum Ziel. Ich war entspannt und aufgeregt zugleich.

Endlich kam die Abfahrt zum Zielort. Wir fuhren eine lange, serpentinenartige Straße entlang, bis wir das Ortsschild des kleinen Städtchens erreichten.

Die Einfahrt in den Ort war für mich wie das Erkunden *der Ossistädte* kurz nach der Wende.

Ich weiß nicht, wie oft ich sagte: »Oh mein Gott, wo bin ich hier gelandet?« Graue Häuser, enge schmale Straßen wie in der Lübecker Altstadt, nur nicht so gepflegt wie bei uns. Keine Menschenseele bewegte sich auf den Straßen. Meine Freundin lachte und sagte: »Na, hier kommst du bestimmt nicht auf dumme Gedanken und wirst immer früh schlafen gehen.«

Ich war wie hypnotisiert von diesem kleinen Ort, der nur von einer Hauptstraße durchzogen wurde. Wir steuerten gleich unsere Unterkunft an. Den Parkplatz hinter dem Haus fanden wir nicht auf Anhieb, was mich schon wieder ärgerlich reagieren ließ. Konnten die Besucher nicht mit einem Schild vor der Tür auf den Stellplatz hinter dem Haus hingewiesen werden?

Cora beruhigte mich und sah dies alles gelassen. Ich wünschte mir, einmal so gelassen zu sein, vielleicht nach der Reha. Endlich parkten wir und luden unser Gepäck aus. Die Herberge hatte weder Hinweisschilder noch Klingeln.

Das fängt ja gut an, dachte ich. *Nicht einmal am letzten Tag kannst du entspannen.* Im Hinterhof öffnete ich eine Tür und ging den Flur entlang, bis ich eine Klingel sah, die ich dann gleich betätigte. Nach ein paar Minuten kam uns eine etwas übergewichtige Dame entgegen und fragte in einem gelangweilten, nicht gerade freundlichen Ton, wer wir wären. Nach kurzem Ausweisen zeigte sie uns das Doppelzimmer.

Entgegen meiner Befürchtungen war es ein kleines, aber sauberes Zimmer. Matratzen und das Bad waren in Ordnung. Wir waren ein wenig erschöpft, stellten unsere Sachen ab und gingen in den Ort, um etwas zu essen.

Auf der Hauptstraße angekommen suchten wir nach einer geeigneten Lokalität. In so einem Nest konnten uns nur Einheimische einen guten Tipp geben, also sprach ich wahllos Passanten auf der Straße an. Die, die ich ansprach, sagten jedoch alle, sie seien nicht von hier und hätten keinen Tipp. Alle hatten einen verklärten Blick und machten einen leicht depressiven Eindruck. Oft dachte ich, ich schaue in einem Spiegel. Ich hatte wohl die ersten Patienten der Reha gefunden.

Endlich hatten wir Glück. Ein wohl schon länger in Reha befindlicher schlanker Mann zeigte uns den Weg zu einer Pizzeria namens Gringo.

Wir schlenderten vorbei an alten vergilbten Auslagen von Läden, die bestimmt zehn Jahre kein Kunde betreten hatte, zu dieser Pizzeria.

Als erste Gäste an diesem frühen Abend – es war 18:10 Uhr – hatten wir freie Platzauswahl und entschieden uns für einen Zweiertisch gemütlich in der Ecke des Ladens. Ich platzierte mich wie immer so, dass ich Eingang, Personal und Tresen im Blick hatte. Die Gaststätte machte einen netten, ordentlichen und gemütlichen Eindruck.

Meine Freundin nahm meine Hand, lächelte mich an und sagte: »Heute machen wir es uns noch einmal so richtig schön.«

Das war unser Satz, wenn es uns so richtig gut ging. Leider verspürte ich einen gewissen Zwang, jetzt locker zu sein und eine nette Nacht haben zu müssen. Ich bemerkte wieder einmal, dass ich ein Einzelkämpfer war und mich viel lieber ins Bett legen würde, um auf den morgigen Tag hinschlafen zu können.

Da meine Partnerin eine sehr feinfühlige Person war, bemerkte Sie meinen Stimmungswandel, begann mich daher zu provozieren und sagte: »Manchmal glaube ich, du liebest mich gar nicht.«

Sie hat Recht, dachte ich, *richtige Liebe ist etwas anderes.*

Gleichzeitig wollte ich aber am letzten Tag keinen Stress und spielte daher das glückselige Spielchen mit: Ich verneinte ihre ausgesprochenen Vermutung. *Gerade noch einmal wieder die Kurve bekommen*

Wir bestellten uns sehr leckere Gerichte aus der Speisekarte.

Vorweg probierten wir den Antipastiteller. Ich habe in meinem ganzen Leben noch keinen so genialen, geschmacklich und dekorativ perfekten Antipastiteller gegessen. Frische Oliven, Peperoni, Tomaten und drei Sorten Käse zierten den Teller.

Wir waren von der Menge und Vielfalt überrascht und eigentlich schon gut gesättigt. Aber nach einem Glas Averna bestellten wir uns noch eine Spezialpizza, die nach dem Namen der Klinik benannt war, und eine Lachspizza.

Beides war grandios.

Wir tranken mehr als nur einen Wein und ein Bier, dazu kam noch der ein oder andere Averna. Leider bemerkte ich auch an diesem Abend wieder, dass Cora den Hals von Alkohol nicht voll genug bekommen konnte, was für mich ein weiterer Abneigungsgrund war.

Mehrfach betonten wir die gute Küche, was dem Personal schon fast unangenehm war. Sie fragten uns, aus welcher Stadt wir kämen und interessierten sich für uns, entsprechend war das Trinkgeld.

Auf dem Weg zur Pension lachten wir viel und schauten uns noch einige Geschäfte an. *Tiefstes Ossiland wie kurz nach der Wende*, dachte ich nur. *Wie kann jemand hier nur leben?*

Heil im Zimmer angekommen, zog meine Kleine noch eine Flasche Rotwein aus ihrem Koffer. Du liebe Güte, noch mehr trinken? Ich wollte nur noch schlafen, sie wollte jedoch mehr und im angetrunkenen Zustand konnte dies sehr lang werden. *Na gut*, dachte ich, *letzte Nacht, also gib Gas. Wer weiß, wann es das nächste Mal gibt.*

Und so sollte es sein...

Am nächsten Morgen, es war ein herrlicher Tag mit Sonnenschein, standen wir mit dem entsprechenden Kater früh auf. Ich machte noch schnell ein Erinnerungsfoto von uns auf dem Bett. Mir war schlecht, ich hatte nicht gerade die beste Laune und war wieder von der unsagbaren Traurigkeit gefangen.

Diese Traurigkeit überkam mich in den letzten Wochen oft aus heiterem Himmel bei der geringsten Sentimentalität, oft gepaart mit grundlosem Weinen. Schrecklich ist dieser Zustand.

Das Frühstück war eher mäßig. Im Speiseraum war es still, nur wir beide waren anwesend. Auch zwischen uns herrschte eine beklemmende Stimmung. Nachdem ich gezahlt hatte, packten wir die Koffer und gingen zum Auto. Die letzten Minuten vor dem Abschied gingen mir nahe. Ich bat sie den Abschied kurz zu halten und gleich zu fahren, wenn ich ausgeladen hätte. Sie schaute mich nur an und erwiderte: »Alles wird gut.«

Die »Anstalt«, wie wir sie später nannten, lag wenige Minuten von der Pension entfernt.

Die letzte Fahrt für fünf Wochen mit diesem Stinkewagen, dachte ich. Was würde auf mich zukommen?

Würde ich das mental durchstehen?

Hoffentlich gab es einige Mitpatienten, die auf meiner Wellenlänge schwebten. Tausend Gedanken gingen mir durch den Kopf.

Sie hielt etwas abseits von der Eingangstür der Psychosomatischen Klinik.

Ein Gebäude, das von außen wirkte wie ein großes Hotel mit einer Menge Reparaturstau.

Wir öffneten die Wagentüren und ich bemerkte, dass mich wieder diese Traurigkeit überkam. War es der Schmerz der Trennung? War es meine Hilflosigkeit und der Ausbruch meiner seelischen Qualen der letzten Jahre? Ich weiß es nicht.

Ich bekam kein Wort heraus, wir umarmten uns und ich begann zu weinen. Es brach alles aus mir heraus, es war schrecklich. In diesem Moment wollte ich nicht mehr auf der Welt sein...

So wie ich es wünschte, machten wir den Abschied kurz. Mit weinerlicher Stimme bedankte ich mich für alles bei ihr und wünschte eine gute Heimreise. Es war ein Abschied, als sollte er für immer sein.

Ich nahm meine Koffer, drehte mich noch einmal, winkte ihr zu und wischte mir die Tränen aus meinem Gesicht.

Unter den Blicken der Mitpatienten betrat ich den Vorraum. Die Aufenthaltshalle glich dem Speisesaal der Titanic: Groß, nicht gerade die neusten Möbel und an der rechten Seite stand ein Klavier.

Immer noch gab es ein paar Tränen, deshalb blieb ich stehen und holte erst einmal tief Luft, um weiter zur Rezeption zu gehen.

Da war ich nun, am Orte der Leidensgenossen. In der Klinik, die mir helfen sollte wieder auf die Beine zu kommen, die mir meine Traurigkeit, Kraftlosigkeit und Lustlosigkeit nehmen sollte.

Ich hatte kaum Hoffnung.

Ich dachte an zu Hause, an meine nicht geraden gesunden Eltern und wie es ist, wenn sie nicht mehr sind. Immer wieder kamen diese Todesgedanken und Existenzängste.

Dann sagte ich mir: *Du bist immer ein Kämpfer gewesen, dann wirst du auch die fünf Wochen meistern. Anders wird es denen gehen, die nicht gelernt haben zu kämpfen, denen immer direkt geholfen wurde. Diese Menschen werden es in diesen Wochen sicher schwerer haben als ich.*

Also schritt ich mit einigermaßen freundlichem Gesichtsausdruck Richtung Rezeption, umringt von Patienten, die offensichtlich schon einige Wochen hinter sich hatten. Ich konnte jeden ihrer Blicke spüren, sie trafen mich in dem Augenblick, als ich mir die Tränen trocknete.

Sie dachten bestimmt, dass auch ich so ein armes Würstchen wäre. Ich begab mich also an die Rezeption und kramte mit zittrigen Händen meine Anmeldepapiere aus der Jackentasche.

Ich stellte mich höflich der kleinen, meiner Mutter ähnlichen älteren Dame vor. «Ah, Hinz wie Kunz, mein Name ist Hase wie weiß von nichts.»

Sie rang mir ein kleines Lächeln ab. Wir waren uns vom ersten Augenblick an sympathisch. Am Tresen herrschte völliges Chaos, da nach und nach immer mehr »Psychos«, wie wir uns selber nannten, den Weg in die heiligen Hallen betraten. Frau Hase tat mir etwas Leid, da sie mit einer nicht gerade agilen und vor Ruhe strotzenden Kollegin diesen Ansturm zu bewältigen hatte. Massen von Schreiben und Formularen lagen auf dem Tresen.

Ich versuchte mit Frau Hase ins Gespräch zu kommen, wie es nun weiter ginge. »Junger Mann, nun mal nicht so eilig, schließlich sollen Sie sich hier erholen«, entgegnete sie schnippisch.

Ich ließ sie mit Ihrer Zettelwirtschaft alleine, hatte mein Gepäck fest im Griff und schwenkte meine Blicke durch die Titanichalle. Viele Menschen hatten den gleichen Gesichtsausdruck wie ich, ein geringer Teil war völlig apathisch und eine Gruppe kam mir vor, als ob sie hier Urlaub mache, so fröhlich und ausgelassen unterhielten und lachten die Leute. Ich beneidete diese Spezies.

Wann warst du eigentlich das letzte Mal so glücklich?
Ich konnte mich nicht erinnern.

Ich schaute auf meinen Koffer, erhob dann wieder meinen Blick und was huschte da an meinen Augen vorbei? Ja, es war ein Hintern, wie ich ihn lange nicht gesehen, geschweige denn gefühlt hatte. Die Glatte 10 von 10.

Diese etwas burschikos wirkende Dame unterhielt sich angeregt mit der etwas lahmeren Rezeptionsdame. Ich dachte: *Die möchtest du als Betreuerin haben, dann sind die fünf Wochen gerettet.*

Dass diese Frau einer der wichtigsten Menschen während der fünf Wochen für mich werden sollte, ahnte ich nicht im Geringsten.

Zu der 10 hatte sie auch noch eine absolute Top-Figur. Was ist eine Top Figur? Nein, kein Salatblattpüppchen, bei dem der Mann beim Umarmen die ersten Rippen bricht, sondern kräftig gebaut mit tollen Rundungen.

Ich konnte den Blick einfach nicht von der 10 lassen, als Frau Hase mich aus meinen Träumen riss und mich ansprach:

»Junger Mann, dies ist Ihr Zimmerschlüssel. Und dies hier lesen Sie sich durch. Wenn Sie Wasser aus unserer Quelle mögen, können Sie bei mir eine leere Flasche kaufen. Haben sie noch Fragen, dürfen Sie mich jederzeit ansprechen. Um 12.00 Uhr gibt es Essen dort im Raum. Warten Sie bitte dann am Eingang, Sie werden dann zu Ihrem Tisch begleitet. Ihr Gepäck können wir auch auf ihr Zimmer bringen lassen.«

Bloß das nicht, dachte ich in meinen Sicherheitswahn, *wer weiß, wo der Koffer landet und ich habe dann später die Laufereien.*

»Danke nein«, erwiderte ich höflich, nahm alle Papiere, den Schlüssel und meinen viel zu schweren Koffer mit der Tasche.

Schnell noch einen Blick zur 10 und dann schritt ich müde und mit innerer Traurigkeit zum Fahrstuhl.

Was für ein Zimmer würde ich haben? Meine Ansprüche waren nicht hoch, aber sauber und ruhig musste es sein. Gespannt und etwas vorsichtig öffnete ich die Tür meines Zimmers. Ich trat herein und mein erster Eindruck beruhigte mich. Ein kleines Zimmer mit Tisch, Stuhl und einem Balkon zur Sonnenseite. Der Ausblick war nicht schlecht: Ein kleiner See, Berge und das Gringo sowie ein Tanzlokal in der Nähe säumten den Horizont. Die Sonne schien und ich genoss einige Minuten stehend auf dem Balkon.

Zurück im Zimmer stellte ich fest, dass es keinen Fernseher gab. Schlau wie ich war, hatte ich mir meinen Laptop mit Antenne im Gepäck. Dass ich noch nie so wenig TV schauen sollte wie in den fünf Wochen, war mir nicht bewusst und eine positive Erfahrung, wie ich am Ende feststellte.

Jetzt wurde es spannend: Wie sieht das Bad aus?

Ich öffnete die Tür und ein unangenehmer Geruch beleidigte meine Nase.

Hier sollte ich jeden Tag ohne Würgereiz duschen? Das musste ich wohl ertragen. Doch es sollte in den späteren Wochen noch schlimmer kommen.

Im Großen und Ganzen war ich zufrieden, setzte mich auf das Bett und döste auf meinem Koffer, mit den Gedanken bei meiner Freundin und meinen Eltern. Schließlich griff ich zum Telefon und rief sie an, um zu berichten. Alle wünschten mir viel Spaß und sagten, fünf Wochen gingen ja schnell vorbei. Mir kam es vor, als müsste ich 5 Jahre hier verkümmern, ich wollte einfach nur nach Hause.

So gut es ging, richtete ich mich ein und studierte im Anschluss die Papiere, die ich von Frau Hase erhalten hatte.

Zuerst sollte es Essen geben und um 13:00 Uhr musste ich zur ärztlichen Aufnahmeuntersuchung.

Die Zeit vom Frühstück bis jetzt verging schnell. Es war kurz vor 12:00 Uhr und ich taperte die Treppen herunter in den Vorraum des Speisesaales.

In der Hand hielt ich einen Zettel mit meiner Tischnummer und Platzangabe. Wo mochten die Damen mich hinführen und was hatte ich für Tischnachbarn? Ich war etwas benommen von den vielen Menschen und regte mich über diesen unlogischen Tischzettel auf.

Alle Mitpatienten betraten den Raum und setzten sich, nur wir Neuen wurden für gute fünf Minuten zur Schau gestellt. Dann kam eine Küchenhilfe auf mich zu und zeigte mir meinen Platz.

Kurz checkte ich die Lage, es saßen nur Frauen älteren Kalibers am Tisch. Ich nahm Platz und war noch so benommen von dem Trubel, dass ich mich nicht einmal vorstellte. Ich bemerkte, wie die Damen sich anschauten, als fragten sie sich: Was ist das denn für ein grimmiger Typ?

Mein Gesichtsausdruck war entsprechend, wie mir später meine Nachbarin mitteilte.

Schnelle machte ich ein paar Kreuze auf der Speisekarte für diese Woche und schaute mich um. Ich erinnerte mich an meinen ersten Tag im Kindergarten, den ich schreiend nicht hatte betreten wollen. Genau so ging es mir jetzt am Tisch. Am liebsten hätte ich mich in Nichts aufgelöst.

Doch was sah ich am Nachbartisch?

Die 10! Es war also eine Patientin. Sie unterhielt sich schon angeregt mit ihren Tischkollegen und schaute kurz an unseren Schweigetisch herüber. Unsere Blicke trafen sich und in ihrem Gesicht erkannte ich eine gewisse unsichere Fröhlichkeit. Vielleicht merkte sie auch einfach, dass ich sie anschaute und von ihrer Ausstrahlung begeistert war.

Eine Person fehlte noch, diese erschien einige Minuten später. Eine Gazelle von Frau, ca. 38 Jahre, blondes langes Haar und für andere Männer sicher eine tolle Figur. Eine Salatblattelse eben.

Meine Nachbarin lockerte die Stimmung, indem sie mich fragte, wo ich herkäme und wie lange ich bliebe. Ich war froh, dass sie mich ansprach. Sie hieß Raike, war über fünfzig und eine sehr nette kleine Frau. Wir unterhielten uns kurz, dann kam auch schon das Essen. Wie ich es befürchtet hatte, legte die Gazelle auch gleich los: »Ach nein, das mag ich nicht! Diesen Braten esse ich nicht! Was ist denn das für eine Auswahl?« Sie ließ die Hälfte stehen und verzog sich auf ihr Zimmer. Die Frau, die mir schräg gegenüber saß, war mir von Anfang an sympathisch. Ela. Wäre ich etwas älter und hätten wir uns in der Jugend getroffen, wären wir bestimmt nicht aneinander vorbeigegangen.

Ela hatte meinen Humor, den nicht jeder verstand. Wir hatten eine Wellenlänge, das merkte ich sofort.

Ohne viel geredet zu haben, verzog ich mich auf mein Zimmer und machte mir Vorwürfe über meine blöde Art und Weise am Tisch zuvor. Wieder überkam mich meine Traurigkeit und ich stellte mir wie so oft die Frage, wie ich mit diesem Gemütszustand bloß den Rest des Arbeitslebens bis zur Rente überstehen sollte.

Wenigstens das Essen war gut, was mir sehr wichtig war. Ich schaute auf die Uhr: 12:50 Uhr. Gleich nahte mein erster Termin.

Kapitel 3

Die ersten Termine

5. Februar.	13:10 Uhr	Ärztliche Aufnahmeuntersuchung
6. Februar	06:30 Uhr	Aufnahmeroutine in der Medizinabteilung
	10:15Uhr	Psychotherapeutisches Aufnahmegespräch
	13:20 Uhr	Basisseminar Einführung in die Psychosomatik
	16:00 Uhr	Holzwerkstatt

So stand es auf meinem Begleitzettel für die ersten 2 Tage. Haus B5, Zimmer 413.

Ich machte mich in diesem unübersichtlich gestalteten Gebäude auf die Suche nach den Räumlichkeiten. Was mir auffiel, war, dass fast alle im Trainingsanzug durch die Gänge schlenderten und ständig auf irgendwelche Zettel schauten.

Auf meinem Weg in das Haus B in der fünften Etage begegnete ich einer Angstpatientin im Fahrstuhl. Ein schrecklicher Anblick, der mich um 15 Jahre zurückversetzte, als ich nicht einmal in der Lage war, mit mehr als 3 Menschen zusammen zu sein. Ich konnte ihre Ängste spüren und hätte sie am liebsten in den Arm genommen.

Allerdings war ich selbst nicht fähig, irgendeine menschliche Reaktion von mir zu geben. Sie zitterte und weinte, klammerte sich an den Haltegriff des Fahrstuhles und zerknüllte unbewusst einen Zettel. Unsere Wege trennten sich vorerst in der fünften Etage. Ich wartete vor Zimmer 413, bis ich aufgerufen wurde.

Es öffnete mir ein typisches Mannsweib: Frau Dr. Hoppe. In der Erscheinung einer Lesbe gleich: kurze Haare, muskulöser Körper und klein in der Erscheinung.

Hier möchte ich betonen, dass ich absolut nichts gegen gleichgeschlechtliche Veranlagungen habe, nur sieht man es den meisten Menschen an, wenn sie homosexuell sind. Speziell die lesbische Fraktion ist aus meiner Sicht häufig zu erkennen: kurze gefärbte Haare, immer grimmiger Gesichtsausdruck, meist ein verhärmtes Gesicht und immer ein Problem mit dem Alter, da diese Frauen sich oft wie eine Achtzehnjährige kleiden. Allerdings kenne ich auch andere, deren Veranlagung nicht auf den ersten Blick zu erkennen ist. Letztendlich ist es mir egal, wie sie sich kleiden und geben, ich komme mit diesen Menschen bestens aus.

Sie bat mich, Platz zu nehmen. Zuerst stellte mir ein paar Fragen und forderte mich auf, mich bis auf die Unterhose zu entkleiden.

Ich dachte: *Die schaut dir bestimmt nichts ab*, und so war es auch.

Es war wohl die vollständigste Untersuchung die ich je genossen habe.

Abschließend hörte Frau Doktor mein Herz ab. Dies dauerte eine Weile.

Wieder und wieder bat sie mich ein- und auszuatmen, den Atem anzuhalten und wieder zu atmen. Ich zog mich an und setzte mich neben ihr auf den etwas wackeligen Stuhl.

» Ich habe bei Ihnen Herzgeräusche in der Klappe festgestellt, bitte lassen Sie sich nach der Reha untersuchen.« Schlagartig schossen mir die Schweißperlen auf die Stirn. *Nein, nicht das auch noch, als ob ich das nicht geahnt hätte.*

Ich wollte Fragen stellen, was sie vehement vorerst ablehnte.

Das ging ja schon gut los, da wollte man freundlich fragen und wurde gleich abserviert.

Sofort zog ich mich innerlich zurück und legte mir einen Plan zurecht, wie ich sie mit kurzen präzisen Antworten, also ihren eigenen Waffen schlagen konnte. Es funktionierte. Als sie meine Taktik bemerkte, wurde die Dame schlagartig freundlich. Vielleicht hatte sie auch nur einen schlechten Tag erwischt.

Am Ende der Untersuchung stellten wir meinen Therapieplan zusammen. Ich dachte: *Bloß nicht Schwimmen, ich hasse Schwimmen.*

Meine Angst war begründet dadurch, dass ich als kleiner Junge des Öfteren von meinem damaligen Schwimmlehrer mit der Führungsstange unter Wasser getaucht worden war, weil ich, wenn ich Wasser geschluckt hatte, an den Rand schwimmen wollte, um mich auszuruhen In der Schule hatte ich sogar einen Lehrer gehabt, der, wenn wir Angst hatten und uns wehrten, Bleigürtel anlegte und uns ins tiefe Wasser schubste. Dieser Lehrer wurde nach tätlichen Übergriffen an jungen Mädchen dann der Schule verwiesen.

Leider zu spät: Das Trauma sitzt heute noch fest in mir. Obwohl ich schwimmen kann, bekomme ich heute noch Angstzustände bei tiefem Wasser.

Schwimmen wurde natürlich in den Plan aufgenommen.

Ich fühlte mich wieder schlagartig schlecht. Hilflos wieder einer Situation ausgeliefert zu sein, machte mir zu schaffen.

Beim Verlassen des Raumes teilte sie mir höflich mit, dass ich bei Problemen mit den Terminen in meinem Plan mit ihr reden könne. Glaubte sie wirklich, dass ich sie freiwillig wieder beehren würde?

Ich verabschiedete mich und ging auf mein Zimmer in den vierten Stock.

Und nun?

Nun hatte ich den ganzen Tag frei bis zum Abendessen. Was sollte ich nun machen? Es fiel mir schwer, mich zu beschäftigen. Ich hatte sogar eine Art Selbstquälungsritual in Perfektion beherrscht, dass ich mich völlig zurückziehen konnte ohne irgendetwas zu machen. Die Sonne schien und ich beschloss, mir die Stadt genauer anzusehen. Während ich die Treppe herunterging, rief mich Cora an und berichtete mir von ihrer Fahrt. Sie war gut angekommen und vermisste mich schon jetzt. Zu diesem Zeitpunkt hatte ich das gleiche Gefühl und dachte daher: *Dann liebst du sie ja doch, oder? Aber warum hat dich dann die 10 so interessiert?*

Zunächst machte ich mir allerdings keine weiteren Gedanken und lief in den Ort.

Jetzt verstand ich, dass wir bei Ankunft keinen ortskundigen Menschen getroffen hatten.

Auf den Straßen waren nur Patienten unterwegs. Einige gelassen, viele apathisch und die wenigsten entspannt und zufrieden. Ich beobachtete meinen Gesichtsausdruck in den Fensterscheiben. *Was für ein Typ*, dachte ich, *völlig fertig und traurig, den würde doch wirklich keine Frau ansprechen.*

Nach anfänglicher Skepsis gegen den Ort stellte ich fest, dass dieser auch etwas Heimisches hatte. Mir als Dorfmensch gefiel dies sehr.

Kleine Bäckerläden, einige Kneipen und mit viel Liebe eingerichtete Cafés. Beim Gemüsehändler kaufte ich mir Bananen, denn es gehörte zu meinem Ritual, morgens je eine Banane zu essen und ich wusste nicht, ob es in der »Anstalt« Bananen gab.

Nach 30 Minuten hatte ich das Städtchen durchlaufen, kaufte mir noch einen Kuchen und ging zurück, um es mir in meinem Zimmer gemütlich zu machen.

So gut es ging genoss ich diesen Nachmittag und aß diesen fantastischen Kuchen. In diesem kleinen Städtchen gibt es wirklich den weltbesten Kuchen. Alle Bäckereien und Cafés sind hier unübertroffen in der Qualität und dem Geschmack des angebotenen Kuchens. Die Torten sind optisch eine wahre Pracht. Ich habe noch nie so hohe Torten gesehen, einige von ihnen waren mindestens 20cm hoch. Bestellte man sich ein Stück, reichte dies für den ganzen Tag.

Jetzt noch das Abendessen und dann hast du den ersten Tag geschafft.

Ich wollte einfach nur schlafen.

18:00 Uhr, Abendessen.

Ich war der Erste am Tisch und bediente mich an der sehr reichhaltigen Salatbar. Zu trinken gab es Tee. Nach und nach füllte sich der Raum. Eine meiner Lieblingstätigkeiten ist es wie bereits erwähnt, Menschen zu beobachten. Es waren wirklich alle Typen vertreten, was die Beobachtungen sehr spannend machte.

Dann blitzte die 10 auf.

Gekleidet in enger Jeans und schwarzen Stiefeletten. Sie war sich ihrer Wirkung bewusst, beim Setzen drehte sie sich mit ihrem brasilianischen Hintern kurz zu mir, streifte mit ihren Händen über ihre 10 und setzte sich. Mir standen die Schweißperlen auf der Stirn. Glücklicherweise erschienen meine Damen und lenkten mich ab.

Langsam kamen wir alle ins Gespräch. Am Tisch saßen Ela, Raike und Anne.

Ela antwortete immer forsch und manchmal ungeduldig. Es war der erste Augenblick, wo ich mich selber in meinen Reaktionen sah.

Ich dachte: *Schrecklich, du musst dich ändern.*

Gazelle Anne kam wie immer später, holte sich ihre

Häppchen und knabberte lustlos am Brot herum. Auch sie versuchte mit mir ins Gespräch zu kommen.

Kaum hatten wir einen Satz gewechselt, beugte sich ein dunkelhaariger Typ mit Opelbremse (Schnauzer) über den Tisch, streichelte ihren Rücken, gab ihr einen Kuss und sagte mit glasigen und gierigen Augen:

»Heute Gringo? Ich warte auf dich.« Mit Gringo war entweder einer der Pizzerien oder das Tanzlokal gemeint.

Ich dachte: *Was für ein Geronimo, der hat doch bestimmt schon den feuchten Fleck in der Hose. Wenn sie darauf abfährt, dann habe ich sie ja richtig eingeschätzt.*

Ich sollte mich das erste Mal irren, dazu später mehr.

Wieder und wieder schaute ich zur 10 herüber, sie sah mich und schenkte mir ein schüchternes Lächeln.

Wow, was für eine Frau. Nein ich war nicht verliebt, sondern nur begeistert von dem Wesen dieser Frau.

Nach dem leckeren Abendessen verzog ich mich auf mein Zimmer. Natürlich bemerkte ich, dass sich viele noch in der Vorhalle mit anderen Genossen unterhielten und den Abend langsam ausklingen ließen. Andere machten sich schick und gingen ins Gringo zum Tanzen.

Ich wollte nur schlafen.

20:00 Uhr: Kein Fernseher und mein DVBT Empfang war auch schlecht. Ich entschloss mich, einfach schlafen zu gehen.

Jedem, der auf eine Kur oder Reha fährt, kann ich nur raten: Packt euch eure Kissen ein, ihr werdet sonst nicht zu Ruhe kommen!

So war es dann auch von der ersten bis zur letzten Nacht bei mir. Aufgrund meines schon vorhandenen degenerativen HWS-Syndroms (zwischen bestimmten Halswirbeln haben sich meine Bandscheiben derart zurückgebildet oder verschlissen, dass bereits teilweise Wirbel auf Wirbel reibt) wachte ich auch in der ersten Nacht vor Schmerzen auf.

Ich schaute auf die Uhr: 23:30 Uhr. Lautes Gegröle vor dem Eingang. Die Meute kam aus dem Gringo zurück. Es war Zeit zum Einschluss. Nach ein paar Minuten wilder Gedanken schlief ich ein.

Am nächsten Morgen gegen 4:00 Uhr wurde ich wieder wach. Dies ist die Zeit, in der ich normalerweise zu Hause aufstehe und mich für die Firma fertig mache.
Erstaunlich gut hast du geschlafen, dachte ich, *bis auf die verdammten Nackenschmerzen.*
Das Kopfkissen war grausam. Einen großen Vorteil hatte das Gebäude: Es war sehr, sehr ruhig.
Etwas schläfrig ging ich in die Stinkdusche und machte mich frisch für den Termin um 6:30 Uhr in der Medizinischen Abteilung für die Blutabnahme und das EKG.
Schließlich ging ich ohne Frühstück und im Trainingsanzug auf Zimmer 500. Einige der Neuankömmlinge warteten bereits vor der Tür. Nach ein paar Minuten war ich an der Reihe.
Ich betrat den Raum. Auf dem Stuhl saß eine Dame mit roten, langen Haaren und sehr weiblichen Rundungen. Die Oberweite war unter ihrem weiten Pulli nicht zu übersehen. Ich hatte den Eindruck, dass ihre Figur ihr peinlich wäre. Ich hingegen fand sie sehr nett, denn sie hatte eine gewisse Ausstrahlung. Sie begrüßte mich locker und wir machten ein paar Späßchen während der Blutabnahme. Anschließend wartete das EKG auf mich.
Da sollte ich wohl nichts auszustehen haben als alter Fahrradfahrer und Sportler.
Ehrlich, wie ich war, gab ich alles auf dem Gerät. Warum ehrlich? Es gibt zwei Kategorien von Menschen, die eine Reha beanspruchen: Diejenigen, die gesund werden wollen und jene, die ein anderes Ziel verfolgen, nämlich frühzeitig in Rente zu gehen.

Ich wollte gesund werden. Die Helferin traute ihren Augen nicht, als sie auf das Gerät sah.

»Wissen Sie eigentlich, dass Sie in Ihrem Alter den Rekord halten?« Solche Werte habe ich noch nie gesehen.«

Ich war wirklich stolz. Mein jahrelanger Sport zahlte sich also aus.

Später, beim Plauschen mit den anderen Kollegen, hörte ich deren Werte. Es war ernüchternd: Bei einigen war der Herzinfarkt praktisch vorprogrammiert. Raucher kann eben keiner belehren. Raucher sind die unvernünftigste Kategorie von Menschen, die ich kenne.

Nun hatte ich Hunger. Schnell ging ich in den Frühstücksraum und unterhielt mich kurz mit meinen Damen, die sehr interessierte Fragen stellten. Nur Gazelle war heute nicht am Tisch. Vielleicht hatte sie mit Geronimo die Nacht durchgetanzt und lag noch im Bett.

Raike, meine Nachbarin, hatte nur noch eine Woche in der Reha zu bleiben und große Angst, dass sie gesund entlassen würde. Als Laie kann ich sagen: Sie war nicht gesund. Ständige Angst und Zittern in den Händen begleiteten sie. Ich machte ihr Mut und versuchte etwas lustig zu sein, was mir aber nicht gelang.

Ela, mir schräg gegenüber sitzend, hatte neue Tabletten bekommen, die ihr gar nicht bekamen. Ich konnte bei diesem Thema mitreden, diese Tabletten hatte ich auch ehemals sofort abgesetzt, denn sie ließen bei beginnender Medikation den Blutdruck steigen. Hitzegefühle und Unruhe waren die Folge. Da ich nicht der geduldigste Mensch bin, brach ich natürlich nach diesen Symptomen die Einnahme dieser Tabletten damals ab. Doch Patienten sollten Geduld haben, denn der Körper stellt sich erst nach einer gewissen zeit auf die verabreichten Mengen ein.

Wir hatten ein Thema gefunden und kamen uns während des Gesprächs näher. Ich spürte unsere Seelenverwandtschaft. Wir brauchten nicht viele Worte, um Situationen zu verstehen.

»Was hast du heute noch für Termine?« fragte Ela mich.
»Um 10:15 Uhr lerne ich meinen Psychotherapeuten kennen, Herrn Bunge.«

Der Name sagte ihr nichts. »Jedenfalls hast du nicht Frau Molle, sei froh, die hat nämlich keine Ahnung.«

Beruhigt ging ich also auf mein Zimmer und las noch ein wenig in dem sehr empfehlenswertem Buch »Coco Chanel der schwarze Engel«

Es handelt vom Leben und geheimdienstlichen Tätigkeiten für die Nazis im zweiten Weltkrieg der durchaus faszinierenden C.C.

Schließlich hatte ich meinen nächsten Termin, richtete meine Harre und machte mich auf den Weg.

Zimmer 403 in der 7. Etage.

Jetzt wird es spannend, dachte ich.

Wie immer war ich 5 Minuten vor dem Termin dort und setzte mich einsam auf den Wartestuhl vor der Tür. Kein Mensch war auf dem Gang und es herrschte absolute Stille. Ich faltete die Hände und träumte vor mich hin.

Plötzlich hörte ich Stiefelettengeklapper und traute meinen Augen nicht: Die 10 nahm zwei Meter neben mir vor ihrem Therapeutenraum Platz. Sie trug wieder eine hautenge Jeans, schwarze Stiefeletten und einen engen Pullover. Ich wurde leicht nervös, die Gedanken blitzten nur so durch den Kopf.

Los Klaus, sprich sie jetzt endlich an, so eine Chance bekommst du nie wieder.

Ehe ich noch einen klaren Gedanken fassen konnte, schaute sie mich an und sagte: »Ich bin Franca, wartest du auch auf dein Erstgespräch mit dem Therapeuten?« Das Eis war sofort gebrochen. Franca und ich unterhielten uns mindestens 20 Minuten fließend und ununterbrochen über unsere Probleme. Ich schaute auf die Uhr und brachte zum Ausdruck, dass mich diese Unpünktlichkeit nervte. Da war es wieder, eines meiner Probleme, alles immer genau zu nehmen und zu sehen. Niemals war ich gelassen und konnte etwas auf mich zukommen lassen.

Francas Therapeut bat sie herein und wir verabredeten uns nach dem Mittag in der Vorhalle.

Franca war wie eine Schwester für mich. So jemanden hatte ich mir immer gewünscht. Franca sollte die restliche Zeit eine der wichtigsten Personen für mich werden.

Eine Minute später öffnete mir ein kleiner, dunkelhaariger »Bubi« die Tür. Der sollte mir helfen? Knappe 35 Jahre alt, keine Erfahrung im Berufsleben und so einer wollte mir erzählen, wie die Welt funktioniert?

Sofort hatte ich den jungen Mann in eine Schublade gesteckt, mein altes Muster.

Ich nahm Platz. Er stellte mir keine drei Fragen und schon liefen mir die Tränen. Er traf mich mitten ins Herz, alles brach heraus und dieser Therapeut war der erste Mensch seit langem, der mir zuhörte und mich verstand.

»Herr Hinz, was macht Sie so traurig?« Ich erzählte ihm von meinen beruflichen und privaten Problemen. Er schaute mich an, ließ mich aussprechen und machte sich Notizen. Als ich meine beruflichen Probleme schilderte, hatte ich den Eindruck, ein leichtes Mundwinkelzucken und Grinsen in seinem Gesicht zu erkennen. War er doch nicht der Bubi, sondern ein Mann, der die freie Wirtschaft kannte? Dies sollte ich in meinen weiteren Sitzungen erfahren.

»Sind Sie glücklich in Ihrer Partnerschaft und warum sind Sie, ein netter Typ, noch solo?« Ich begann ihm meine Lebensgeschichte in Bezug auf Frauen zu erzählen. Hier wurde auch mir deutlich, dass ich es in der Jugend oft übertrieben hatte und wirklich tollen Frauen leichtsinnig den Laufpass gegeben hatte.

Herr Hinz, warum gehen Sie noch in diese Firma, die

Ihnen so viel Leid antut? Es gibt immer eine Tür, die sich schließt und eine andere, die sich öffnet.«

Die Frage hatte gesessen. Ja, ich stellte sie mir fast jeden Tag auf dem Weg nach Hause. Auch hier hatte ich nur eine Antwort für mich: Sicherheitsdenken.

Die Chemie stimmte zwischen uns und ich revidierte innerlich meine Meinung über Herrn Bunge.

Nach 30 Minuten verließ ich vollkommen fertig, jedoch erleichtert das Zimmer und verkroch mich auf mein Zimmer. Was hatte der Typ bloß in mir ausgelöst?

12:00 Uhr: Mittagszeit.

Gazelle saß jetzt mit am Tisch und sprach sogar zu mir. Sie erzählte vom Gringo und ob ich nicht Lust hätte, das nächste Mal mitzukommen. Darauf hatte ich keine Lust.

Um Gottes Willen, keine Kontakte, bloß vergraben und schnell alles hinter dich bringen. Ich weiß, dass diese Aussage paradox ist: Ich will mir helfen lassen, aber auf der anderen Seite auch alles schnell erledigen. Ein Leben ohne Spaß, wie in der Firma.

Es wunderte mich, dass viele hier in der Reha – äußerlich jedenfalls – so fröhlich waren und jede Party mitnahmen, das konnte ich nicht verstehen. Tipp an alle, die zur Reha fahren: Macht es so wie Gazelle (sie heißt übrigens Anne), nicht so wie ich. Lasst euch gehen, macht das, was euch gut tut und lebt nach dem Motto: Party, Party, Party.

Nur das befreit. Ich hatte dieses Gefühl verlernt.

Nach dem Essen hatte ich den ersten Pflichttermin: Einführung der modernen Psychosomatik.

Schnell füllte sich der Raum und alle warteten auf den Vortragenden. Zwischenzeitlich hatte ich nichts Besseres zu tun, als meine Mitpatienten zu beobachten, und pickte mir einige heraus, die mir interessant erschienen.

Franca nahm zwei Reihen hinter mir Platz und lächelte mich kurz an. Es war ihre Art, immer freundlich zu den Menschen zu sein.

Zwei Stühle neben mir saß eine nervöse Frau mit kurzen rot gefärbten Haaren, dunkler Stimme und kräftiger großer Statur. Ich dachte, sie könnte gut eine Domina sein.

Rechts von mir saß eine stark geschminkte junge Dame mit Slang aus dem Kohlenpott.

Daneben war Franz, ein Urbayer, wie er im Buche steht. Mit Franz sollte ich noch viel Spaß haben. Während unserer Zeit lernten wir alle von Franz sozialrechtlich sehr viel.

Ganz hinten rechts saß eine lustige Lesbe, einer meiner Mitpatienten hatte mir erzählt, dass sie auf Frauen stand: klein, kräftige Oberarme wie ein Kerl, kurze Haare und schwankend zwischen absoluter Bedächtigkeit bis plötzlicher Lustigkeit. Sie war mir sofort sympathisch, wir waren auch auf einer Wellenlänge. Sie hieß Rita.

Die Krönung dieser Gesellschaft war eine vorlaute, mit männlicher rauchiger Stimme sprechende, kurzhaarige Frau, die ich sofort Prollelse nannte. Anders konnte ich ihr damaliges Verhalten nicht beschreiben. Sie hieß, wie ich später erfuhr, Marion. Vielen war es bekannt, dass ich vorschnell Spitznamen vergab, die ich nach einiger Zeit und besserem Kennenlernen wieder revidierte. Es war erstaunlich, wie Abneigung zu einem freundschaftlichen Verhältnis werden konnte.

Die Männer beobachtete ich nicht so sehr, außer einen, der mir durch sein ständiges merkwürdiges Gerede und die klapprige Karl-Valentin-Gestalt auffiel. Es war Horst.

Horst war mit Vorsicht zu genießen, das war mein erster Eindruck. Ich konnte dies nicht begründen, jedoch hatte ich eine Vorahnung, die sich im Laufe der Wochen bestätigen sollte.

Was nun? Dachte ich, *erst mahnt man uns zu Pünktlichkeit und dann ist nach 20 Minuten niemand hier, der den Vortrag hält. Wie man es aus dem Leben kennt.*

Nach einigem Hin und Her stellte sich uns die Oberärztin der Klinik vor.

Sie war eine groß gewachsen hagere Frau mit rundem Buckel, die besonders gebildet wirken wollte.

Ich merkte ihr an, dass sie hinter dem, was sie uns vortrug, nicht stand und ihren Vortrag nur herunterleierte, nach dem Motto: Die Psychos verstehen ja sowieso nicht wovon ich spreche. Ich merkte ihr auch an, dass sie stark unter Stress stand und wohl selber eine Reha benötigt hätte.

Schau an, hier ist es also auch nicht anders als in deinem Job.

Zum Schluss mussten wir eine Erklärung unterschreiben, dass wir alles, was wir über andere Personen in Gruppen erfahren, in dieser Einrichtung bleibt. Dies erschien mir sehr vernünftig. Ich bin mir sicher, dass sich jeder daran gehalten hat. Bis zum nächsten Termin um 16:00 Uhr hatten wir noch etwas Zeit. Ich setzte mich also das erste Mal in die Vorhalle und hörte den Redenden zu.

Auch Franca war dort. Wir sprachen kurz darüber, was wir noch alles während der fünfwöchigen Reha machen wollten und was das Ergebnis der Reha wäre. Dass mir hier geholfen würde, hatte ich allerdings zu diesem Zeitpunkt nicht im Geringsten erwartet.

Vor der Holzwerkstatt gab Horst wie zuvor alles: »Ich kenne alles hier schon. Ich war schon in XY und ich war schon in YZ. Ich bin ja eigentlich in Rente und bräuchte dies alles gar nicht mehr, aber ich komme ja aus der Geschlossenen.«

Oh mein Gott, auf mitteilungsbedürftige Menschen hatte ich in meiner Situation ja nun wirklich keinen Bock.

Plötzlich absolute Stille.

Nun war ich mir sicher: *Sieh dich vor, der Mann ist unberechenbar.*

In den Gesichtern der Anderen sah ich ähnliche Gedanken, bis auf Henning. Denn Henning kam ebenfalls aus der geschlossenen Anstalt, war aber ein ganz lieber Mensch. Eher kindlich und völlig unbeholfen.

In der Holzwerkstatt wurden uns die Möglichkeiten der handwerklichen Freizeitgestaltung gezeigt.

Langweilig, dachte ich, wann ist endlich Schluss?

Nach einer Stunde in der Länge gezogener Laberei durften wir gehen.

Wieder verkroch ich mich auf mein Zimmer und schrieb meiner Freundin kurz eine Email über die letzten Tage. Anschließend las ich mein Buch und ging um 18:00 Uhr zum Abendessen.

Am ersten Tag waren wir angehalten worden, täglich mehrmals in unser Postfach an der Rezeption zu schauen. In diesen Fächern wurden Termine oder wichtige Sachen hinterlegt.

Frau Hase von der Rezeption hatte wieder Dienst und ich fragte sie, ob etwas für mich hinterlegt worden sei. Sie verneinte und wünschte mir einen schönen Abend.

Wieder war ich der Erste bei uns am Tisch. Dies hatte natürlich den Vorteil, dass ich mir an der Tafel die besten Lebensmittel und Salate aussuchen konnte.

Am Tisch plauderten wir über einiges.

Die Damen stellten sehr schnell fest, dass ich Ehrlichkeit vertragen konnte und teilten mir ihre Gedanken des ersten Tages mit, indem sie mein Verhalten bei der Ankunft stark kritisierten.

Selbst Gazelle Anne erhob das Wort. Ich gab ihnen Recht, machte aber gleichzeitig auf meine derzeitige gesundheitliche Situation aufmerksam.

»Ja, das haben wir uns schon gedacht, wir konnten es an deinem Gesichtsausdruck sehen, dass es dir nicht gut geht«, erwiderte Ela.

Raike, die Dame zu meiner Linken, ging es nicht gut,

sie wurde wohl sehr im Psychologengespräch gefordert.

Kurz schaute ich an den Nebentisch. Franca (die1C), Rita (die Lesbe), und noch zwei weitere Personen saßen dort und lachten kurz herüber.

Nach kurzer Zeit war alles sehr vertraut geworden, was eine erstaunliche Erfahrung für mich war. Trotzdem hatte ich immer noch eine gewaltige Schwellenangst, irgendeinen näheren Kontakt zu zulassen.

Nach dem Essen zog ich mich um und beschloss, etwas an die frische Luft zu gehen.

Nach einer Stunde Stadtrundgang holte ich mir noch frisches Wasser und las ein weiteres Kapitel in meinem Buch.

Um 21:00 Uhr ging ich ins Bett mit dem halsmörderische Kopfkissen unter meinem Kopf.

| 7. Februar | 08:30 Uhr | Ergotherapie |
| | 12:45 Uhr | Basisseminar gesunde Ernährung |

Am nächsten Morgen sah ich auf den Planzettel: Nur zwei Termine heute. Das freute mich.

Gleichzeitig überkam mich aber wieder eine Art schlechtes Gewissen.

Was machst du nur mit der ganzen Freizeit? Ich möchte nach Hause, das hier bringt doch eh nichts, dachte ich.

Das Wetter hatte leicht umgeschlagen und es war etwas nieselig.

Nach dem wie immer guten Frühstück hatte ich meinen ersten Termin: Ergotherapie.

Ich zog meinen Trainingsanzug an und lief Richtung Trainingsraum. Im Trainingsraum befanden sich Trimmräder und ein aus den Siebzigern stammendes altes Model eines Steppers.

Wieder wartete ich auf den Trainer. In der Ecke auf dem letzten Trimmrad strampelte ein im Trainingsanzug, Kapuzenshirt und mit Handtüchern vermummter Typ wie ein Irrer auf dem Rad. Wie sich in einer der nächsten Tage herausstelle, war er ein ehemaliger Kämpfer aus der Elitetruppe der DDR. Er war ein unnahbarer bulliger, nicht gerade sympathischer Typ.

Während ich mir die Räder anschaute, betrat Marco, der Trainer, den Raum. Marco war ein Pole mit hektischer Art und leichtem Befehlston. Er gab im forschen Ton Anweisungen, wie die Räder zu bedienen seien, wie man zu treten habe und wie später Puls und Blutdruck zu messen wären. Meine Werte waren in Ordnung. Auch er staunte über meine Fitness in meinem Alter.

Der bullige Typ stieg vom Fahrrad ab und eine Frau, die auf einem anderen Rad ihre Einheiten strampelte, fragte ganz direkt: »Warum bist du so dick angezogen? Schwitzt du nicht?«

»Das muss so sein, damit ich abnehme. Ich habe in den letzten Wochen 30 Kilo mit dieser Methode abgenommen.«.

Wir staunten.

Nach den lächerlichen Strampeleinheiten duschte ich auf meinem Zimmer in der Stinkedusche und beschloss, an die frische Luft zu gehen.

Ich hatte gehört, dass am Ende des Ortes ein Schnäppchenmarkt ansässig war. Das war ja etwas für mich: Studieren wie und womit andere reich geworden sind, obwohl ich vor Jahren die Idee hatte, Versicherungsschäden oder Überbestände aufzukaufen und in einer Halle gut sortiert und sauber, für einen guten Preis zu verkaufen.

Ich bin aufgrund meiner dressierten Erziehung jeglichen Risiken aus dem Weg gegangen, leider habe ich es nie anders gelernt.

Um zum Schnäppchenmarkt zu gelangen, musste ich einige Kilometer gehen. Das machte mir aber nichts aus, im Gegenteil: Ich brauchte die Bewegung, um gut einschlafen zu können.

Nach einer halben Stunde Marsch erreichte ich den Großhandel. Vor dem Eingang, in bester Lage gut positioniert, stand eine kleine Imbissbude. Die Leute standen Schlange, an der Bude wie auch am Eingang des Schnäppchenmarktes.

Der Kleidung nach zu urteilen sind die Menschen nicht gerade reich, dachte ich mir.

Wahnsinn, so etwas in unserer Stadt Lübeck, das würde laufen. Wie sagte einmal ein Großhandelsbesitzer im Fernsehen: »Die Leute kaufen meine Produkte nicht, weil sie diese benötigen, sondern weil sie billig sind.«

Genauso war es. In Scharen stürmten sie den Markt und ich hinterher. Anfangs war ich nur damit beschäftigt, die Kunden und ihr Kaufverhalten zu beobachten. Faszinierend, überlegte ich, was so ein niedriger Preis ausmachte. Die Kunden kauften wahllos drauflos, Hauptsache billig.

Mein Kumpel würde sagen: »Und in 3 Monaten fahren sie damit zum Flohmarkt oder Müll.«

Ich schlenderte mit wachem Auge durch die Gänge, wie das Aufbauprinzip des Marktes gestaltet war. Es sah wirklich gut aus.

Alles in Reih und Glied sauber geordnet und zwischendurch kleine Kartons mit kleinen Gratisartikeln.

Vor allem aber Personal was freundlich und aufmerksam war, das kannte ich aus Lübeck nicht unbedingt.

30 Minuten vergingen und ich verließ den Laden, um mich auf den Rückweg zu machen. Vor mir ging die rothaarige, große kräftige Frau, Nina hieß sie, wie ich aus dem Gespräch mit ihrer Begleitung vernommen hatte.

Beim Überholen – ich hatte wie immer einen forschen Schritt drauf – grüßte ich kurz. Sie lächelte kurz und sagte Hallo zu mir.

In der Klinik angekommen, zog ich mich kurz um und ging zum Mittagessen.

Die Damen saßen heute etwas lustlos und stumm am Tisch. *Hm,* dachte ich, *jetzt kannst du ja auch mal anfangen zu reden oder?*

»12:45 Uhr habe ich den nächsten Termin: Aspekte gesunder Ernährung«, erzählte ich stolz.

Gazelles Kommentar war ernüchternd: » Kannst du vergessen.«

Kaum ausgesprochen, kam Geronimo, mit Namen Tommi, wieder zu uns an den Tisch und vollzog das übliche Ritual: Küsschen, Umarmung und sanftes Streicheln über die Schulter herunter bis zum Rücken.

Anne (Gazelle) war genervt. Ich sagte: » Geronimo bittet wieder zum Tanz.« Sofort herrschte Gelächter am Tisch, besonders von Ela. Raike, neben mir, fragte mich, wer Geronimo sei. Ich erklärte ihr, dass ich vielen Menschen gern einen Spitznamen verleihe und Geronimo ein ehemaliger Häuptling der Indianer gewesen wäre. Diesen Namen vergab ich nur an Männer, die meinten, sie bekämen mit ihrem Aussehen und ihrer schleimigen Art jede Frau. Das soll nicht bedeuten, dass Indianerhäuptlinge Frauenhelden waren, aber in meiner Jugend habe ich oft von Frauen gehört, dass sie sich einen Indianer als Freund wünschten, was mich nun zu dieser Spitznamenvergabe veranlasst hatte.

Ab heute hieß er nicht mehr Tommi, sondern Geronimo.

Ich schaute auf die Uhr: Es war schon 12:40 Uhr und ich musste schnell zu meinem Termin gehen, denn ich wollte wie immer pünktlich sein.

Unsere komplette Gruppe nahm in Raum E Platz. Wer mir heute besonders auffiel, war eine Dame aus Bochum.

Sie sah ein wenig aus wie eine Bordsteinschwalbe: fett

geschminkt, pinker enger Pullover, der die großen Brüste noch mehr hervorhob, und hohe Schuhe.

Mädchen, dachte ich, was willst du hier auf der Reha, Männer abschleppen, oder was?

Und wieder hatte ich mein Schubladendenken drauf.

Dass alle, die sich in der Reha befanden, ihre eigenen, teils heftigen Probleme hatten, die unter anderem so eine Kleidung als Resultat hatten, war mir nicht bewusst.

Alle warteten nun auf die Dozentin, die zu spät kam.

Die Tür ging auf und ein leichtes Gelächter grummelte durch den Raum.

Prollelse Marion konnte sich kaum halten vor Lachen.

Den Raum betrat eine kleine übergewichtige Frau, ungefähr 30 Jahre alt, in der rechten Hand einen ungesunden Milchshake.

Diese Frau wollte uns etwas von Ernährung erzählen?

Wenn das die restlichen Wochen so weiterging, war die Reha nutzlos.

Franz der Urbayer und ich schauten uns im gleichen Augenblick an und verdrehten die Augen.

Die Frau erklärte uns die 10 Regeln für gesunde Ernährung näher:

Vielseitig essen
  Getreideprodukte mehrmals am Tag und reichlich
  Gemüse und Obst – Nimm 5 am Tag
  Täglich Milch und Milchprodukte, einmal in der Woche
Fisch, Fleisch, Wurstwaren sowie Eier in Maßen
  Wenig Fett und fettreiche Lebensmittel
  Zucker und Salz in Maßen
  Reichlich Flüssigkeit
  Schmackhaft und schonend zubereiten
  Nehmen Sie sich Zeit und genießen Ihre Essen

Achten Sie auf Ihr Wunschgewicht und bleiben Sie in Bewegung.

Der Vortrag war nicht schlecht, aber für mich würden diese Regeln keine Verbesserung herbeiführen, denn das Genannte führte ich bereits seit mehreren Jahren durch.

Zugegebenermaßen hatte ich Hochachtung vor der Frau, denn trotz Gelächter und der Witze aus der hintersten Reihe hielt sie souverän durch, ohne rot zu werden.

Sie bedankte sich für die Aufmerksamkeit, gab uns noch Ernährungstipps in Papierform an die Hand und verließ den Raum.

Selbst Franca fragte mich auf ihre süße lustige Art:

»Was war das denn? Wollen die uns hier verarschen?«

Ich winkte ab und begab mich in die Vorhalle, wo ein Teil der Gruppe noch sehr angeregt über den Vortrag und die Dozentin diskutierte.

Das Sprachrohr war wieder Horst. Keiner hörte ihm wirklich zu, nur ich machte den Fehler, dass ich ihn ansah.

Sofort suchte er in mir einen Gesprächspartner. Seine leicht verschmierte übergroße Honeckerbrille rutschte ihm ständig von der Nase. Der Redeschwall endete nicht.

»Horst, tut mir Leid, ich muss den Beutel ausstauben«, warf ich nach einiger Zeit ein.

»Was musst Du?« fragte er mich.

»Pinkeln Horst, pinkeln«, entgegnete ich genervt und verzog mich auf Klo.

Gerade nervten mich alle. Sie waren alle gut gelaunt, nur ich hatte immer schlechte Laune und Depressionen.

Dies dachte ich allerdings sah ich in diesem Moment eine allein in der Ecke sitzende blonde junge Frau, die mir schon im Restaurant aufgefallen war. Zum Essen und teilweise auch in den Gruppen, trug sie immer Puschen mit Bommel, was meiner Meinung nach irgendwie krank aussah. Zudem ging sie immer krumm und gebückt und wie ich hatte sie ständig einen genervten Gesichtsausdruck.

Jetzt weiß ich, warum mich viele Leute meiden, schoss es mir durch den Kopf, *sie ist dein Spiegelbild.*

Gleichzeitig machte sich ein bisschen Mitleid in mir breit. Am liebsten hätte ich sie angesprochen, aber so weit war ich noch lange nicht.

Ich verzog mich also auf mein Zimmer und schrieb einen Erlebnisbericht an Cora, die ich nicht wirklich vermisste.

Ist sie doch nicht die Richtige oder bremsen dich die Gefühle aufgrund der Gegebenheiten aus?

Ich verdrängte den Gedanken und schrieb, dass ich sie vermisste und mich freute, wenn die fünf Wochen vorbei wären und wir wieder in Lübeck zu unserem Lieblingsitaliener gehen können.

Der Empfang auf dem Zimmer war schlecht. Es herrschten ständige Verbindungsprobleme und DVBT funktionierte überhaupt nicht.

Als alter Radio- und TV-Techniker kam mir die Idee einer selbstgebastelten Antenne – und wenn ich mir etwas in den Kopf gesetzt hatte, dann musste es auch sofort umgesetzt werden. Also lief ich wieder zu zum Schnäppchenmarkt, um ein verlängertes Antennenkabel zu kaufen.

Der Markt war noch immer gut besucht. Nach kurzem Suchen fand ich, was ich brauchte, stürmte zu Kasse und ging zurück in die Klinik.

Horst und ein kläglicher Rest saßen weiterhin im Vorraum und spielten Karten.

Auf meinem Zimmer angekommen, baute ich mir meine Antenne zusammen, schloss sie an und kümmerte mich anschließend um den DVBT-Stick. Nun testete ich den Empfang. Es funktionierte. Ich hatte TV-Empfang und konnte wenigstens die Nachrichten sehen.

Gegen 18.00 Uhr, auf dem Weg zum Abendessen, begrüßte ich Frau Hase, die heute Spätschicht hatte. »Herr Hinz, Sie haben etwas in Ihrem Fach.« Sie überreichte mir den Plan der nächsten Wochen.

In meinen Händen trug ich nun zwei Seiten Papier mit wilden Abkürzungen und einer Legende, die mir sagte, wo der Ort zu finden sei und was die Abkürzungen zu bedeuten hätten.

Raike, Ela und Anne wollten sofort sehen, wie mein Plan eingeteilt war und gaben zu jedem Punkt ihre Kommentare ab.

»Ach Klaus, wenn du hier die Therapeutin Olga hast, kannst du den Kurs vergessen. Bei dem Kurs ist Langeweile angesagt, aber vielleicht macht es dir ja Spaß.«

Na toll, dachte ich wieder, *kannst also gleich nach Hause fahren.*

Ich redete nicht viel an diesem Tag, da mir die junge blonde Frau mit den Puschen nicht aus dem Kopf ging. In diesem Moment ging sie mit sturem Blick an mir vorbei.

Der Nebentisch mit Rita und Franca war wie immer in guter Stimmung. Wie konnten die nach so kurzer Zeit nur so fröhlich sein?

Mein Grübeln wurde durch ein lautes Gelächter von der Prollelse, sie saß am Ende des Raumes, unterbrochen.

Ela und ich schauten uns mit großen Augen an. »Die Alte geht ja gar nicht«, platzte ich heraus. Ela stimmte mir zu.

Nur Raike, die ruhige kleine Dame neben mir, sagte: »Wer weiß schon, warum die hier ist? Du musst die Leute erst kennenlernen. Hier täuscht man sich oft in Personen.«

Ich ging in mich und teilte ihre Meinung stumm.

Anne versuchte die Stimmung aufzuheitern und fragte mich, was ich am Wochenende hier machen würde.

Wer von meinen angeblich besten Freunden hatte mir eigentlich zuletzt diese Frage gestellt?

Ich war sehr überrascht am Interesse an meiner Person. Das kannte ich von zu Hause nicht. Dort waren stets nur bedacht, ihren Ehepartnern alles Recht zu machen.

Zu Hause waren alle in Ihrem Ehetrott. Gelangweilt vom Partner, lustlos und ohne Mut, die Beziehung zu beenden. Andere wiederum gingen sich die ganze Woche aus dem Weg und redeten dann trotzdem klug: »Unsere Beziehung ist in Ordnung und geht schon so lange.«

Ehrlich gesagt, wenn man sich zwei Stunden am Tag sieht, ist es kein Kunststück, eine Ehe auf Dauer zu führen. Es müssen natürlich beide gleich Ticken.

Ich konnte Gazelle keine Antwort geben und sagte nur: »Weiß noch nicht, mal schauen.«

Später auf meinem Zimmer schaute ich die Nachrichten, las mein spannendes Buch weiter und ging wie immer früh schlafen.

Es folgte der Samstag.

| 8. Februar | 10:30 Uhr | Muskelaufbautraining |
| | 13:30 Uhr | Einführung in den therapieplan |

Heute hatte ich lediglich diese zwei Termine: Muskelaufbautraining und Plansprechstunde, Einführung in den Therapieplan um 13:30 Uhr.

Nach dem Frühstück checkte ich meine Emails.

Meine Freundin schrieb mir, dass es trostlos ohne mich sei und dass ihr Mann nerve.

Denke immer zuerst an deine Kinder und Familie, schließlich bist du verheiratet, antwortete ich, in der Hoffnung, dass sie in den restlichen Wochen vielleicht doch noch zu ihrer Familie und zu ihrem Mann zurückfinden würde. Es behagte mir mittlerweile gar nicht, dass ich zwischen den Fronten stand, obwohl ihr Mann über alles informiert war; ich wollte einfach die Ehe der beiden retten. Das retten, was ich mir immer gewünscht, aber bis heute nicht auf die Reihe gebracht hatte, eine glückliche Ehe mit glücklichen Kindern, bei der jeder für den anderen da ist.

Schuld daran war wohl mein Leben in der Jugend gewesen. Schon meine Oma sagte mir damals:

»Klaus, übertreibe es nicht mit den Frauen, das Leben wird sich rächen.« Wie Recht sie hatte.

Trotzdem bin ich meinen Eltern dafür sehr dankbar, dass sie mir, was Frauen betraf, immer alle Freiheiten gelassen haben, auch wenn ich sonst eine sehr dressierte Kindheit und Jungend gehabt habe.

Ab dem fünfunddreißigsten Lebensjahr ging es bergab mit mir. Unsere Disco im Ort schloss, die Frauen standen nun nicht mehr auf den kleinen niedlichen Typen, sondern auf groß, breit und dunkelhaarig und ich hatte einfach keine Lust mehr, der Unterhaltungskasper für die Frauenwelt zu sein. So zog ich mich zurück und bin mit meinen mittlerweile 54 Jahren in dieser Klinik gelandet.

Wenigstens hatte ich einen Teil meines Lebens gelebt, dachte ich mir. *Wenn ich mir einige Ehen anschaue, mit denen möchtest du nicht tauschen, einige laufen heute noch ihrer verpassten Jugend hinterher.*

Nun war es Zeit für die Stunde Muskelaufbautraining. Für mich war dies immer eine angenehme Stunde. Die Frauen allerdings mochten den Part der Reha nicht so gerne.

Einige von uns versammelten sich vor dem Fitnessraum,

wenngleich dies eher mit einer Folterkammer zu vergleichen war. Die Geräte waren bestimmt schon 40 Jahre alt und in primitivster Form zusammengebaut. Ich dachte, *Gewicht ist Gewicht, ob nun aus Chrom oder altem Eisen.*

Mir waren die Übungen alle durch meinen wöchentlichen Aufenthalt in der Lübecker Fitnessbude bekannt, jedoch durften wir ohne Einweisung nicht loslegen.

Uns wurden die Übungen gezeigt und locker absolvierte ich diese in den 30 Minuten. Andere, meist Damen, hatten mehr Schwierigkeiten. Nach dem Pumpen ging ich auf mein Zimmer, duschte und verbrachte bis zum nächsten Termin im Freien.

Der Ort wurde mir immer sympathischer. Kleine Seen, Wald und alles so schön ruhig. Ich könnte nie in einer Innenstadt leben. Daher bin ich auch sehr froh, dass ich in einem kleinen Dorf am Rande der Stadt wohne. In diesem Dorf gibt es noch Natur und Stille: Alles, was für mich Lebensqualität bedeutet.

Ich schlenderte durch die Gassen, sah mir die alten Häuser genauer an und landete schließlich in der Kirche des Ortes.

Natürlich war diese Kirche nicht mit den Kirchen in Lübeck zu vergleichen, aber doch sehr schön und erhaben.

Ich war gerne in Kirchen, denn hier hatte ich immer das Gefühl, egal, was man dachte oder sich für Fragen stellte, es gab eine höhere Macht in diesen Hallen, die dich verstand und Antworten gab.

Auf dem Rückweg zur Klinik kaufte ich mir noch zwei Stücke Kuchen.

Die Vorhalle war heute besonders gefüllt mit gelangweilten Menschen. Die Frauen saßen zusammen und strickten, die Männer starrten vor sich hin. Einige warteten auf Familienbesuch. Auch Franca berichtete mir, dass sie sich schon auf ihre Tochter freute.

Francas Beziehung war vor kurzem gescheitert. Ihr

damaliger Lebenspartner war mit ihrer besten Freundin fremd gegangen. So einen Mann konnte ich nicht verstehen: so eine tolle Frau, an der nun wirklich alles stimmt, Charakter, Aussehen und Bildung, wie konnte er da nur mit einer anderen etwas anfangen? Allerdings gehören immer zwei zum Unglück und einige Schwächen hatte sicherlich auch Franca.

Beim Mittagessen verabredete ich mich mit den Damen meines Tisches und zwei anderen älteren Damen zum Kaffeetrinken. Sie wollten mir das Kloster zeigen, in dem sich zwei Cafés befanden. Ich war froh über die Anteilnahme der Frauen an meiner Person. Sie wussten genau, wie ich mich in der ersten Woche fühlte, besonders Ela, die mich oft mit Ihren Blicken durchschaute.

Die Blicke waren nicht unangenehm, denn ich wusste, sie verstand mich ohne viele Worte. Dies beruhte auf Gegenseitigkeit.

13:30 Uhr Plansprechstunde im Gruppenraum E.

Pünktlich betrat ein cooler, lässiger Typ den Raum.

»Hallo, mein Name ich Herr Recker.« Er hatte etwas von Udo Lindenberg.

Unsere Therapiepläne hatten wir alle mitgebracht und besprachen diese untereinander.

Ich stellte fest, dass ich mit unserem Urbayer Franz viele Termine gemeinsam bestreiten würde, das freute mich.

Nach kurzer Einweisung vom Recker in den Plan und Erklärungen der Abkürzungen machte er uns zum Schluss noch eine für viele weniger schöne Mitteilung.

»Wie Sie vielleicht schon gehört haben, ziehen Sie und wir gemeinsam am 12.02. in ein anderes Gebäude. Es wird die Klinik der Orthopädie ein paar Straßen weiter sein.«

Zwei aus unserer Gruppe hatten sofort Tränen in den Augen. Es waren Patienten, die sich schlecht an etwas

Neues gewöhnen konnten, ohne dass es bei ihnen Angst auslöste.

Mein Gerechtigkeitssinn für andere Menschen schoss mir sofort in den Kopf.

Wie konnte die Leitung nur so einen Schwachsinn planen? Wäre es nicht besser gewesen, die Termine so zu setzen, dass wir alle gleich in das neue Gebäude aufgenommen worden wären? Wir waren ja nun keine Urlauber, die von einem Zimmer ins andere geschoben werden konnten, wir waren krank.

Sofort musste ich wieder an meine Firma denken, in der auch so viele sozial ungerechte Entscheidungen nur des Profites wegen gefällt wurden.

Auch von der Klinikleitung wurde aus Profitgier zu Ungunsten der Patienten entschieden.

Wir schritten alle genervt aus dem Raum. Ich verzog mich sofort auf mein Zimmer und dachte: *Eine Woche für nichts. Jetzt hast du dich schon ein wenig eingelebt und wieder beginnt nächste Woche alles von vorne.*

Ich musste mir Luft machen und rief sofort meine Eltern und Cora an. Alle versuchten mich zu beruhigen, was ihnen aber nicht gelang. Wenn bei mir der Gerechtigkeitswahn erst einmal ausgebrochen ist, dann hält dies eine Weile an.

Ich machte mich ein wenig frisch und ging zu meiner Verabredung mit den Damen, vorbei an meinem Postfach. Frau Hase gab mir einen kleinen Zettel, auf dem ich zur erneuten Blutuntersuchung am Montag zu drei Terminen geladen wurde. Ich wurde unruhig und hatte sofort den Gedanken: »Zucker«. Als ob ich es nicht schon geahnt hatte.

Jetzt konzentriere dich doch auf dein Date mit den Damen, hämmerte ich mir ein.

Die Frauen warteten bereits auf mich und ich zeigte ihnen sofort meinen Zettel. Raike mit ihrer mütterlichen Art sagte sofort:

»Mach dir mal keine Gedanken, das ist eine erneute Blutzuckeruntersuchung. Hatte ich auch am Anfang.«

Da fiel mir spontan die letzte Nach mit meiner Freundin in der Pizzeria ein. Kein Wunder, dass die Blutwerte nicht stimmten.

Beruhigt ging ich mit den Damen zum Kloster. Es war ein schöner Tag, die Sonne schien und wir alle waren zu warm gekleidet. Der Spaziergang tat mir gut, wir gingen entlang eines kleinen Baches zum Klostercafe. Das Kloster hatte etwas von einer Ritterburg mit Innenhof.

Das Cafe war gemütlich und sehr einladend eingerichtet. Was mir aber sofort auffiel, war, dass die Bedienungen nicht die freundlichsten waren. Junge, hübsche Mädchen, die wahrscheinlich genervt von der Chefin waren und hier ihr Taschengeld aufbesserten.

Wir nahmen an einem großen Tisch Platz und bestellten. Nach einigem Beobachten machte ich die Chefin aus. Sofort fiel mir mein schleimiger, ewig grinsender Chef ein. Ich stellte mir vor, wie die beiden harmonieren würden, und grinste.

Wie immer in einem Cafe, bestellte ich mir einen Espresso und einen Grappa. Die Damen waren überrascht und sofort hatten wir ein Gesprächsthema über Grappa und Italien.

Nach einer Weile kamen der Espresso und der Grappa. Der Grappa in einem Kornglas und der Espresso wurde in einer Kaffeetasse, die bis zur Hälfte gefüllt war, serviert. Was für ein Stilbruch! Er schmeckte einfach nur scheußlich. Wahrscheinlich war ich der erste Gast in ihrem Leben, der einen Espresso bestellt hatte.

Die Damen hatten sich alle Kuchen bestellt, der wirklich sehr lecker aussah. Nach etwas Plauderei über unsere Krankheiten, Ärzte und Therapien traten wir den Rückweg an.

In der Halle unterhielt ich mich noch kurz mit Franz

über Vorgehensweisen in einer Reha, bis Horst nahte. Horst, der aus der Geschlossenen, gab wieder sein Bestes: Er schimpfte über den Umzug. All das war sehr belastend für ihn. Schnell verzog ich mich. Franz schaute mir nur hinterher und verdrehte die Augen. Ich bewunderte Franz. Es war seine fünfte Kur, die er mit einer Gelassenheit anging, die mich begeisterte. Ich wünschte mir, einmal so gelassen sein wie Franz zu sein.

Auf meinem Zimmer schrieb ich noch ein paar Emails.

Eine der Emails schickte ich an Cora. Sie hatte wirklich bisher sehr viel für mich getan.

Ein liebenswerter Mensch ist sie ja, aber willst du wirklich dein Leben mit ihr verbringen?

Ich bemerkte, dass ich mich immer mehr von ihr entfernte.

Liegt der Gefühlswandel an der Reha? An dem Abstand? Könnte sich das ändern, wenn ich sie wieder sehe?

Vielleicht war ich wirklich nur für das Alleinsein geboren.

Wieder einmal kamen schlimme Gedanken bei mir auf: *Eigentlich ist das ganze Leben doch nur eine Quälerei.*

In diesen Minuten dachte ich auch an meine ehemalige Freundin, die bei einem Verkehrsunfall ums Leben gekommen war. Ich sprach förmlich mit ihr und spürte, dass sie mir zuhörte: »Mensch, du hast den ganzen Lebensdreck hinter dir. Sitzt jetzt sicher auf einer schönen Wolke und beobachtest das Geschehen auf der nicht mehr lebenswerten Welt.«

Irgendwie nahm ich ihre sanfte Stimme wahr: »Klaus, halte durch. Irgendwann sehen wir uns doch sowieso wieder.«

Ich versuchte die Gedanken zu verdrängen, setzte mich auf den Balkon und genoss die Sonne bis zum Untergang.

Es folgte das Abendessen, danach konnte ich schlafen gehen.

Das war der Samstag gewesen.

Ich legte wieder eine Art Selbstquälen an den Tag. Dies war eine Methode von mir, die Tage schnell vorbeiziehen zu lassen und alles um mich herum auszublenden: Schutz, Rückzug, Aufgabe.

Aufgegeben hatte ich noch nicht, aber es fehlte nicht viel.

Für den Sonntag hatte ich mir vorgenommen, die Umgebung zu erkunden, natürlich alleine. Ich kam nicht einmal auf den Gedanken, jemanden zu fragen, ob er mitkäme.

Franca hätte ich gefragt, aber es wäre vielleicht vermessen gewesen, sie zu fragen, vielleicht würde sie dies als Anmache interpretieren. Denn einige Frauen reagieren ganz normal auf solche Fragen und andere verstehen sie einfach zu schnell falsch.

Nach dem Frühstück machte ich mich auf den Weg.

Die Sonne schien, aber es war sehr frisch. Nach 200 Meter Fußweg begegnete ich Franca mit ihrer Tochter. Sie war ein sehr aufgewecktes, leicht schüchternes Mädchen. Sie harmonierten gut miteinander.

»Hallo Klaus, wo möchtest du hin? Wir gehen jetzt in die Schwimmhalle.«

»Ich gehe ein wenig spazieren und schaue mir die Gegend an.«

Franca stellte mir kurz ihre Tochter vor, anschließend wechselten wir noch ein paar Sätze und trennten uns.

Mir fiel auf, dass einige von uns alleine unterwegs waren und spazieren gingen. Franz traf ich gleich zweimal auf meinem Weg. Keiner von uns machte allerdings den Versuch, den anderen zu fragen, ob wir nicht gemeinsam etwas unternehmen wollten.

Ich glaube, in der ersten Woche wollten wir alle für uns allein sein, versunken in Gedanken von Zweifel.

Mitleid, Hoffnungslosigkeit und ein Funken Optimismus.

Mein Weg führte mich zu unserer neuen Klinik. Von außen sah diese mehr aus wie ein Krankenhaus. Ich betrat den Eingangsbereich:

Es war trist und trostlos, keine urige gemütliche »Titanichalle« wie im alten Gebäude. Der Vorraum glich dem Wartezimmer einer Arztpraxis. Meine Zimmernummer war mir bekannt und ich fragte die freundliche Dame an der Rezeption, ob ich einmal mein Zimmer anschauen könne.

»Kein Problem, 4. Stock links.«

Ich stieg also die Treppen herauf, der Fahrstuhl war für die Handwerker reserviert, und öffnete die Tür meines neuen Zimmers: Sehr hell, aber leider herrschte ein einfacher Krankenhausstil.

Der Balkon war ohne Sonne und direkt zum Eingang hin gelegen. Die Dusche war halb so groß wie im alten Zimmer, ungepflegt, dafür aber ohne Geruch. Begeistert war ich nicht.

Der Vorteil dieses Gebäudes war es nur, dass wir alle Räume auf kurzem Wege erreichen konnten. Eine gewisse Hellhörigkeit bemerkte ich schon beim Betreten des Ganges. Meine einzige Sorge war, hier in Ruhe schlafen zu können. Die Sorge sollte sich bestätigen: Es sollten die schlaflosesten vier Wochen meines Lebens werden.

Nach dieser Besichtigung ging ich in Richtung der Seen. Es waren zwei schöne kleine, hintereinander angelegte Seen, umgeben von viel Natur und Gebirge. Herrliche Ruhe, die Vögel sangen, der Bach rauschte und ich setzte mich auf eine der Bänke, um das Naturspektakel zu genießen.

Ich verspürte das erste Mal eine gewisse innere Ruhe.

Was muss das Leben als Rentner schön sein, malte ich mir in meinen Gedanken aus und stellte mir vor, dass meine Eltern wohl jetzt in Travemünde spazieren gingen. Die klare Luft der Ostsee vermisste ich. Da dieses Städtchen in einem Tal lag, war die Luft besonders dick und zäh. Daher hatte ich das Gefühl, als ob ich ständig durch eine Gasmaske atmen musste. Hinzu kamen ständig leichte Kopfschmerzen, die ich mit langen Spaziergängen versuchte zu vertreiben.

Es wurde frischer und ich ging in die Klinik zurück. Ein paar von uns saßen in der Halle, ich setzte mich dazu und fragte, wie sie die neuen Zimmer fänden. Die Mehrheit war von der neuen Klinik genauso wenig begeistert wie ich.

In der Runde fiel mir ein kleiner muskulöser Typ auf; Torsten.

Obwohl wie noch nie miteinander gesprochen hatten, mochte ich seine Art. Torsten sprach mich gleich mit Namen an und fragte, ob ich Lust hätte, mit ein paar Leuten in die Pizzeria zu gehen. Anstatt gleich nein zu sagen, verwehrte ich eine eindeutige Antwort und fragte lediglich, wo der Treffpunkt sei. Wenn ich Lust hätte, wäre ich pünktlich dort.

Natürlich hätte ich Lust, allerdings hielt mich wieder mein Selbstquälgedanke ab und zwang mich nicht mit den Leuten essen zu gehen. Was in solchen Situationen in meinem Kopf vorgeht, ist unterschiedlich. Manchmal ist es die Befürchtung, Menschen zu sehen, die glücklich sind, denn das zieht mich runter. Oft ist es aber der Gedanke: *Was soll's, es bringt ja eh nichts.*

Es war Essenszeit, wir begaben uns zu Tisch.

Silvi, die Dame aus dem Fitnessstudio, schlurfte mit grimmigem Gesichtsausdruck und Bommelpuschen durch den Raum.

Franz – wie immer gelassen – stand an der Salatbar. Franca saß mit ihrer Tochter und Rita lustig am Tisch, auch Geronimo saß dort mit Kapuzenpullover, die Kapuze weit ins Gesicht gezogen.

Merkwürdigerweise bemerkte ich Horst nicht. Horst

kam selten zum Essen, verzog sich immer auf sein Zimmer und schrieb alle Gedanken, die ihn bewegten, in seine Kladde.

Oft berichtete er uns davon, wie viel er geschrieben hatte und wie sehr ihn dies befreite.

Heute kann ich sagen: Da muss ich Horst Recht geben, es befreit ungemein.

Der Platz von Gazelle (Anne) blieb frei. Sie war heute nach Hause gefahren, um mal wieder richtig zu essen, berichtete sie mir später. Anne wohnte nicht weit von der Klinik entfernt und nutzte in den nächsten Wochen noch einige Male diese Gelegenheit.

Nur die mütterliche Raike hatte keine gute Laune. Sie hatte Angst vor ihrem Abschlussgespräch mit ihrem Psychologen. Angst davor, als gesund entlassen zu werden. Das konnte ich mir beim besten Willen nicht vorstellen, denn Manuela war wirklich nicht gesund.

Gesund entlassen zu sein bedeutete, man musste am nächsten Tag zu Arbeit (wenn man nicht so geschickt war wie Franz, der auch hier einige Tipps auf Lager hatte). Für Arbeitslose bedeutete es, sofort wieder vermittelbar zu sein.

»Ich lasse mich nicht als gesund entlassen«, rief ich wütend an den Tisch.

»Du wirst dich wundern, Klaus, was hier abgeht«, entgegnete Ela mir. »Außerdem hast du den Fehler gemacht, dass du gesund in die Klinik gekommen bist, dann wird dich hier kein Arzt krank entlassen.« Als gesund eingewiesen worden zu sein bedeutet, dass man vorher nicht krankgeschrieben war. Es ist hier zweitrangig, ob man wirklich krank ist oder nicht, denn die Krankschreibung zählt allein. Ich hatte allerdings immer die Denkweise gehabt: »*Alles für die Firma tun, bloß nicht krankschreiben lassen.*«

Diesen Tipp hatte ich schon von Franz gehört: Immer

krank einweisen lassen. Ich war einfach zu ehrlich für diese Welt.

Zu diesem Zeitpunkt war ich überzeugt davon, krank entlassen zu werden.

Manuela zitterte am ganzen Körper und fing an zu weinen. Ela und ich versuchten sie zu trösten, leider ohne Erfolg. Sie aß ein wenig und ging dann auf ihr Zimmer.

Mich beschäftigte noch einige Zeit ihre Situation. Warum gibt es nur so viel Ungerechtigkeit auf der Welt? Warum ist immer nur alles profitorientiert? Mein Vater würde jetzt sagen, Krieg ist nicht schön, aber der Menschheit fehlt ein großer Krieg, damit sie wieder zu sich kommt.

Ich teile bis heute seine Meinung.

Nach dem Mittag ging ich auf mein Zimmer und folgte dem Ritual des Email-Schreibens und Lesens.

Nach einiger Zeit war mir langweilig. Ich holte meinen Wasserkocher aus meinem Koffer, kochte mir einen entkoffeinierten Kaffe und genoss den leckeren Kuchen.

Dann schaute ich ein wenig TV.

Die Zeit verging auch durch Nichtstun. Erstaunlich, ich hatte die erste Woche nahezu hinter mich gebracht und es war keine Besserung abzusehen. Wieder zog es mich gedanklich nach Hause an den Strand. Das sonntägliche Treffen mit meinem Kumpel Joachim an der See vermisste ich schon jetzt.

Zum Abendessen zog ich mich heute einmal etwas schicker an. Franca bemerkte dies sofort, sie schaute mir auf meine Schuhe und auf die gut sitzende Jeans. *Welche Nummer sie wohl dir vergeben würde?*

Selber würde ich mich mit einer 8 bewerten.

Raike ging es wieder etwas besser und Ela berichtete, dass die Tabletten ihr jetzt gut bekamen. Geronimo schlich mit weinenden Augen durch die Gänge. Gazelle war nicht da, was sollte er nun tun? Schnell hatte er ein anderes Opfer gefunden, dem er streichelnd ein Küsschen gab und sich zu ihr an den Tisch setzte.

Es gibt doch noch Frauen, die auf so etwas abfahren, dachte ich, *vielleicht solltest du deine Taktik auch ändern.*

Damals, zu Discozeiten, hatte ich Erfolg bei den Frauen gehabt. Warum? Ich gab mich nie als der Mensch, der ich wirklich war. Ich war bei den Frauen beliebt. Weil ich immer den Machotypen spielte und Unnahbarkeit vorgab. Das hatten die Frauen toll gefunden, sie hatten es mir sogar gesagt.

Heute, wo ich keine Lust mehr auf Schauspielerei habe, sieht es ein wenig anders aus.

Die Stimmung am Tisch war gut, wir saßen lange zusammen und plauderten über dies und das, lachten sogar ab und an. Franca verabschiedete ihre Tochter. Natürlich nicht, ohne sich beim Aufstehen über ihre 10 zu streichen.

Franz lachte mit Silvi bei sich am Tisch. Wenn Silvi lachte, hatte sie ein richtig süßes Gesicht. Leider war sie etwas zu jung für mich.

Ich ging auf mein Zimmer und schaute mir meinen Plan an. Morgen begann also der Ernst der Kur: 08:30 Uhr Basisseminar Psychogruppe.

Ich legte mich schlafen, in der Hoffnung, am nächsten Morgen ohne HWS Schmerzen aufzuwachen.

Dem war mal wieder nicht so. Schon in der Nacht wachte ich mehrfach mit Schmerzen auf.

10. Februar	08:30 Uhr	Basisgruppe psychosomatische Problemlösungsgruppe.
	14:30 Uhr	Gymnastik

Am nächsten Morgen ging ich gerädert ins Bad, hielt wie immer, so gut wie es ging die Luft an und duschte mich.

Am Frühstückstisch fehlte Raike. Ich fragte Ela, wo sie sei.

»Raike hatte doch gestern ihr Abschlussgespräch«

»Und?« fragte ich.

Natürlich gesund entlassen. Was für eine Schweinerei, diese kranke Frau gesund zu entlassen. Nach ein paar Minuten setzte Manuela sich aufgelöst an den Tisch. *Was für eine Sauerei*, dachte ich immer wieder. Wir versuchten sie abzulenken, was uns diesmal mit dem einen oder anderen lustigen Spruch gelang. Dann holte sie für mich Persilwaschtabletten aus ihrer Tasche und schenkte sie mir. Ich war gerührt: So ein lieber Mensch! Sie hatte noch daran gedacht, dass ich in den ersten Tagen gefragt hatte, wo ich hier Waschpulver bekäme.

Ich versprach, ihr Lübecker Marzipan zu schicken, wenn ich wieder zu Hause wäre. Sie freute sich.

Nun war es endlich soweit, endlich ein Seminar, von dem ich mir etwas erhoffte.

Basisgruppe psychosomatische Problemlösungsgruppe.

Dies war die erste Gruppeneinteilung in kleinem Kreise: Mit dabei waren Franz, Silvi (sie saß links neben mir), Antje, in meinen Augen eine Schauspielerin, die Aufmerksamkeit suchte (sie saß rechts von mir), Rita, Franca, der Vopolegionär, wie ich den Vermummten aus dem Ergokurs nannte und noch ein paar andere.

Unsere Dozentin betrat, natürlich unpünktlich, den Gruppenraum. Eine forsche rothaarige emanzipierte, nicht unattraktive Frau mit Pfeffer im Hintern.

Sie stellte sich kurz vor und bat uns Namensschilder vor uns hinzustellen. Im Vorwege belehrte sie uns:

»Alles ist hier freiwillig, alles Gesagte bleibt im Raum

und keiner muss etwas sagen.« Ich schaute in die Runde und hätte wetten können, wer mitzöge und wer nicht.

Jeder stellte sich und sein Leid vor, sofern es möglich war. Ich war doch sehr erstaunt darüber, welches Päckchen andere zu tragen hatten und kam mir etwas hilflos vor mit dem aus meiner Sicht kleinem Problem, der Arbeit und dem Kampf des täglichen Lebens.

Außer des Legionärs gab es keinen von uns, der bei seiner Vorstellung nicht Tränen vergoss. Bei Antje neben mir war es sehr schlimm, so dass wir kurz unterbrechen mussten. Ich tröstete sie. Bis dahin war mir noch nicht bewusst gewesen, wie geschickt sie situationsbedingt schauspielern konnte.

Silvi und ich hatten das gleiche Grundproblem: Gerechtigkeit und Wertschätzung.

Unsere Dozentin war eine Meisterin der Provokation und Fragestellung.

»Ich verstehe nicht, was sie meinen, Herr Hinz? Worüber regen sie sich genau auf?«

Ich war verwirrt.

Dabei setzte sie sich auf den Stuhl, schlug die Beine übereinander und sah mich an.

Silvi rettete die Situation und sagte:

»Was ist an unserem Problem nicht zu verstehen? Wir treten doch nur für gewisse Werte im Leben ein, wie beispielsweise, Bitte und Danke zu sagen, pünktlich zu sein und mein Gegenüber wertzuschätzen.«

»Werte gibt es nicht, also wo ist Ihr Problem?«

Silvi und ich waren sehr aufgewühlt. Ich dachte: *Wieder so eine Person, die nur nach Skript arbeitet, aber mit Sicherheit noch nie in der freien Wirtschaft gearbeitet hat.*

Da sie mich provozierte, tat ich es ihr gleich und fragte:

»Sie machen sich also nichts daraus, wenn Sie zu dem Geburtstag einer Freundin gehen, ihr das Geschenk überreichen und diese das Geschenk ignoriert, es zur Seite legt und sich nicht bedankt?«

Silvi lachte mich von der Seite an.

Die Dozentin überlegt einen Augenblick zu lange. Dann antwortete sie, was sie antworten musste:

»Nein, es macht mir nichts aus, ich würde sie nur ein paar Tage später fragen, ob ihr mein Geschenk gefallen hätte.«

Franz, Silvi und ich schüttelten den Kopf und verstanden die Welt nicht mehr. Ich sagte nur voller Überzeugung:

»Wenn es keine Werte mehr gibt auf der Welt, dann ist das Ende nah.«

Keine Reaktion. Geschickt versuchte sie auf unsere nächste Stunde zu verweisen. Sie würde uns dann die ABC-Analyse vorstellen, dann würde uns einiges klarer werden.

Irgendwie mochte ich sie. Kein Geplänkel, kein unnötiges Grinseschauspiel, sondern klare Fragen und Ansagen in direktem, aber sehr freundlichen Ton. Ich freute mich auf die nächste Stunde mit ihr.

Beim Aufstehen verlor ich meinen Zettel, Silvi hob ihn kurz auf und ich sagte.

»Danke!«

» Klaus, warum sagst du danke? Werte gibt es nicht, hast du doch gerade gelernt.« Wir lachten schelmisch und verließen den Raum.

In der Zeit bis zum Essen setzte ich mich gedanklich mit den einzelnen Schicksalen auseinander. Ich kam zum Schluss, dass wohl das Schicksal des Legionärs und das eines anderen Teilnehmers die härtesten waren. Denn gegen den Willen gedrillt zu werden oder das eigene Kind durch gewisse Umstände zu verlieren ist schon eine harte Nummer.

Frau Hase hatte wieder Dienst und gab mir freundlich eine Karte, die in meinem Briefkasten gelegen hatte. Mein Therapeut hatte es geschafft, mir einen Platz in der Gruppe »Feldenkrais« zu reservieren.

Was ist »Feldenkrais«, dachte ich nur, ging auf mein Zimmer und schaute kurz im Internet nach. Es klang gut: eine gewisse Lehre der Bewegung, aber in langsamen Bewegungen. Ich war gespannt, hatte von vielen schon gehört, dass Feldenkrais eine unglaubliche Wirkung für den Körper haben kann.

Der Termin war morgen, Dienstag um 17.00 Uhr.

Heute um 14:00 Uhr stand Gymnastik auf dem Plan.

Franz und ich trafen uns vor dem Essen in der Halle und lachten über die nicht vorhandenen Werte unserer Dozentin. Franz sagte:

»Das ist jetzt meine fünfte Reha und glaube mir, die einzigen, die therapiert werden müssen, sind die Dozenten und Therapeuten, aber nicht wir.«

Den Eindruck hatte ich bisher auch gehabt. Es fehlte den Leuten an Erfahrung in der freien Wirtschaft, denn da tickt die Uhr anders. Die Therapeuten arbeiteten hier lediglich und sobald sie zu Hause waren, lachten sie über uns. Krank war das.

Beim Essen bemerkte ich, dass Raike trotz der schlechten Prognose ihres Therapeuten gute Laune hatte. Sie freute sich auf zu Hause und ihren Mann. Ich beneidete sie.

Ela sah mich an und bemerkte gleich meinen Stimmungswandel, daraufhin baute sie mich auf. »Klaus, die Tage vergehen hier so schnell, du wirst es sehen. Du hast doch jetzt auch schon eine Woche herum.«

Gazelle stocherte wie immer in ihrem Essen. Am gegenüberliegenden Tisch beobachtete ich ein anderes Krankheitsbild. Eine hagere, blasse Frau saß alleine am

Tisch, offensichtlich wollte keiner neben ihr sitzen, und sortierte ständig das Geschirr. Sie schob die Teller hin und her und besaß drei Gläser, aus denen sie trank. Mit kurzen zackigen Bewegungen schob sie wieder und wieder das Geschirr so, dass es in einer Linie stand.

Was war der Frau nur widerfahren, dass sie so geworden war? Kam sie nachts überhaupt zur Ruhe? Wieder machte ich mir mehr Gedanken über andere als über mich selbst.

Ich hörte den Satz meiner Eltern in den Ohren klingeln: »Denke doch an dich und nicht immer an die anderen.«

Recht hatten sie, aber dies zu befolgen war eben nicht so einfach.

Die älteren Damen vom Nachbartisch, Ela und Anne, wollten zum Abschluss für Raike heute noch einmal ins Klostercafé. Raike bat mich mitzukommen, was mich freute.

Selten hatte ich so nette Menschen kennengelernt: Sie nahmen mich wie ich bin und konnten über die kleinen Macken lachen.

Damit konnte ich sehr gut umgehen. Denn die letzten Tage zeigten mir, dass wir kranken Menschen unsere Leiden oft und sehr gut ins Lustige ziehen konnten, was sicherlich auch eine Art der Bewältigung darstellte.

Wir verabredeten uns um 15:30 Uhr in der Halle.

Nach dem Essen ging es dann auch gleich in die Sporthalle: 14:00 Uhr, Gymnastik.

Kursleiter war wieder der Pole Marco. Er hatte es sportlich wirklich drauf und ich begann mich mit ihm zu messen. Nach ein paar Auflockerungsübungen zeigte er uns Balltechniken, die wir nachmachen sollten. Da ich in frühester Jugend sehr gerne Handball gespielt hatte, war es für mich nicht schwer, dem zu folgen. Marco sprach mich sofort an.

»Klaus, hast du mal Handball gespielt?« Ich nickte nur und machte weiter. In dieser Gymnastikgruppe waren meist jüngere Leute. Auch hier beobachtete ich jeden Einzelnen und war doch sehr erstaunt über die Ungelenkigkeit manch großer Menschen. Sie schafften es nicht einmal, mit den Fingern an ihre Fußspitzen zu gelangen. Einigen war dies auch peinlich. Die Stunde verging wie im Fluge und hatte sogar Spaß gebracht. Es war das erste Mal, dass ich wieder so etwas wie Spaß und Freude empfand.

Vielleicht bewirken die 5 Wochen am Ende ja doch noch etwas, wünschte ich mir.

Kurz duschte ich und ging in die Halle, um mit den Frauen das Klostercafé zu besuchen.

Alle aus meiner Gruppe sahen mich an, als ich als einziger Mann mit fünf Damen die heiligen Hallen verließ. Ich war gespannt auf die Sprüche bei der Rückkehr.

Die Damen und ich verbrachten einen schönen Nachmittag im Kloster. Alle erzählten noch einmal kurz, was ihnen der Aufenthalt bisher gebracht hatte und wie sie sich ihr weiteres Leben vorstellten. Manuela und ich nahmen uns vor ab und an zu schreiben, was wir auch bis heute durchhalten.

Schade ist, dass ich von Ela keine Daten erhalten habe. Gefragt habe ich nicht, denn auf einer Reha soll alles freiwillig geschehen. Ich habe allen meine Daten aufgeschrieben.

Wir gingen langsam durch die wunderschöne Natur zurück. Ich öffnete den Damen die Tür, wofür sie sich freundlich bedankten. Da lief Silvi von der Seite heran: »Klaus!!! Werte gibt es nicht!«

Wir lachten und ich nahm am Tisch unserer Gruppe Platz.

»Du verstehst dich gut mit den Damen?« fragte Franca.

»Ja, sie sind wirklich alle sehr nett und haben mich gleich richtig eingeschätzt.«

»Dann können wir ja in dieser Woche auch Kaffee trinken gehen, oder?«

Ich war erstaunt, stimmte aber sofort zu. Auf meinen fast täglichen Spaziergängen hatte ich ein kleines nettes uriges Cafe in der Altstadt entdeckt. Als ich mit Cora damals zum Italiener gegangen war, hatten wir den Laden schon gesehen. Ich hatte zu dem Zeitpunkt gedacht, es wäre eine Alternativkneipe, daher hatten wir das Café damals nicht betreten.

Ich schlug also Franca vor, dieses Cafe zu besuchen. Sie freute sich und wir verabredeten uns locker für die nächsten Tage.

Franz saß wie immer völlig entspannt und mit Cowboystiefel, wie ich sie in den Achtzigern getragen hatte, bei uns am Tisch.

»Ich werde heute noch ins 24 gehen, kommst mit, Klaus?«

Das 24 war eine Kneipe, die 24 Stunden geöffnet hatte und Franz war der Erste von uns allen, der alle Kneipen des Ortes getestet hat. Das 24 wurde zu seinem Lieblingsladen, wohl auch aufgrund der attraktiven Kellnerin. Franz war kein Kostverächter, tat aber immer alles auf seine ruhige bayrische Art.

Auch Prollelse Marion saß am Tisch, die ich eingehend beobachtete. Eigentlich musste sie bemerkt haben, dass ich keinen Draht zu ihr hatte, trotzdem versuchte sie, mit mir ins Gespräch zu kommen. Aufhänger war unser eingeteiltes Schwimmen am Mittwoch.

Eigentlich eine ganz nette Dame, dachte ich, *mal schauen, wie sich das noch so entwickelt.* Es war der letzte Tag, an dem ich sie für mich Prollese nannte; sie war nämlich vom Grunde ein sehr lieber Mensch, der nur ein unheimliches Geltungsbedürfnis hatte.

Wahrscheinlich eine Folge von Nichtbeachtung in der Ehe, dachte ich.

Mir fiel auf, dass Rita und Marion sich gut verstanden und viel lachten.

So richtig integriert hatte ich mich in der Gruppe noch nicht, was zu diesem Zeitpunkt auch noch nicht meine Absicht war.

Auf dem Weg zum Zimmer traf ich Ela. Sie hatte einen sehr entspannten und glücklichen Gesichtsausdruck

»Klaus, ich fahre schon Donnerstag früh. Ich habe mit meinem Therapeuten besprochen, dass es keinen Sinn macht, für 3 Tage mit in das neue Gebäude zu ziehen. Ich freue mich so auf zu Hause.«

Ich freute mich für sie mit, wenn auch ein wenig Neid sich breit machte. Wie gerne würde ich lieber zu Hause sein! Ich hatte nicht den Eindruck, als ob mir die Wochen hier gut täten.

Auf meinem Zimmer schrieb ich meiner Freundin und machte meinem Frust Luft.

Sie rief mich auf mein Handy an und machte mir wie immer Mut.

Im Bett einschlafend machte ich mir wieder Gedanken über unsere Beziehung:

War es wirklich Liebe? Der Sex war gut, aber zu Liebe gehörte mehr als nur guter Sex. Ich wurde das aufkommende Gefühl einer Bruder-Schwester-Beziehung nicht los, denn das allgemeine Miteinander ohne den Sex zu betrachten war schöner als sich eine Beziehung vorzustellen. Zugegebenermaßen tat sie mir gut, aber ich war auch froh darüber, hier alleine zu sein. Nach ein paar Grübeleien schlief ich auf meinem Horrorkissen ein.

Der folgende Tag sollte an die Nieren gehen, denn ich hatte

gleich um 9:00 Uhr ein Gespräch mit dem obersten Psychologen der Klinik.

11. Februar	09:00 Uhr	Visite beim Oberpsychologen
	11:30 Uhr	Ergotherapie
	14:30 Uhr	Basisseminar Schlafstörungen
	17:00 Uhr	Feldenkrais

Die Damen trübten durch ihre Aussagen meine Laune. Da sollte es so richtig zu Sache gehen. Nach dem Frühstück zermarterte ich mir den Kopf, was dort auf mich zukäme. Ich war nicht in der Lage, locker zu bleiben und alles auf mich einwirken zu lassen. Immer musste alles durchgeplant sein. Immer diese Verlust- und Existenzängste, immer diese Niedergeschlagenheit, immer...

Es hörte nicht auf sich in meinem Kopf zu drehen. Ich beschloss in den Fitnessraum zu gehen, um mich ein wenig abzureagieren. Leider war dieser nur abends öffentlich zugänglich.

Auf meiner Fahrt in das untere Stockwerk begleitete mich wieder das von Angst zerfressene Mädchen. Ihr Freund hielt sie fest in den Armen. Mit weinerlicher Stimme sagte sie nur immer: »Ich kann nicht mehr. Ich will nicht mehr.«

Sie zitterte wieder am ganzen Körper. Ihr Freund ging sehr liebevoll mit ihr um, sie schien es aber gar nicht wahr zu nehmen.

Was muss alles passiert sein, dass ein Mensch von der Krankheit so gequält wird?

Beide gingen nach draußen. Dies war meine letzte Begegnung mit ihr und ich wünsche mir, dass diese kleine zierliche Frau ihre Krankheit nun doch noch besiegt hat.

Ich ging zurück auf mein Zimmer vorbei an Frau Hase, die heute gar nicht gut gelaunt war, was an ihrem Gesichtsausdruck und ihren hektischen Bewegungen zu erkennen war.

Ihre schlechte Laune begründete sich wohl durch den anstehenden Umzug und die neu anreisenden Patienten.

Wieder war ich erbost über die Fehlplanungen der Klinik, die die Patienten noch mehr Stress aussetzte und ihrer Heilung gewiss nicht förderlich war.

Ich begab mich kurz auf mein Zimmer, um etwas zu trinken, denn ich wusste nicht, wie lange mein nächster Termin dauern würde: Der Termin mit dem obersten Psychologen.

Ich begab mich zum angegebenen Zimmer und setzte mich auf einen der für die Wartenden aufgestellten Stühle.

Meine Hände war kalt und ich fühlte mich unwohl. Nach 10 Minuten Verspätung öffnete sich die Tür und eine Frau trat aus dem Sprechzimmer.

Zwar hatte sie ein verweintes Gesicht, dennoch wirkte sie ein wenig erleichtert und schenkte dem Therapeuten ein kleines Abschiedslächeln.

Nun war ich an der Reihe.

Die Tür öffnete sich und ein mir sofort sympathischer großer Mann mit dunklen lange Haare und schlaksiger Figur bat mich herein.

Das Büro war sehr unordentlich: überall lagen Notizzettel, Akten lagen wild verstreut auf dem Boden und inmitten dieser Unordnung stand dieser Mann. Ich fand, dass alles zusammenpasste.

»Hallo Herr Hinz, nehmen Sie Platz. Entschuldigen sie die Unordnung, aber Sie wissen ja, wir ziehen in den nächsten Tagen um.«

Der Anfang war gemacht. Ich merkte sofort, dass wir auf einer Wellenlänge waren.

Mit ruhiger und gelassener Stimme fragte er: »Warum

sind Sie bei uns und was sind Ihre Ziele für die Zeit hier in unserer Klinik?«

Bei dem Wort Ziele stellten sich mir sofort die Nackenhaare auf, denn es erinnerte mich an meine Firma. Ziele, Ziele, Ziele.

Nennt man ein realistisches Ziel, ist es nie genug. Nennt man ein Ziel, das Vorgesetzte hören wollen und Mitarbeiter vorher schon wissen, ist es nie zu erreichen und gibt es am Ende eine Ansage vom Chef.

Ich antwortete ihm allerdings relativ spontan: »Ich möchte wieder lachen können, ich möchte abends wieder schlafen können und ich möchte die Kraft für einen Berufswechsel in meinem Leben bekommen.«

»Das sind sehr realistische Ziele, Herr Hinz. Es wäre schön, wenn wir Ihnen dabei helfen können, diese zu verwirklichen.

Erzählen Sie mir ein wenig von Ihren beruflichen Schwierigkeiten und Ihren privaten Sorgen.«

Ich begann mit weinerlicher Stimme, dem phantastischen Zuhörer meine Leiden und Probleme zu erzählen.

Nach meinen Ausführungen beruhigte er mich, indem er sagte: »Glauben Sie mir, Ihre beruflichen Probleme sind für die heutige Wirtschaft bezeichnend, glauben Sie nicht, hier in unserer Klinik wäre es anders.«

Ich war erstaunt über so viel Offenheit seinerseits.

Nach einem Moment des Schweigens stellte mir eine Frage, die mich so tief traf, dass mir die Tränen liefen: »Warum sind Sie als so ein gut aussehender Mann ohne Partner?«

Alle Probleme, mit denen ich zu kämpfen hatte, spiegelten sich in dieser Frage wieder.

Ich begann mit stockender Stimme meine Sicht der Dinge darzulegen. Er hörte mir zu und fragte zwischen den Sätzen immer wieder »Warum?«

Er fragte so oft, bis ich geistig in der Ecke stand und

keine richtige Antwort auf die Frage wusste. Er gab sie mir: »Es scheint, als ob Sie starke Existenz- und Bindungsängste haben. Richtig?«
» Ja, Sie haben Recht.«
Der Mann hatte eine wirklich gute Menschenkenntnis.
Ich dachte: *Wenn Führungskräfte sich so verhielten wie dieser Mann, gäbe es so gut wie keine Probleme in den Firmen.*
Den Mitarbeitern sollte man auf Augenhöhe begegnen. Besprechungen auf eine schnöselige, eingebildete, cholerische und überhebliche Art zu leiten wie der Chef meiner Firma ist weder sozial noch wirtschaftlich verträglich.
(Jeder Führungskraft kann ich nur die Bücher vom Schriftsteller Martin Wehrle empfehlen, damit sie einen Eindruck davon bekommen, wie Mitarbeiter wirklich ticken, empfehle ich das Buch: Der Feind in meinem Büro.)

Das Gespräch dauerte 30 Minuten. Erschöpft, aber erleichtert verließ ich den Raum. Der Arzt wünschte mir viel Glück und gute Besserung.
Mein erster Gedanke war, wie es wohl Franca bei ihrem Gespräch ergangen war. Mir fiel auf, wie häufig ich an Franca denken musste.
Obwohl meine Gedanken bei Franca waren, wollte ich nur noch alleine sein und zog mich mit einem Kaffee auf mein Zimmer zurück.
Nach einer Weile hatte ich mich wieder beruhigt und schaute auf den Plan. Vor dem Essen standen noch Fahrradfahren und ein Basisseminar mit dem Thema Schlafstörungen an.

Ich machte mich auf dem Weg zum Fahrradraum. Auch Silvi und der Legionär strampelten schon fleißig. Silvi fand ich sehr interessant. Eigentlich war sie nicht mein

Typ, denn sie war zu jung, aber sie hatte etwas Interessantes an sich. Vielleicht war es ihre Unnahbarkeit, die sie so interessant machte.

Während des Trainings sagte niemand ein Wort. Der Legionär wieder vermummt und Silvi trat lustlos in die Pedale.

Nach 30 Minuten schrieb ich meinen Puls und meinen Blutdruck in eine Tabelle, die wir am Ende der Reha abgeben sollten. Gegen Ende der Reha gab Franz mir einige Tipps, wie solche Tabellen am besten auszufüllen sind. Ich war wie immer zu ehrlich und füllte die Tabelle mit den tatsächlichen Werten, die ich gemessen hatte: Puls, Blutdruck und Zeit.

Beim Mittagessen unterhielten wir uns über das Psychogespräch.

Gazelle sagte zu meinem Erstaunen: »Lass uns mal heute Nachmittag Kaffee trinken gehen, dann können wir in Ruhe über dein Gespräch reden, wenn du magst«. Sie interessierte sich für meine Sorgen? Dann muss ich sie ja wieder aus der anfangs festgelegten Tussenschublade wieder herausholen.

Leider hatte ich noch einige Termine, sodass ich ablehnen musste.

Ich ging zu Franca an den Tisch und fragte, wie ihr Gespräch gelaufen sei.

»Schon heftig«, antwortete sie. »Lass uns darüber im Café reden.«

Wir verabredeten locker den Freitagnachmittag.

Es wunderte mich, dass nach nur ein paar Tagen die Menschen auf mich zugingen und etwas mit mir unternehmen wollten, dies kannte ich von zu Hause nicht.

Unter meinen Bekannten musste immer ich das Zepter in die Hand nehmen.

Dies ist übrigens bis heute so, was ich sehr schade finde.

Woran das liegt, weiß ich nicht, ich vermute allerdings, dass das an dieser gewissen Ehelethargie liegt.

An deren eigener Unzufriedenheit und damit verbundener Trägheit

Als Single ist es sehr schwer, unter Gebundenen Fuß zu fassen. Sobald Paare sich allerdings streiten oder sich trennen, bin ich deren bester Kumpel. Das sollte einem zu denken geben.

14:30 Uhr: Basisseminar Schlafstörungen.

Wir trafen uns im großen Gruppenraum. Ich konnte mich nicht daran erinnern, wann ich das letzte Mal richtig geschlafen hatte. Drei Stunden Schlaf blieben mir vergönnt, dann war die Nacht zu Ende. Schlafstörungen waren mir somit bestens bekannt.

Alles, was im Vortrag berichtet wurde, hatte ich bereits gehört. Auch hier wurden uns die goldenen 10 Regeln näher erklärt:

1. Regelmäßige Schlaf- und Aufwachzeiten
2. Wenig Alkohol und Zigaretten
3. Im Bett nur Schlafen und Sex
4. Keine stark gewürzten oder zuckerhaltigen Lebensmittel vor dem Schlaf
5. Nicht mit vollem Magen ins Bett
6. Vorsicht bei Koffein
7. Gute Matratze und angenehmes Bettzeug
8. Technische Geräte ausschalten
9. Für angenehmes Schlafklima sorgen
10. Keine Schlafmittel

Alles tolle Regeln, dachte ich *aber selbst ist die Klinik nicht in der Lage, die Regel 7 einzuhalten.*

Anschließend erhielten wir noch ein paar Tipps zum

Durchschlafen. Viele Infos waren das meiner Meinung nach nicht.

Wieder ein Seminar ohne Wirkung, dachte ich und verließ genervt den Raum Richtung Zimmer.

Im Zimmer angekommen, prüfte ich meine Emails.

Cora hatte noch nicht geschrieben, was sicher bedeutete, dass sie mit den Hunden am Strand war und keine Zeit zum Schreiben hatte. Besorgt war ich zwar nicht, aber es interessierte mich, woran es lag, dass sie sich jetzt zwei Tage nicht gemeldet hatte.

Ich las also mein Buch weiter. Es war ein besonders spannender Teil des Buches.

Tief im Lesen versunken, wurde ich von einem lauten Lachen aus meinen Phantasien geweckt.

Es war Antje, die Schauspielerin unter uns. Von meinem Balkon konnte ich die Horde rauchender Wesen gut beobachten.

Schlimm, dachte ich, *wie gut, dass du nie geraucht hast.*

Eine Art Alkoholismus konnte ich ja noch verstehen, das schmeckte ja wenigstens nach etwas. Rauchen aber, das kann ich bis heute nicht nachvollziehen.

Ich schaute auf die Uhr, zog meine Trainingssachen an und ging mit meiner Wolldecke zur Sporthalle.

Heute fand für mich die erste Feldenkraisstunde statt.

Vor dieser Stunde habe ich mich etwas über diese Technik im Internet informiert.

Der Erfinder dieser Technik war der Physiker und Judolehrer Dr. Moshe Feldenkrais, welcher von 1904 bis 1984 gelebt hat. Es sind gewisse Bewegungsabläufe, einige davon abgeleitet aus Yogatechniken, die zur Entspannung und Schmerzlosigkeit des Körpers beitragen.

Ein schlaksiger, dürrer Meister öffnete uns die Tür zur Sporthalle.

Es war warm und gemütlich. Wir zogen unsere Schuhe aus und setzten uns auf unsere Decken.

Zu Beginn rief der Meister alle namentlich auf und fragte, wer das erste Mal daran teilnahm. Als Einziger hob ich den Finger.

Dann legten wir uns mit dem Rücken auf den Boden. Der Meister erklärte mit warmer und leiser Stimme kurz den Sinn der Feldenkraislehre. Ich war wie immer skeptisch und gleichzeitig etwas müde.

Auf dem Boden liegend folgten wir seinen Anweisungen: Es waren langsame bedächtige Bewegungen aus dem Becken und Kopfbereich zu vollziehen. Ich langweilte mich, gleichzeitig machte sich meine schwache Blase bemerkbar.

Das war mir sehr unangenehm, denn ich wollte eigentlich nicht die Ruhe stören.

Es ging allerdings nicht anders. Ich stand auf und ging peinlich berührt zum WC.

Anschließend legte ich mich wieder entspannt hin und bewegte mich wie es uns gesagt wurde.

Ich spürte nichts und suchte immer noch nach dem Glücksgefühl.

Nach einer Stunde bat er uns, langsam über die Seite abzurollen und aufzustehen.

Ich stand auf meinen Füßen und traute meinem Gefühl nicht. Es war unglaublich, nie zuvor habe ich mich so leicht und entspannt gefühlt, selbst meine HWS-Schmerzen waren gelindert.

Ab heute nannte ich Feldenkrais »Zauberei am Körper«.

Wie auf einer Feder schwebend ging ich zum Abendessen und berichtete allen Leuten von diesem ersten positiven Erlebnis in der ersten Woche.

Kapitel 4

Zweite Woche

Heute wird bestimmt ein aufregender Tag, dachte ich, nachdem ich aus der Stinkdusche kam und meinen Koffer für den Umzug packte.

12. Februar	08:00 Uhr	Rückenschwimmen
	14:30 Uhr	Progressive Muskelentspannung
	15:30 Uhr	Basisseminar Stressbewältigung
	16:30 Uhr	Basisgruppe Kreativtherapie

Heute stand auf dem Plan: Verabschiedung von Raike, Schwimmen, Umzug, Progressive Muskelentspannung, Vortrag Stressbewältigung und Basteln in der Werkstatt.

Etwas später als sonst ging ich heute zum Frühstück. Auf den Tellern lag für jeden ein kleines Abschiedsgeschenk von Raike. Diese Geste fand ich toll und ich dachte daran, dass selbst gute »Bekannte« bei kleinen Anlässen nach jahrelanger Freundschaft dies nicht taten.

Raike war sehr glücklich, aber auch ein wenig aufgeregt und ich nahm die Frau, die ich gerade 7 Tage kannte, in den Arm und drückte sie.

Die Damen erzählten noch einmal von ihren Geschichten, die sie mit Raike erlebt hatten.

Es herrschte eine ausgelassene Stimmung am Tisch. Dies bemerkten auch die Nachbartische. Franca war wie immer die Einzige, die freudig herüberschaute und lachte.

»Klaus? Du hast heute Schwimmen? Immer schön den Frosch machen!«

Das Gelächter war groß, als Ela mich dies fragte. Ich hatte keine Ahnung, wovon sie redeten.

Die Zeit der Verabschiedung war gekommen. Ich war ein wenig traurig und merkte, dass die Tränen sich meinen Augen näherten. Ich drückte Raike und dankte ihr für ihre Tipps und Hilfsbereitschaft. Anschließend versprach ich ihr, Lübecker Marzipan zu schicken, sobald ich zu Hause war.

Schnell drehte ich mich um und ging auf mein Zimmer; die Tränen liefen mein Gesicht herunter, was die anderen nicht sehen sollten.

8:00 Uhr Rückenschwimmen im Solebad.

Schnell packte ich die Badesachen und ging in die Schwimmhalle.

Schwimmhallen waren mir schon immer suspekt gewesen, besonders, wenn diese ungepflegt waren. Das Solebad erschien mir recht sauber, also zog ich mich um, ging duschen und sprang ins Becken.

Das Wasser hatte einen Salzgehalt von 70%, was für meine Augen und meinen Hals sehr gewöhnungsbedürftig war.

So planschte ich bisher als Einziger im Bad.

Ich traute meinen Augen in doppelter Hinsicht nicht und verschluckte mich, als ich meine Mitstreiterinnen die Halle betreten sah: Franca und Marion.

Franca in einem schönen Badeanzug, in dem ihre 10 noch stärker zur Geltung kam. Wow, und was für eine Oberweite.

Auch Marions Figur war nicht zu verachten.

Wir planschten also eine wenig herum, als ein polnisches Mannsweib am Beckenrand sich kurz vorstellte und uns

Instruktionen gab, wie wir zu schwimmen hätten. Die beiden beherrschten das Rückenschwimmen, mir jedoch bereitete es Schwierigkeiten.

Das Mannsweib verlor langsam die Geduld mit mir und rief:

»Schwimmen wie ein Frosch, die Beine musst du wie ein Frosch bewegen.«

Jetzt wusste ich, was Ela beim Frühstück gemeint hatte.

Ich versuchte noch ein paar Runden nach ihren Vorgaben zu schwimmen, jedoch war ich nicht sehr erfolgreich.

Nach 30 Minuten war der Schwimmunterricht vorbei. Wir stiegen alle gemeinsam aus dem Wasser, ich allerdings etwas langsamer, um die 10 zu genießen.

Es war ein herrlicher Anblick und ich war mir sicher, dass Franca dies genoss, denn sie strich mit ihren schönen Händen über ihre wundervollen Rundungen.

Wir zogen uns an und gingen gemeinsam, lachend über den Frosch, zurück in die Klinik.

Die Stunde des Umzuges war gekommen.

An der Rezeption herrschte Hochbetrieb, denn die neuen Patienten waren im Anmarsch. Jetzt war ich einer von denen, die die Ankömmlinge beobachteten.

Zu fast jedem konnte ich mir schnell ein Bild machen.

Mich beschäftigte zu diesem Zeitpunkt allerdings viel mehr, ob mein Koffer im richtigen Zimmer ankommen würde.

Die wichtigsten Sachen nahm ich in meiner Sporttasche mit und bezog ein paar hundert Meter weiter mein neues Zimmer. Die restlichen Sachen wurden von den Umzugshelfern in die neue Klinik gebracht.

Das Zimmer roch nach Urin und alten Menschen, die Dusche war dreckig, die Matratze bestand aus einem dünnen Schaumstofflappen und es war hellhörig.

Zuerst stellte ich meine Tasche ab und ging an die frische Luft.

Draußen war es regnerisch und einige hatten sich bereits erkältet. Da morgen Walken auf dem Programm stand, musste ich mir noch eine wetterfeste Jacke zulegen.

Ich sah Nina, die kräftige große Frau mit den kurzen roten Haaren, mit einer roten Jacke vor der Tür und fragte sie, wo sie diese gekauft hatte.

»Bekommst du im Schnäppchenmarkt, sie ist nicht einmal teuer gewesen.«

Dies begeisterte mich und sofort machte ich mich auf dem Weg, um mir ebenfalls eine wetterfeste Jacke zu kaufen.

Wie immer war der Schnäppchenmarkt gut besucht.

Nachdem ich die Jacke gefunden hatte, ging ich zur Kasse und zahlte. Dieses gute Stück würde im Fachhandel sicher das Zehnfache kosten. Die Jacke war gut verarbeitet, besaß viele Taschen und Reißverschlüsse und war zudem noch atmungsaktiv; ein guter Kauf.

Auf meinem Rückweg ging ich gemütlich durch den Ort und seine Gassen. Bis zum nächsten Termin hatte ich noch viel Zeit, daher schaute ich mir alle Cafés und Kneipen einmal genauer von außen an und machte mir einen kleinen Plan, wo ich während der Reha gerne noch einkehren wollte.

Das 24, Franz seine Lieblingskneipe, gehörte allerdings nicht zu meiner Auswahl, denn diese Kneipe war mir zu dubiös.

Auf meinem Rückweg ging ich an einem Esoterikgeschäft vorbei, in dem ich eine schöne Kette sah.

Das wäre etwas für Cora, allerdings war ich mir nicht sicher, ob sie mit sich für Esoterik interessierte. Durch mich war sie bisweilen fasziniert von Esoterik und von meiner Gabe, Menschen sofort richtig einzuschätzen.

Ich verwarf den Gedanken, die Kette zu kaufen und entschied mich für einen Blumenstrauß zu ihrem Geburtstag.

Zurück in der alten Klinik hörte ich bereits die ersten negativen Äußerungen über diesen hellhörigen Bau von meinen Mitstreitern. In den nächsten Tagen sollte sich daraus noch ein kleiner Aufstand entwickeln.

Heute saßen wir allerdings mit ein paar Leuten zum letzten Mal in unserer alten Klinik

Das Klavier stand einsam in der Halle und meine Gedanken wanderten zu dem Film Titanic: Auch dieser schöne Ort, an dem wir uns alle wohlgefühlt hatten, versank jetzt in einen trostlosen Büroschlaf.

Mit etwas Wehmut gingen wir heute zu unserem letzten Mittagessen in diesem Restaurant.

Die Stimmung war etwas gedrückt. Es herrschte allerdings auch Unruhe, da die neuen Patienten heute das erste Mal Platz nehmen würden.

Auf meinem Platz fand ich einen kleinen grünen Porzellanfrosch, das Abschiedsgeschenk von Ela. »Damit du immer an deine Lieblingsanwendung, das Rückenschwimmen, denkst und an die Schwimmlehrerin mit dem Lieblingssatz: Machen Sie den Frosch, schwimmen Sie wie ein Frosch!« Wir lachten und ich bedankte mich bei ihr. Ich sagte ihr, dass ich sie vermissen würde, da wir nie viel reden brauchten und trotzdem jede Situation durch Blickkontakt sofort gleich eingeschätzt hatten.

Auch unsere Besuche im Cafe würde ich vermissen und ich wusste nicht, ob ich in den restlichen Wochen noch so nette Damen kennenlernen würde.

Ela hatte ein paar Tränen in den Augen, freute sich aber, wieder nach Hause zu kommen.

Wir setzten uns und Anne, die Gazelle, fragte sich, welcher neue Patient an unserem Tisch sitzen würde.

Bitte eine nette Frau, dachte ich, als die Patientin sich zu uns an den Tisch setzte. Sie war eine kleine zierliche Frau mit kurzen schwarzen Haaren.

Mir war in den letzten Tagen beim Beobachten aufgefallen, dass wir einen starken Überschuss an Frauen in der Klinik hatten.

Vielleicht, weil sie empfindsamer sind und sensibler über Dinge nachdenken? Und wir Männer? Ja, wenn ich mir die Männer, mich eingeschlossen, so ansehe, sind wir alle Typen, die eine gewisse Sensibilität an den Tag legen.

Sie setzte sich, stellte sich vor und schaute mich sofort mit verliebten Augen an. Ela bemerkte sofort, dass die Neue sehr fixiert auf mich war und verdrehte die Augen.

Wir aßen, plauderten ein wenig und es stellte sich heraus, dass sie alleinerziehend und vom Freund verlassen worden war.

Außerdem besaß sie keinen Job und konnte auch nicht durch Intellekt glänzen.

Wir erklärten ihr einiges zum Ablauf in dieser Klink und schickten sie an die Salatbar.

Anne lachte: »Klaus, ist sie nichts für dich?«

Ela fuhr ihr ins Wort: »Um Gottes Willen, da wird er ja kranker als er jetzt schon ist.«

Wie Recht sie hatte. Zurück am Tisch fragte die Neue mich so intensiv aus, als ob wir uns morgen verloben wollten.

»Na Klaus, bist du schon lange hier? Wie geht es dir? Hast du Kinder? Aber du magst doch Kinder, oder? Ich habe eine kleine Tochter. Würdest du damit klar kommen?«

Um ein wenig auf Abstand zu gehen, erwähnte ich meine Freundin. Meine Aussage bewirkte allerdings nicht die Reaktion, die ich mir erhofft hatte.

Sie gab weiter Gas. Gazelle konnte sich vor Grinsen kaum halten. Mich allerdings nervte die Situation und ich verstand nun Frauen, die von Männern belästigt wurden. Spontan fiel mir Geronimo ein und ich fragte Anne, wo ihr Verehrer sei.

»Keine Ahnung, der soll mich heute in Ruhe lassen, sonst bekommt er einen Spruch.«

Mir wurde die Anmache der neuen Patientin zu viel, daher verabschiedete ich mich mit einer dicken Umarmung von Ela und wünschte ihr alles Gute.

»Der Frosch bekommt einen Platz im Wohnzimmer.«

Sie freute sich und wünschte mir, dass ich entspannter und lockerer würde und ich die restliche Zeit genießen sollte.

Leichter gesagt als getan, dachte ich, drehte mich um und ging auf mein altes Zimmer.

Der Koffer stand noch dort. Dieser sollte in den nächsten Stunden in die neue Klinik gebracht werden.

Die letzten Termine fanden heute noch in der alten Klinik statt.

14.30 Uhr Progressive Muskelentspannung
Wir versammelten uns vor dem Seminarraum und warteten gespannt auf unsere Dozentin.

Ich traute meine Augen nicht, denn es öffnete uns die rothaarige, sehr weibliche Dame die Tür, die bei mir die Blutentnahme vorgenommen hatte.

Wie immer setzte ich mich mittig in die erste Reihe, so konnte ich ihr direkt in die Augen schauen.

Sie war eine Frau mit wirklich besonderer Ausstrahlung. Selbst Franz war begeistert und zwinkerte mir zu.

Sie erklärte uns kurz das Prinzip der progressiven Muskelentspannung und begann dann auch gleich mit der Sitzung.

(1 Das Prinzip der Progressiven Muskelentspannung ist einfach. Verschiedene Muskelpartien werden angespannt und nach kurzer Zeit wieder losgelassen. Durch diesen Kontrast der Muskelspannung nimmt man die eintretende Entspannung wesentlich intensiver wahr als ohne vorherige Anspannung. 1)

Wir schlossen die Augen und sollten uns entspannen.

Mir fiel dies allerdings sehr schwer. Ähnlich ging es Silvi, auch sie öffnete oft ihre Augen und beobachtete die Dozentin und andere von uns.

Da dieses Vollweib eine sehr erotische Stimme besaß, fühlten viele sich schon nach einigen Minuten sehr wohl.

Ich hingegen musste sie immer wieder beobachten. Sie saß direkt vor mir mit geschlossenen Augen, entspannter Haltung und redete mit sanfter Stimme.

Was für ein Mund, dachte ich und gleichzeitig erwischte mich mein schlechtes Gewissen.

Warum denkst du das, du hast doch eine Freundin, die dich erfüllt.

Wahrscheinlich jedoch erfüllte mich Cora mich nicht, sonst hätte ich nun nicht solche verwirrenden Gedanken.

Ein kurzer Blick nach links zu Franca sollte mich ablenken.

Franca sah sehr entspannt aus. Mir fiel es jedoch schwer, ruhig zu bleiben und wünschte mir das Ende der Stunde herbei.

Nach einer halben Stunde endete die Progressive Muskelentspannung. Viele von uns machten der Ärztin aufgrund ihrer tollen Stimme ein Kompliment und teilten ihr mit, dass diese Sitzung zur Regeneration beitragen würde. Mir jedoch hatte diese Therapieform nicht viel gebracht.

Progressive Muskelentspannung sollte nicht zu meinen Lieblingsdisziplinen gehören.

Wir gingen kurz etwas trinken, anschließend mussten wir einen weiteren Vortrag besuchen: Stressbewältigung.

16:30 Uhr Basisgruppe Stressbewältigung
Mein Therapeut sollte diesen Vortrag halten. Er war der erste, der pünktlich zum Termin erschien. Ich war gespannt auf diesen Vortrag. Er stellte uns ein paar Fragen: »Was ist Ihrer Meinung nach der Hauptgrund im Berufsleben, dass Depressionen entstehen und ausgelöst werden?«

Sofort fiel mir meine Gutmütigkeit und Hilfsbereitschaft zu meinen Kollegen ein und dass ich immer alles perfekt abarbeiten wollte. Kaum hatte ich dies gedacht, fasste Franz meine Gedanken in Worte.

Mein Therapeut nahm diesen Punkt auf und berichtete uns kurz über das Thema Stressbewältigung.

Zur Anschaulichkeit brachte er eine CD mit.

Der Erste, der ein halbwegs modernes Medium benutzt, dachte ich. Ansonsten gab es hier nur Zettelwirtschaft und Overheadprojektoren aus den Siebzigern. Wieder einmal stellte ich mir die Frage, wofür die ganzen Gelder ausgegeben wurden. Für Modernisierungen reichte das Geld nicht aus, der Leiter der Klinik allerdings für einen teuren Wagen.

Der Film auf der CD handelte von zwei Handwerksmeistern in identischen Situationen, aber unterschiedliche Handlungen und Reaktionen der Personen.

Person 1 reagierte immer pflichtbewusst. Der Herzinfarkt sollte nicht lange warten.

Die andere Person in gleicher beruflicher Situation war ruhig und gelassen und bot dem Chef die Stirn.

Sofort erkannte ich mich in der Person 1 wieder.

Wenn du so weiter machst, ist der Infarkt nicht weit, dachte ich.

Dieser Film öffnete mir die Augen und ich versuchte ab diesem Moment, gelassener zu handeln.

Endlich hatte ich einen Vortrag gehört, der mich berührte.

Es war auch der erste und einzige Vortrag, nach dem wir alle applaudierten. Mein Therapeut bedankte sich verlegen und wünschte uns noch einen schönen Tag.

Ohne viel Zwischenzeit mussten wir uns auch gleich vor dem Werkraum versammeln.

Vor dem Raum warteten schon Horst und noch ein paar andere. *Nicht der schon wieder,* dachte ich. Horst erzählte wieder einmal, was er schon durchgemacht hatte, wie schlecht hier alles sei und dass er nicht wüsste, ob er hier noch lange weiter machen würde.

Halte dich fern von diesem Typen, rumorte es in mir. *Der Typ ist eine tickende Zeitbombe.* Andere aus unserer Gruppe waren etwas höflicher als ich, sie unterhielten sich mit Horst. Zwar blieben sie auf Abstand, waren jedoch stets freundlich.

Mit in meiner Werkgruppe war die Frau aus Bochum.

Wie immer war sie stark geschminkt. Da sie einen starken Push-Up-BH trug und ihre hochgesteckten Haare wieder blond gefärbt hatte, erfüllte sie für mich wieder das Klischee.

Sie saß mir gegenüber. Ihre langen, roten, prollig lackierten Fingernägel fielen mir erst heute auf.

Wir wurden heute nur auf die Möglichkeiten der Gestaltungskurse hingewiesen, da der Werkraum schon in der neuen Klinik eingerichtet worden war. Ich hatte mir vorgenommen, selbst ein wenig zu werken, in der Schule hatte mir dieses Fach auch immer Spaß bereitet.

Nach kurzer Einführung waren wir für heute allerdings entlassen.

Nun sollten wir in die neue Klinik wechseln. Zur Feier des Tages sollte es heute ein besonderes Essen geben. Wir versammelten uns an unseren neuen Tischen. Wie der Zufall es so wollte, saß ich mit der Neuen – man nannte sie bereits meine Verlobte – an einem Tisch; das gefiel mir wirklich nicht.

Irgendwie bemerkte sie, dass sie meine Verlobte genannt wurde und ergriff sofort das Wort: »Oh, ich bin deine Verlobte, ach das wäre schön.« Ihre Augen blinzelten, als ob sie im nächsten Augenblick den Hochzeitskuss erwarten würde.

Alle wurden aus ihren Gruppen gerissen und saßen nun an verschiedenen Plätzen. Die einzigen Bekannten, die ich jetzt im Blick hatte, waren Silvi, Franz und Henning. Henning war ein cooler Typ von der Nordsee, der meist mit mir einer Meinung war. Ich mochte ihn, weil er so herrlich norddeutsch war: Immer ehrlich und direkt.

An unseren Tischen warteten wir auf das Signal, die Tafel stürmen zu dürfen. Leider hielten die Geschäftsführer der Klinik eine Willkommensansprache, die mich sofort an mein Berufsleben erinnerte: Es fielen die üblichen Floskeln.

»Wenn Sie ein Problem oder Verbesserungsmaßnahmen erkennen, sind wir jederzeit für Sie da.« Leises Gelächter erfüllte den Raum. Das wollten die Herren uns erzählen? Obwohl wir alle hier saßen und wussten, dass diese schönen Worte niemals umgesetzt werden würden?

Endlich wurde das Büffet eröffnet. Unsere Mitbewohner, die älteren Herrschaften aus der Orthopädie, und wir, die Psychos, wie sie uns nannten, füllten unsere Teller mir den wirklich leckereren Sachen.

Die Patienten aus der Orthopädie waren meist wegen einer Hüftoperation in der Klinik.

Einige Anblicke von älteren hilflosen Menschen machten mich sofort wieder traurig; diese Hilflosigkeit war schwer zu ertragen.

Wirst du später auch einmal so enden?

Ich war dankbar, dass das Essen in dieser Klinik wirklich immer gut war.

Die Stimmung an diesem Abend war gut, für mich fehlte nur ein Bier. Ich hatte schon über eine Woche kein Bier getrunken. *Nicht schlecht*, dachte ich, *es geht auch ohne.*

Meine »Verlobte« gab natürlich wieder Gas.

»Was machst du später? Wollen wir noch etwas unternehmen?«

Ich flüchtete an den Tisch von Anne. Sie schlug mir vor, umzubuchen und ab morgen bei ihr am Tisch zu sitzen. Schnell lief ich zur Organisation folgte Annes Vorschlag.

Danach setzte ich mich an den Tisch von Franca, Rita und Marion. Wir hatten noch viel Spaß zu Lasten Horsts, meiner »Verlobten« und einigen anderen.

Nach dem Essen ging ich noch kurz in die Minivorhalle. Es kam mir vor, als ob ich hier im Warteraum zur nächsten OP säße.

Es ging nicht nur mir so. Wir waren alle gespannt auf die erste Nacht in diesem Krankenhaus.

Dadurch, dass es so eng und klein in der Halle war, konnte ich natürlich viel besser beobachten. Was mir auffiel, war, dass 80% aller Patienten nur mit ihren Smartphones beschäftigt waren. Eine SMS nach der anderen wurde verschickt und gelesen. Bei einigen konnte ich am Gesichtsausdruck erkennen, ob sie Unmut oder Freude über die empfangene Nachricht empfanden.

Marion simste in den letzten Tagen ziemlich oft. Mit wem, konnte ich mir nur durch ihre Äußerungen denken.

»Der spinnt wohl jetzt total, was bildet der sich ein.« Es musste ihr Mann sein. Fragen wollte ich sie nicht, da wir bisher noch nicht so privat miteinander waren.

Ich ging früh auf mein Zimmer und richtete mich etwas ein. Mein Koffer war glücklicherweise unversehrt angekommen.

Schnell machte ich meinen Laptop an, schrieb meiner Freundin meine Erlebnisse und schaute noch ein wenig über DVBT Olympiade. Ich bemerkte, dass ich in diesem Zimmer einen besseren Empfang hatte.

Vor dem Einschlafen hörte ich noch ein Hörspiel, danach machte ich das Licht aus und versuchte zu schlafen.

An Schlaf war jedoch nicht zu denken. Mein Hals schmerzte, sicherlich von dem geschluckten Salzwasser und dadurch, dass das Klima momentan so feucht war. Draußen im Eingangsbereich drehten sich Lüfter und unter meiner Tür klaffte ein Spalt, wodurch sich das Flurlicht seinen Weg in mein Zimmer bahnte.

Die Matratze war als solche nicht zu bezeichnen und die Hellhörigkeit auf den Gängen sorgte ebenfalls für eine schlaflose Nacht. Die Revolte war vorprogrammiert.

Am nächsten Morgen stand ich mit Schmerzen im HWS Bereich und nun auch noch in der Wirbelsäule auf und schaute auf meinen Plan.

13. Februar	07:30 Uhr	Wirbelsäulengymnastik
	09:00 Uhr	Gymnastik
	0.15 Uhr	Basis Psychosomatikgruppe
	13:30 Uhr	PC Fragen
	15:00 Uhr	Muskelaufbautraining
	17:00 Uhr	Feldenkrais

7:00 Uhr: Wirbelsäulengymnastik.

Das passte wirklich. Ich sprang in die Dusche und jagte einige Silberfische. Anschließend schlüpfte ich in den Trainingsanzug und wollte in die Halle laufen.

Kaum war ich auf dem Flur, begegnete ich dem Hausmeister, den ich sofort in mein Zimmer zog und ihm meine Matratze zeigte.

»Das geht ja gar nicht«, sagte er erstaunt und versprach mir, die Matratze umgehend gegen eine bessere auszutauschen. Er hielt sein Versprechen.

Im Frühstücksraum hörte ich, wie viele sich über den Lärm und die Matratzen beschwerten. Franz war wie häufig einer der ersten beim Frühstück.

Auch Franz schüttelte über so viel Fehlplanung nur den Kopf.

»Ich gehe zu meinem Therapeuten und fordere eine neue Matratze, Kopfkissen und eine Wolldecke für den Spalt unter der Tür.« sagte er. Wir konnten hier wirklich viel von ihm lernen.

Ich dachte jedoch, dass so viele neue Matratzen und Kissen gar nicht zur Verfügung stehen würden. Ich hatte Glück, dass meine Matratze schon getauscht worden war.

Ich aß mit Franca, die ebenfalls sehr müde aussah, obwohl die 10 stand wie eine 1, schnell ein Brötchen und ich machte mich auf dem Weg zu Halle. Wir begegneten Henning.

»Das ist ja völlige Verarschung hier, mein Zimmer schwimmt bereits. Die Dusche ist undicht und was ist das für ein Lärm?« Henning wetterte in nordischer Manier weiter.

Kurz gesagt, wir wollten zurück in unsere alte Klinik.

Mein Rücken schmerzte noch immer. Nun standen wir vor der Sporthalle und warteten auf unsere Vorturnerin.

Ein blondes nettes Mädchen um die 30 öffnete uns die Tür, stellte ihren CD-Spieler auf und bat uns, einen Kreis zu bilden.

Tolle Ausstrahlung, dachte ich, *der Kurs wird bestimmt Spaß machen.*

Sie begrüßte uns, erzählte ein wenig über den Ablauf und begann anschließend mit dem Aufwärmen.

Die Musik hämmerte im gleichbleibenden Rhythmus durch die Halle. Franca und ich schauten uns an und hatten wirklich Spaß am Sport. Die Musik erinnerte mich an meine Discozeit und alle schönen Erinnerungen aus dieser Zeit flogen mir durch meinen Kopf.

Vielleicht sollte ich doch einmal mit den anderen ins Gringo zum Tanz gehen, allerdings war der Selbstquälgedanke noch immer stärker.

Nach 10 Minuten wurde das Tempo der Übungen schneller und Franca und ich waren mittlerweile die Einzigen, die unserer Vorturnerin synchron folgen konnten.

Es war mal wieder erschreckend zu sehen, wie viele jüngere Menschen Probleme mit der Gelenkigkeit, vor allem aber mit der Synchronität hatten.

Besonders fiel mir hierbei ein groß gewachsener Mann auf, der mir gegenüber im Kreis stand.

Er war gutaussehend und ungefähr 30 Jahre alt, aber sehr steif und ungelenkig, sodass Franca und ich uns das Grinsen nicht verkneifen konnten.

Sicher war diese Ungelenkigkeit aber auch eine Folge unserer Krankheit, denn auch bei mir machten sich manchmal, wenn es mir besonders schlecht ging, Koordinationsschwierigkeiten bemerkbar.

Es ist beängstigend, was die Psyche mit dem Körper anstellen kann, im Guten wie im schlechten Zustand.

Henning war auch in unserer Gruppe und hampelte fröhlich mit. Henning war vom Typ her ein Fußballer: Kräftig und kantig in den Bewegungen. Dennoch hatte er Spaß und konnte über sich lachen, das machte ihn immer sympathischer.

Nach einer knappen Stunde waren wir alle gut gefordert und fit für den Tag. Die Stimmung war ausgesprochen gut und wir verließen lachend die Halle.

Bis zum nächsten Termin hatte ich noch eine Stunde frei. Ich setzte mich zu den Leuten in der Vorhalle und wir diskutierten angeregt über die Fehlplanungen des Umzuges und unerträglichen Zustände in der neuen Klinik.

Einige von uns wollten sich beim Geschäftsführer beschweren. Ich sagte jedoch:

»Was glaubt ihr, was dann passiert? Wir bekommen einen positiv verfassten, geheuchelten Brief, in dem steht, dass die Geschäftsleitung gerne die Kritik zum Anlass nehmen wird, Verbesserungsmaßnahmen durchzuführen. Es wird nichts passieren.«

Einige schauten mich mit großen Augen an.

»Was schlägst du denn vor?«

»Bericht nach der Reha an den Rentenversicherungsträger und die Krankenkasse«, entgegnete ich trocken. Henning war sofort auf meiner Seite und protokollierte von diesem Zeitpunkt an ebenso wie ich alles mit, was wir während der Reha erlebten.

Franz setzte sich zu uns und erzählte uns, dass er soeben die letzte intakte Matratze erhalten hätte.

Und ich? Ich habe doch heute Morgen eine neue beim Hausmeister beantragt. Sofort schoss ich auf mein Zimmer, um nachzusehen.

Gott sei Dank, die neue Matratze hatte ich erhalten.

Beruhigt und in Bezug auf die Matratze gespannt auf die nächste Nacht ging ich zu meinem nächsten Termin: Gymnastik.

In der freudigen Erwartung, mit dem Trainer Marco wieder eine Stunde Spaß zu haben, leitete diesmal Gina, eine forsche sehr sportliche Dame den Kurs. Nach ein paar Ballspielen und Geschicklichkeitsübungen bauten wir die Tischtennisplatten auf und spielten bis zum Ende der Stunde Tischtennis.

Gina saß auf der Bank und beobachtete uns. Zeitweise machte sie Notizen.

Wie immer wollte ich die Übungen gut meistern, aber Tischtennis lag mir nicht. *Was sie wohl über mich notiert? Zum Glück hat es mir wieder Spaß gemacht.*

Nach der Gymnastikstunde ging ich kurz auf mein Zimmer und machte mich frisch für den Anschlusstermin mit Frau Senger: Basisgruppe Psychosomatik.

Ob sie mich heute wieder provoziert und sich direkt vor meinen Augen mit gekreuzten Beinen hinsetzt, sodass ich und sicherlich auch Franz ihr weißes Höschen sehen können?

Wie immer kam sie zu spät. Silvi ergriff sofort das Wort und fragte forsch: »Eines verstehe ich nicht. Uns wurde zu Beginn der Reha erzählt, dass wir pünktlich zu erscheinen hätten. Hier kommen allerdings alle zu spät. Ist das Absicht?«

»Silvi, Werte gibt es nicht, also rege dich nicht auf«, polterte ich vorlaut.

»Herr Hinz, Sie haben ja schon richtig etwas gelernt«, belehrte mich unsere Dozentin. Sie trug heute wieder ihren Rock, eine schwarze Strumpfhose und Stiefel. Mehr konnte ich nicht erkennen, da sie sich heute nicht hinsetzte.

Das Gelächter nach ihrer Aussage war groß.

»Da sind wir dann auch schon gleich beim Thema der ABC-Analyse«, erklärte sie. Einige von uns, wie unsere Schauspielerin Annika, die wieder neben mir saß, kannten diese Vorgehensweise. Silvi und mir war diese Theorie neu und wir hörten gespannt zu.

Frau Senger fragte uns in provokanter, aber nicht unangenehmer Form aus: »Warum haben Sie solche Gedanken? Was lösen diese Gedanken aus? Wie fühlen Sie sich dabei? Wie stehen Ihre Gedanken in Zusammenhang miteinander?«

Wir alle arbeiteten konzentriert mit und gaben unsere Antworten, die dann in wirrer Form an die Tafel geschrieben wurden. Abschließend bildeten wir Gruppen aus den Antworten und es entwickelte sich schließlich folgendes Modell:

A steht für die Situation. B für die Gedanken und Einstellungen und C für Gefühle, Körperreaktionen und das Verhalten.

Zum Abschluss erhielten wir die Aufgabe, eine auslösende Situation zu benennen und diese nach dem ABC-Modell zu analysieren. Anfangs hatte man uns gesagt: »Sie müssen hier gar nichts, es ist alles freiwillig. Und das Wort muss sollten Sie aus Ihrem Wortschatz streichen. Das einzige, das Sie müssen, ist vielleicht auf das WC zu gehen.«

Dies sollte das erste Mal sein, dass ich etwas nicht befolgte. Ich analysierte nichts nach dem ABC-Modell und ließ es einfach darauf ankommen. Wer hat schon die Zeit, in einer hektischen Situation seine Reaktionen und Gedanken nach einem ABC-Modell zu analysieren?

»Herr Hinz, für Sie habe ich zum nächsten Mal noch ein besondere Aufgabe, Sie kommen bitte 10 Minuten zu spät zum Kurs.«

»Das schaffst du nie«, rief Silvi sofort. Vielleicht hatte sie sogar Recht, ich war sehr gespannt.

Gut gelaunt ging ich zum Mittag.

Von meinen Gefühlen war ich selbst positiv überrascht, denn dies war erst die zweite Stunde mit Frau Senger gewesen.

Heute nahm ich an meinem neuen Tisch Platz. Meine »Verlobte« machte einen traurigen Eindruck und kam sofort zu mir.

»Warum willst du denn nicht mehr bei uns sitzen?« Ich versuchte ihr zu erklären, dass wir am jetzigen Tisch alte Bekannte seien und einige von uns bald abreisen würden. Daher wollten wir diese kurze Zeit zusammen verbringen.

Traurig ging sie an ihren Tisch zurück. Sie tat mir Leid. Ich wusste, wie sie fühlte. Es ist schwer, eine solche Antwort von einem Menschen zu bekommen, den man sehr mag.

Schlagartig war ich wieder in meine Jugend zurückversetzt. Wie oft hatte ich dieses Gefühl gehabt! Häufig hatte ich darunter leiden müssen.

Wie oft hatte ich mich verliebt, immer in die Frauen, die natürlich nicht auf mich standen. Dann hatte ich immer die gleichen Sätze hören müssen: »Klaus, du bist ein feiner Mensch und ein echter Kumpel, aber zu mehr reicht es bei uns leider nicht, lass und gute Freunde bleiben.«

Sie wünschten sich den lieben Menschen, wollten aber den Macho, was ja dann in der Discozeit auch wunderbar funktioniert hatte.

Heute allerdings habe ich alles abgelegt und bin der, der ich bin, ohne Schauspielerei. Es lebt sich stressfreier mit der Ehrlichkeit.

Einige Tage zuvor hatte ich gehört, dass an meinem Tisch neben Anne und einem anderen netten bekannten Typen eine Angstpatientin sitzen sollte. Damit hatte ich kein Problem, denn vor einigen Jahren war ich in der gleichen Situation gewesen und wusste daher, was diese Menschen unter Menschenansammlungen durchmachen. Wie schon angesprochen bekommen diese Menschen Panikzustände, Schweißausbrüche und Herzrasen. Steigert man sich in die Situation herein, bleibt nur die Flucht in die Einsamkeit. Aus diesen Situationen kommt man nur heraus, wenn wir diesen Situationen nicht aus dem Weg gehen, sondern uns den unangenehmen Ereignissen immer und immer wieder stellen. Auch so habe ich die Angst irgendwann besiegt.

Anne und mein Tischnachbar saßen bereits am Tisch, anschließend kam Gina hinzu. Gina war im Grunde eine sehr nette und lustige Person, jedoch gezeichnet durch ihre ständige Angst.

Wir stellten uns alle vor und versuchten, Gina die Situation so angenehm und einfach wie möglich zu machen. Ich bemerkte schnell, dass sie meinen versteckten Humor besaß. Somit waren wir auf einer Wellenlänge und verstanden uns sofort.

Beim Essen bemerkte ich, wie schwer es ihr fiel zu trinken, besonders jedoch zu essen.

Ich fühlte mit ihr. Denn bei Angst wird jedes Schlucken zur Gratwanderung zwischen Übergeben und Luftmangel. Es ist wirklich ein schlimmes Gefühl.

Heute bin ich froh, dass ich diese Angst nicht mehr habe. Lieber bin ich permanent depressiv mit der Traurigkeit verbunden als ständig Angst zu fühlen.

Wir versuchten mit einigen Witzen über Geronimo, der jetzt einen Tisch links von mir saß und Anne beobachtete, die Situation zu entschärfen. Ich hatte das Gefühl, dass Gina dies gut tat.

Um 13:30 Uhr hatte ich PC. Dies bedeutete, dass uns Fragen gestellt wurden, die wir flüssig am Computer (PC) zu beantworten hatten.

Franz der alte Fuchs warnte mich vor diesen Fragen und gab mir den Tipp, wirklich jede Frage genau durchzulesen und zu beantworten.

Der Hintergrund hierbei war: Viele Fragen waren in unterschiedlicher Frageform doppelt gestellt, sodass sich ein Simulant schnell verriet.

Franz sollte Recht behalten, denn ich hatte wirklich sehr hinterhältig gestellte Fragen zu beantworten.

Wie hat sich die Störung Ihres körperlichen Befindens (körperliche Beschwerden) verändert?

Die Möglichkeiten des Ankreuzens sind: Deutlich besser- etwas besser- nicht verändert- etwas schlechter- deutlich verschlechtert- oder kein bedeutsamer Problembereich.

Weiter unten auf dem Fragebogen mit Bewertungskriterien wie: Überhaupt nicht- ein wenig- ziemlich stark- sehr stark, stehen dann ähnliche Fragen wie:

Wie sehr litten Sie in den letzten sieben Tagen unter: Muskelschmerzen oder Taubheit oder Kribbeln in einzelnen Körperteilen.

Da muss man geschickt taktieren und quer lesen, um sich nicht selbst auszutricksen. Ich glaube ja immer noch, dass dies beabsichtigt ist, um Simulanten so schnell wie möglich zu sondieren. Aber meine Damen und Herren in den Kliniken, so doof sind die Patienten heute auch nicht mehr, um auf versteckte Doppelfragen mit gegensätzlicher Abfragematrix hereinzufallen.

Anschließend begab ich mich auf mein Zimmer und schrieb Cora wie jeden Tag eine Email über meine Erlebnisse. Sie antwortete sofort wie immer sehr einfühlsam und lieb.

Auf der einen Seite war ich froh, dass ich sie hatte, auf der anderen Seite merkte ich allerdings, dass mir die Schlinge um meinen Hals zu eng wurde. Sie war schließlich verheiratet, hatte Kinder, zwei Hunde und ein Pferd.

All das wollte sie zukünftig mit mir teilen? Das war mir eine Nummer zu groß. Außerdem waren mir Frauen, die ein Pferd besaßen, äußerst suspekt.

Die Erfahrung hatte ich häufiger gemacht. Auch Henning, der alte Norddeutsche, sagte es einmal treffend: »Frauen mit Pferd haben alle einen Knall.« Ich musste ihm Recht geben. Die Frauen mit Pferd, die ich kennengelernt habe, hatten alle einen ausgesprochenen Vaterersatzdrang und ein Problem damit, Nähe zuzulassen.

Schnell kochte ich mir noch einen Kaffee und setzte mich auf meinen Balkon. Dort genoss ich den herrlichen Kuchen aus meiner Stammbäckerei und blickte dabei in die winzigen Sonnenstrahlen.

Um 15 : 30 Uhr ging ich in den neuen Fitnessraum zum Muskelaufbautraining. Dieser Raum unterschied sich positiver Weise zur alten Folterkammer dadurch, dass uns hier neuere Geräte zur Verfügung standen.

Fortan hielt ich mich häufiger in der Fitnessbude auf.

Nach etwas Pumpen und Fahrradfahren stand heute mein geliebtes Feldenkrais auf dem Plan.

Bis zum Termin ging ich an die frische Luft und spazierte einmal um den See und wieder zurück. Es war erstaunlich, wie wenige Menschen den Spaziergang um den See nutzten, lieber zogen es viele vor, sich in der Raucherecke aufzuhalten.

Das ist so schlimm, dachte ich. *Was bist du froh, dass du nicht rauchst,* redete ich zu mir und beobachtete die suchtartigen Lungenzüge der Raucher in der Ecke.

Unter ihnen war auch Annika. Wie immer war sie gut gelaunt und stand überheblich lachend und mit meiner

Meinung nach kindischem Verhalten zwischen den anderen.

Was stimmt mit dieser Frau nicht, fragte ich mich. Zugegeben, sie hatte zwar eine verbeulte Figur, war aber gesichtstechnisch nicht schlecht anzusehen und wenn sie sich normal verhielt, auch erträglich.

Da muss ja richtig etwas schief gelaufen sein in der Kindheit, erklärte ich mir ihr Verhalten. Bei einer der nächsten Sitzungen sollten sich meine Fragen beantworten.

17:00 Uhr: Feldenkrais.

Dieser Termin war das Highlight der Woche. Der Meister brachte uns mit seiner beruhigenden Stimme und Ansagen, wie wir unsere Körperteile bewegen und spüren sollen, zu völliger Entspannung.

Die Stunde ging dem Ende zu und wir standen auf und stellten uns locker mit entspanntem Blick hin. der Meister sagte mit einem leichtem Lächeln: »Wie ist es Ihnen ergangen und was spüren Sie?«

Es ist wirklich Wahnsinn, welche Auswirkungen langsame und bedächtige kleine Bewegungen auf unseren Körper haben und ihn in einen Zustand verwandeln, der der Leichtigkeit einer Feder ähnelt.

Nach dem Kurs ging ich befreit von jeglichen Schmerzen zum Abendessen.

An den Tischen hörte ich noch einige hitzige Gespräche über unsere neue Klinik. Nur die älteren Patienten, die wegen orthopädischer Leiden mit uns in der Anstalt weilten, waren entspannt. Wie schön wäre es, Rentner zu sein und das Leben endlich zu genießen, ohne Druck in einer Firma zu haben und ohne sich um die Probleme anderer zu kümmern

An unserem Tisch herrschte heute gute Laune. Selbst Gina hatte mittlerweile einen Verehrer. Ein älterer charmanter Herr um die fünfundsechzig machte ihr vor und fast nach jedem Essen den Hof.

Gina war zwar geschmeichelt, jedoch auch ein wenig genervt.

»Warum muss der mich bloß immer anfassen? Das mag ich nicht.«

Der ältere Herr liebte es, ihre langen blonden Haare zu tätscheln und ihr Komplimente zu machen, dabei leuchteten seine blauen Augen.

»Geh' doch mit ihm ins Gringo heute Abend und schwing dein Tanzbein«, schlug ich ihr vor. Sie war entsetzt und lachte laut. Ich freute mich, sie wenigstens ein paar Sekunden von ihrer Angst abzulenken.

Kaum kam das Essen, bemerkte ich allerdings, wie Gina wieder ihre Schwierigkeiten mit dem Schlucken hatte. Ich versuchte, sie abzulenken und zeigte auf unseren Nachbartisch. An diesem Tisch saß ein kräftiger Typ, der eine besondere Art beim Essen an den Tag legte. Er redete mit vollem Mund und fast jeder Bissen lief ihm schleimig an den Mundwinkeln herunter. Ich versuchte, ihn nachzumachen und Gina musste sehr lachen. Fast der ganze Saal blickte jetzt an unseren Tisch, weil Gina so herzhaft lachte.

Anne erzählte, dass sie morgen wieder ins Gringo tanzen gehen wollte. Geronimo sagte ihr natürlich sofort zu, sie zu begleiten.

Viele fragten mich, ob ich nicht endlich einmal mitkommen wollte.

»Mal sehen«, sagte ich, obwohl ich wusste, dass ich lieber in meinem Bett liegen würde. Warum ich so fühlte, kann ich mir bis heute nicht erklären. Vielleicht konnte ich zu diesem Zeitpunkt Spaß noch nicht in vollen Zügen zu genießen.

Auf meinem Rückweg zur Halle hielt ich kurz an dem Tisch von Franca, Rita und Marion. Alle hatten gute Laune.

Marion und Franca freuten sich auf den Besuch ihrer Töchter am Wochenende. Nach kurzem Austausch über die Wochenendplanung wollte ich gehen. Rita hielt mich jedoch mit ihrer Manneskraft fest am Arm fest und sagte: »Wir trinken morgen schön einen Grappa in der Eisdiele, Schätzchen.«

»Schätzelein, das machen wir.« Ich freute mich wirklich sehr, dass so wildfremde Menschen, die ich ja nun erst knapp zwei Wochen kannte, unbedingt etwas mit mir unternehmen wollten.

So eine Art gibt es in Norddeutschland natürlich nicht. Bei uns ist alles auf Vorsicht und Abstand aufgebaut. Aber wenn Nähe zugelassen wird, dann hat man diese Freundschaft auch für immer.

Es hatte sich bereits herumgesprochen, dass es an der Eisdiele im Ort den besten selbstgemachten Grappa gab. Auch Franz konnte ich überreden, morgen mitzukommen, wenn er nicht gerade auf Frauentour war und in irgendeiner Kneipe versackte.

In der Ecke des Saales bemerkte ich Horst, der mal wieder mit Zettel und Stift bewaffnet seine Gedanken notierte. Es befreite ihn, wie er uns immer wieder sagte. »Alles klar, Horst? Gehst du morgen ins Gringo?«, fragte ich, um nicht ohne Beachtung an ihm vorbeizugehen.

»Natürlich, heute wird getanzt, bis sich die Balken biegen.«

Ich war ein wenig neidisch über seine fröhliche und optimistische Art, dennoch wünschte ich ihm viel Spaß und sagte, er solle den Frauen nicht zu sehr den Kopf verdrehen.

Ich konnte mir allerdings nicht vorstellen, dass überhaupt eine Frau mit einem zwei Meter großen, schlaksigen Typen Marke Karl Valentin tanzen würde.

Aber wie sagt man: »Geld und Tanzen machen schön.«

In der Halle saßen wieder alle mit ihren Smartphones und tickerten auf ihren Displays.

Was für eine Sucht, den ganzen Tag dieses Teil in der Hand, das niemand braucht.

Diesmal setzte ich mich an einen Tisch der Neuen, nahm

eine Zeitung, begann zu lesen und gleichzeitig den Gesprächen der Leute zu lauschen.

Interessant, dachte ich, *die meisten sind aus dem Grund hier, den du dir immer gewünscht hast: Familie.*

Abschließend kann ich sagen, dass 70% wegen Familienproblemen und 30% wegen des Berufs die Reha besuchten.

Nach einer Stunde ging ich auf mein Zimmer mit der Hoffnung, heute besser schlafen zu können

Den Spalt der Tür deckte ich mit der Decke ab, damit kein Licht ins Zimmer fiel. Gegen den Lärm nutzte ich Ohropax.

Beim Einschlafen bemerkte ich, dass sich bei mir Halsschmerzen ankündigten. Schnell griff ich zu meinem Wundermittel der Vorbeugung und schluckte davon 10 Tropfen, in der Hoffnung, dass es wirken würde. Sicher hatte ich mir die Erkältung in der Schwimmhalle eingefangen.

Nach schnellem Einschlafen heulten leider wieder die Lüfter im Eingangsbereich, woraufhin ich erwachte. Auf den Gängen hörte ich das Türgeklapper und das Kissen verbog zu allem Übel meinen Hals.

Auch diese Nacht konnte ich somit als Horrornacht verbuchen.

Am Morgen erwachte ich mit noch leichten Hals- und Kopfschmerzen.

Den ganzen Tag konzentrierte ich mich daher auf meine Genesung.

Auf meinem Plan stand heute:

14. Februar	08:30 Uhr	Indikative Gruppe, wir nannten es Deprigruppe
	11:00 Uhr	Walken
	14:15 Uhr	PM (progressive Muskelentspannung).

Franz und ich waren wie jeden Morgen die ersten am Frühstücksbüffet. Auch der Legionär war anwesend. Dieser jedoch nahm stets arrogant und ohne zu grüßen sein Frühstück allein ein.

In den letzten Tagen hatte er einen Menschen gefunden, der mit ihm redete. Leider war auch dieser Mann sehr unsympathisch. Auch er war aus militärischen Gründen bei dieser Reha. Diese beiden Männer unterschieden sich durch ihr militärisches Verhalten von den übrigen Patienten. Bei der geringsten Kleinigkeit spielten sie sich auf und machten einen Aufstand, dass man fast Angst bekam.

Was müssen diese beiden nur Schreckliches erlebt haben? Es muss grausam gewesen sein.

Ich war jedenfalls froh, dass ich nicht näher mit den beiden Männern bekannt war.

8:30 Uhr: Deprigruppe

Deprigruppe bedeutete, dass wir in eine Depri- und eine Angstgruppe unterteilt wurden. In diesen Gruppen sollten Möglichkeiten aufgezeigt werden, sich aus dem Sog der Gefühle zu befreien. In der Angstgruppe war das gleiche Ziel angestrebt, allerdings mit dem Schwerpunkt, die Angst zu besiegen.

Da ich im Laufe der letzten Jahre gelernt hatte mit der Angst umzugehen, aber nicht mit den Depressionen, hatte mich meine Fachärztin in der Klinik für die Deprigruppe eingeteilt.

Ich war sehr gespannt auf den Dozent oder die Dozentin und den Verlauf der Therapiesitzung.

Wieder einmal warteten wir vor dem Gruppenraum. Nach zehn Minuten Verspätung (wir hatten alle den Eindruck, als ob Verspätungen hier absichtlich eingeplant waren) schloss uns ein kleines kugeliges Männchen den Raum auf: Er wirkte wie ein verwirrter Professor.

Er legte seinen Rucksack auf die Fensterbank, kramte einige Papiere hervor und stellte sich kurz vor. Die Stimme und sein Wesen waren angenehm.

Neben mir saßen Rita und Silvi. Franz war nicht in unserer Gruppe, allerdings erblickte ich den Legionär und noch einige andere. Der Legionär saß mir gegenüber. Er hatte einen sehr sturen Blick, verschränkte Arme und schaute desinteressiert aus dem Fenster.

Wir stellten uns vor und erzählten unsere Leidensgeschichte.

Der Legionär schwieg, ebenso wie eine andere Person.

Ich musste an Franz und seine fünfte Reha denken. Er hatte Recht gehabt: Irgendwann bekommt jeder Routine im Erzählen seiner Leiden.

Da konnte es schon sein, dass der ein oder andere Schauspieler anwesend sein konnte. Ich war mir sicher, dass bei uns nur eine Schauspielerin war: Karla. In der Freizeit und vor den Gruppengesprächen war sie stets die größte Spaßkanone, während der Therapiesitzungen aber zeigte sie, wie sehr sie litt. Kaum war sie allerdings von den Sitzungen freigestellt, zündete sie ihre Kippe an und stand in der Raucherecke. Das war schon mehr als auffällig.

Nach unserer Vorstellung trug der etwas pummelige Dozent etwas aus seinem Skript vor. Was ist Depression, wodurch wird sie ausgelöst und wie können wir uns davon befreien? Im Prinzip waren es Feststellungen, die wir alle kannten, allerdings fehlte uns der Schalter, um diese Krankheit abzuschalten.

Er stellte uns, wie auch die übrigen Dozenten, viele Fragen. Dies hatte den Sinn, dass wir selbstständig unsere Probleme lösen sollten. Es handelte sich demnach um klassischen Schulunterricht

Eines der ersten Themen, die wir behandelten, war, wie

eine Depression entstand und wie man dieser entgegenwirkte.

Das wäre auch ein Thema für unsere Führungskräfte, dachte ich beiläufig, dann wüssten sie endlich einmal, was sie mit ihrem an jeglicher sozialer Kompetenz mangelndem Verhalten so anrichten.

Mir schoss das grinsende Gesicht meines Geschäftsführers in den Kopf, sofort setzte der Würgereiz bei mir ein. Silvi schaute mich an und fragte mich, ob alles in Ordnung sei.

Ich konzentrierte mich auf den Vortrag und auf Silvi, die ein unglaublich süßes, aber grimmiges Gesicht hatte. Irgendwie faszinierte sie mich.

Nach dem Vortrag erhielten wir eine »Kindergartenaufgabe«. Diesen Eindruck hatte ich jedoch nur zu Beginn der Reha, denn im Laufe der Wochen sollte ich deren Erfolg zu spüren bekommen.

Wir sollten eine Woche lang ein Tagesprotokoll führen und zu jeder unternommenen Tat unsere Stimmung bewerten.

Das war ja wieder die richtige Aufgabe für mich: Arbeit, die erledigt werden sollte, aber niemandem half.

Wie sagte es jemand aus unserer Gruppe so schön: »Wir wissen, was wir falsch machen, wir wissen auch, was uns schadet. Aber wie kommen wir aus dieser Spirale heraus?«

Diese Frage sollten wir in der nächsten Sitzung anschaulich erklärt bekommen.

Rita, Silvi und ich verließen zum jetzigen Zeitpunkt lediglich kopfschüttelnd den Raum.

»Wenn das die restlichen Wochen so weiter geht, kann ich auch nach Hause fahren«, jammerte Silvi.

Bis zum nächsten Termin, Walken um 11:00 Uhr, hatte ich noch ein wenig Zeit, welche ich auf meinem Zimmer verbrachte.

Ich schaute eine wenig Olympiade im Fernsehen, schrieb Cora eine mehr oder weniger verzweifelte Email und rief meine Eltern an, um ihnen von den letzten Tagen zu berichten.

Von meinem Fenster aus konnte ich die armen Raucher gut beobachten. Karla stand lachend unter ihnen. Ihre Art und Weise in der Freizeitunterschied sich wieder einmal von ihrem Verhalten während der Therapiesitzungen.

Marion rauchte ebenfalls und schrieb währenddessen auf ihrem Smartphone.

Auch Horst sah ich, wie er wild gestikulierte und die anderen so unterhielt.

Es war ein frischer, sonniger Tag, sodass ich heute beim Walken gleich meine neue rote Jacke ausprobieren konnte.

Wir versammelten uns im Erdgeschoss vor der Ausgabe der Stöcke.

Ich hielt von dem Sport, sofern man Walken Sport nennen konnte, nichts und hatte dementsprechend eine negative Einstellung.

In meiner Gruppe befanden sich viele für mich neue Gesichter. Darunter war auch Manu.

Manu fiel mir gleich durch ihre wunderschönen Hände, ihrer schwarzen kurzen Haare und ihre nicht zu verachtende Figur auf.

Ihr Hintern konnte durchaus mit Franca mithalten. Unsere Blicke trafen sich und sofort merkte ich, dass mich ein Blitz getroffen hatte.

Du hast eine Freundin, lass es, redete ich mir ein. Immer wieder nahmen wir Blickkontakt auf und lächelten uns zu.

Dann kamen Gabi, die Gymnastikdozentin und Marco, der Dozent, den ich das erste Mal beim Fahrradtraining hatte kennenlernen dürfen. Sie verteilten die Stöcke. Meine negative Haltung gegenüber dem Sport vertiefte sich beim Anbringen der Handschnallen an den Händen.

Auch andere hatten ihre Schwierigkeiten. Ich fragte

die wieder einmal bis unter die Haarspitzen geschminkte Kohlenpottelse, ob sie mir nicht die Handschnallen befestigen konnte.

Sie war mit der Technik vertraut, schnell waren die Stöcke befestigt und die Stunde begann.

Gina und Marco erklärten uns kurz, wie wir den Sport richtig ausüben sollten, und gaben die Richtung vor. Strammen Schrittes gingen wir um sehr idyllisch gelegene Seen ganz in der Nähe der Klinik.

Nach der ersten Runde fand ich Gefallen an unserer Beschäftigung. Ich fand, dass ich kraftvoller und schneller mit diesen Stöckern gehen konnte und die Bewegung somit effektiver wurde.

Die Einzige, die bei meinem Tempo mithalten konnte, war die Kohlenpottelse.

Hut ab, dachte ich, *wenn da mal nicht die Schminke aus dem Gesicht läuft.*

Nach zwei Runden um die Seen hielten wir für sportliche Gymnastikübungen an.

Marco zeigte uns einige Übungen, die wir nachmachen sollten.

Manu stand mir gegenüber und vollzog das Gehampel mehr oder wenig gelenkig. Marco hatte heute sehr gute Laune, machte ein paar Witze und fragte uns, ob wir Lust hätten, heute Nachmittag mit ihm eine längere Wanderung in das entfernt gelegene Café zu unternehmen.

Begeistert war ich zwar nicht von seiner Idee, aber Marco wurde mir immer sympathischer. Er war ein Mann mit viel Witz und Gespür für Menschen.

Nach den Übungen gingen wir entspannt zur »Anstalt« zurück, gaben unsere Stöcke ab und trafen uns zum Mittagessen vor dem Speisesaal.

Ich merkte, dass das Wochenende vor der Tür stand. Alle waren nun sehr gut gelaunt und freuten sich auf's Gringo oder Besuch, den sie bekommen sollten.

Meine Stimmung war wieder einmal an einem Tiefpunkt angelangt.

Die Spirale der Depression zog mich wie immer am Wochenende nach unten. Ich schaffte es noch immer nicht, selbstständig mit anderen Menschen etwas zu unternehmen. Es ist wie eine zweite Hand, die einen festhält und sagt: »Du bleibst heute alleine, es hat keinen Zweck, sich mit jemandem zu treffen.«

Nachdem das zweite Ich dies ausgesprochen hat, wird der Körper schwach und träge. Die Seele will sich treffen, erliegt aber der Ansage der inneren Stimme.

Je besser es anderen Menschen ging, desto schlechter ging es mir.

Franca hatte ein feines Gespür dafür und fragte mich, ob wir nicht heute Nachmittag einmal Kaffee trinken gehen wollten. Ich freute mich und nahm den Vorschlag dankend auf. Schlagartig hatte ich wieder ein Ziel und meine Laune besserte sich.

Wir nahmen Platz. Kaum hatte Gina ihren Platz eingenommen, stand auch schon der ältere Herr neben ihr, machte ihr Komplimente und strich ihr sanft durch das Haar.

»Nun reicht es aber, ich möchte jetzt essen«, sagte sie mit bestimmendem Ton.

Der ältere Herr verschwand lächelnd und setzte sich an seinen Tisch, an dem auch Geronimo saß.

Geronimo sah verweint aus, er hatte die Kapuze bis in das Gesicht gezogen und starrte traurig vor sich hin.

Ihm ging es sichtlich schlecht. Anne bemerkte dies sagte, sie wolle sich nach dem Essen um ihn kümmern.

Nach dem Essen gönnte ich mir wie fast jeden Tag einen Espresso vom kleinen Kiosk in der Klinik, setzte mich allein in die Vorhalle und beobachtete die Leute.

Henning, Torsten und Franz setzten sich zu mir.

Wir wären in der Jugend eine tolle Gang gewesen, malte ich mir aus. Immer wieder gingen meine Gedanken zurück in die Vergangenheit, wo alles noch erträglich gewesen war.

Henning hingegen machte seinem Unmut über die Klinik und sein Zimmer Luft.

»Schweineladen, mein Zimmer steht jetzt halb unter Wasser und die tun einfach nichts.«

Franz reagierte lässig wie immer:

»Gehe zu deinem Therapeuten und lass dir ein anderes Zimmer geben.«

Henning und ich waren die Einzigen, die alles per Foto dokumentierten, denn nach der Reha wollten wir einen Bericht an den Rentenversicherungsträger schicken.

Schließlich schritt Manu den Gang herunter und blinzelte mich an, ich lächelte zurück.

Eine gute Stunde saßen wir so entspannt in der Halle und gingen anschließend zum nächsten Termin: progressive Muskelentspannung.

Franz teilte uns mit: »Diese Stunde hilft mir nicht, ich werde sie heute nicht besuchen.«

Ich war erstaunt über das Selbstbewusstsein.

Henning und ich wollten diese Sitzung allerdings besuchen, daher nahmen wir in dem hellhörigen Raum Platz.

Konzentration und die Möglichkeit der Ruhe und Gelassenheit war hier nicht möglich, da jedes Geräusch von außen zu hören war. Wieder wünschten wir uns unsere alte Klinik zurück.

Viele von uns äußerten sich sofort hierzu.

Die Dozentin nahm die Einwände auf und stimmte uns zu. Sie teile uns mit, dass auch die Dozenten mit der derzeitigen Situation nicht zufrieden seien, aber sie könne leider nichts ändern.

Nach einigen Minuten Plauderei begann die Sitzung.

In den ersten Minuten spürte ich, dass mir diese Stunde ebenfalls nicht helfen würde. Diese Dozentin war für progressive Muskelentspannung nicht geeignet, denn ihr fehlte die sanfte Stimme und das Einfühlungsvermögen.

Stur las sie die Sätze von ihrem Zettel ab. Ich blinzelte durch den Raum und beobachtete die Leute. Selbst Franca hatte diesmal Schwierigkeiten, sich zu konzentrieren.

Wir alle waren froh, als die Stunde vorüber war.

Endlich hatten wir Wochenende und konnte mit Franca Kaffee trinken gehen.

Kurz machte ich mich auf meinem Zimmer frisch, legte mein Frauenkillerparfüm auf und schon begab ich mich wieder nach unten, um Franca in der Halle zu treffen.

Ich setzte mich an den Tisch zu den Smartphonejunkies.

Auch Manu saß unter ihnen.

Sie trug ein graues Strickkleid mit Strumpfhose und schwarzen Stiefeln. Dieses Outfit stand ihr sehr gut.

Wir kamen über Erika, ihre Freundin und eine sehr ruhige Person aus meiner Deprigruppe, ins Gespräch.

Ich bemerkte, dass Erika wohl nur in den Gruppen nichts sagte, in der Freizeit aber doch sehr vorlaut war. Ich mochte sie, da ich bemerkte, dass sie eine ehrliche und aufrichtige Person war.

»Du riechst so gut. Hast du noch ein Date?«, fragte mich Manu neidisch und lächelte mich an. Kaum hatte sie den Satz ausgesprochen, erschien Franca in ihrer engsten Jeans in der Halle.

»Wollen wir los, Klaus?« Ich stand auf und winkte Manu noch einmal zu.

Auf dem Weg in den Ort kamen Franca und ich rasch ins Plaudern.

Franca konnte ununterbrochen reden, hatte aber die Gabe, alles so zu formulieren und gestalten, dass es für mich nie langweilig wurde.

» Ach Klaus, ist es nicht schön, wie wir uns alle verstehen? Es hätte ja auch anders kommen können.«

Oft hatte ich den Eindruck, dass Franca gar nicht diese

Reha benötigte. Sie war mit ihrer guten Laune für uns alle die beste Therapeutin, die wir uns vorstellen konnten.

»Und dass wir beide schön Kaffee trinken, ist doch auch nett. Wenn die Reha gelaufen ist, dann bleiben wir auf alle Fälle in Kontakt, oder?«

»Natürlich, Franca, das machen wir. Hoffentlich hält der Kontakt auf längere Zeit und nicht nur für ein Jahr.«

»Ach, bestimmt.«

Wir gingen durch die engen Gassen Richtung Café.

Einige neidische Blicke von gewissen Herren, die es auf Franca schon lange abgesehen hatten, stachen mir bei unseren Spaziergang ins Auge. Franz gehörte dazu.

Im Cafe angekommen, suchten wir uns ein lauschiges Plätzchen und ließen es uns gut gehen.

Franca berichtete über ihre Sorgen, ich über meine.

Erstaunlicherweise nahm sie viel Anteil an meinen Ausführungen. Das Schöne an uns Psychos ist, dass wir jeden verstehen. Außen stehende gesunde Menschen können unsere Probleme häufig nicht nachvollziehen.

Wir fühlten uns wohl in diesem mit viel Liebe eingerichteten Café.

Die Wirtin brachte uns den bestellten fabelhaften Kuchen mit meinem obligatorischen Grappa und Espresso.

Wenn die Bürger in diesem Ort alles perfekt konnten, eines bekamen sie alle nicht hin: Einen vernünftigen Espresso, ausgenommen die Eisdiele.

Es war wirklich eine tolle Stunde mit Franca. Ich spürte, dass ich ihr vertrauen konnte und erzählte ihr Details aus meinem Leben, die selbst meine besten Freunde nicht zu hören bekommen hatten.

Kurz dachte ich an meine Freundin, die jetzt sagen würde: » Na Klaus, das ist doch eine Frau ganz nach deinem Geschmack, oder?«

Vielleicht würde ich ihr zustimmen, aber Franca war eine Actionfrau, die stets Unterhaltung brauchte.

Außerdem mochte ich es nicht, wenn andere Männer ihr hinterher schauten und ich mir bei ihr nie sicher sein konnte, ob sie nicht auch noch auf Männerjagd war. Das wollte ich nicht, obwohl sie absolut mein Typ war.

Auf dem Rückweg berichtet sie mir stolz, dass ihre Tochter sie wieder besuchen käme und die Tochter von Marion wohl auch kommen sollte.

Ich nutzte die Situation und erkundigte mich ein wenig mehr über Marion, die ich anfangs falsch eingeschätzt hatte.

»Marion hat es nicht einfach mit ihrem Mann.«

Sofort verstand ich Marions stets schlechte Laune, wenn sie Nachrichten über ihr Handy verschickte.

Was müssen einige Männer dumm sein, liebe Frauen so sehr zu verletzen, dachte ich. Gleichzeitig machte ich mir ebenfalls Vorwürfe.

Zumindest bleibe ich während der Reha treu, dachte ich.

Diesen Vorsatz haben einige Frauen und Männer auf der Reha über Bord geworfen.

Als wir die Klinik erreicht hatten, wollten Franca und ich gemeinsam mit dem Fahrstuhl hochfahren und auf ihrem Zimmer ein bestimmtes Gewürz holen, das Franca für mich besorgt hatte. Nach einiger Warterei kam der Fahrstuhl, wir stiegen ein und um die Ecke huschte Franz, der auf unserem Stockwerk wohnte.

Vor dem Fahrstuhl sah uns Franz, der seinen Blick auf Francas 10 ruhen ließ. Gemeinsam stiegen wir aus, gingen zu Francas Zimmertür, sie schloss ihr Zimmer auf. Vor Francas Zimmertür wurden wir abermals von Franz gesichtet, welcher uns entsetzt ansah.

»Kommst du, Klaus?« Franca spielte das Spiel mit.

»Wir haben nicht mehr viel Zeit bis zum Abendessen.«

Ich schaute Franz an, zuckte mit den Schultern und verschwand in Francas Zimmer.

Franca lachte: »Das ist bestimmt Gesprächsthema Nr.1 beim Abendessen!«

»Lass uns absichtlich etwas später kommen«, schlug ich Franca vor. Sie willigte ein.

Später auf dem Weg zum Speisesaal traf ich Rita, die lächelnd fragte:

»War's schön?«

»Wir hatten einen sehr schönen Nachmittag, aber den könnten wir beide doch auch haben«, witzelte ich mit ihr, denn Rita verstand meinen Humor.

Sie erwiderte: »Dann lass uns doch morgen Grappa in der Eisdiele trinken.« Ich willigte ein.

Kaum stand ich am Büffet, stand Franz neben mir: »Hast sie genommen?«

»Franz, über so etwas redet man doch nicht«, entgegnete ich, um das Thema aufrecht zu erhalten.

Auf meinem Weg zum Tisch ging ich an Franca vorbei und rief ihr zu:

»Es hat geklappt.«

Sie lachte und erzählte ihren Frauen am Tisch von unserer Aktion.

Da ich etwas zu spät kam, fragte mich mein Tisch sofort: »Klaus, ist alles ok, war es nett?«

Ich grinste und ging nicht weiter darauf ein.

Anne fragte mich wieder, ob ich am Abend nicht mitkommen wollte, Geronimo sei auch dort.

Ich hingegen bekam schlagartig schlechte Laune, verneinte und sagte lediglich:

»Keine Lust, ich geh' lieber noch pumpen« Sie schüttelte nur den Kopf und verdrehte die Augen. Gina konnte mich verstehen und stand mir bei:

»So toll ist der Laden ja nun auch nicht.«

Vielleicht hatte sie Recht, aber warum war ich noch nie mitgegangen? Wollte ich mich quälen? Was war das wieder für ein schlechtes Gefühl, das in mir aufkam?

Ich verzog mich wieder auf mein Zimmer, zog mich um und ging in den Fitnessraum.

Dort traf ich wie immer Torsten und den Legionär an.

Nach einer halben Stunden Aufwärmen betraten Manu und Erika den Raum.

Manu lächelte und Erika ging sofort auf den Stepper.

Manu wollte Fahrrad fahren und fragte mich, mit welchen Einstellungen sie fahren sollte. Ich erklärte ihr kurz die Geräte und musste immer wieder auf ihre schönen Hände sehen.

Selten, dass es Frauen mit so schöne Händen gibt, dachte ich.

Sie bemühte sich und begann zu strampeln. Ich pumpte meine Gewichte ab und verabschiedete mich schließlich.

»Bist du gleich oben in der Halle, Klaus?«

»Nur, wenn du mir deine Handynummer gibst.«

»Klar, mach ich« antwortete Manu. Ich ging und setzte mich in die Halle.

Kurze Zeit später waren auch Manu und Erika dort.

Wir setzten uns mit einigen anderen Leuten an den Tisch und unterhielten uns. Wenn Manu nicht mit ihrem Handy beschäftigt war, sah sie mich an.

Ich konnte etwas Verliebtheit in ihrem Gesicht erkennen.

Erika beobachtete uns beide und lächelte. Vielleicht wären wir ein schönes Paar gewesen, aber ich hatte ja eine Freundin.

Manu wäre eine Versuchung wert gewesen und Cora hätte nichts gemerkt, trotzdem hatte ich mich für die ehrliche Variante entschieden.

Schließlich war auch Manu verheiratet und hatte ein Kind.

Wir hatten trotzdem alle einen netten Abend.

Der Rest der Gruppe machte sich auf den Weg ins Gringo. Aufgebrezelt durchschritten die Frauen die Halle, nur Rita war normal gekleidet.

Franca sah toll aus in ihrer engen Jeans und dem dezent

geschminkten Gesicht. Kohlenpottelse hatte einen neuen Schminkrekord aufgestellt und Franz stolzierte brav in seinen Cowboystiefeln den Mädels hinterher. Selbst Horst war heute ziemlich aufgedreht. Er war bekannt als guter Tänzer.

»Heute werde ich eine Sohle auf das Parkett legen und mit den Frauen tanzen!«, rief er mir zu.

Ich beneidete ihn ein wenig, denn er war so entspannt, dass er mitgehen konnte, während ich hier saß und mich nicht überwinden konnte mitzugehen.

In Gedanken versunken ging ich auf mein Zimmer, legte die Decke unter die Tür, nutzte mein Ohropax und schlief schnell ein.

Um 22:30 Uhr wachte ich allerdings auf: Die Meute kam aus dem Gringo zurück und sang aus vollem Halse: »Atemlos durch die Nacht....«

Leider war mein Zimmer Richtung Haupteingang gelegen, sodass ich fast jedes gelallte Wort verstand. Nur Franca schien noch nüchtern zu sein, dafür war ihre kräftige herzhafte Lache nicht zu überhören.

Am nächsten Morgen stand ich müde und mit Kopfschmerzen auf und ging zum Frühstück.

Franz war wie immer der Erste im Frühstücksraum.

Mit leicht versoffenem Gesicht berichtete er mir vom Vorabend.

Horst hatte die ganze Nacht getanzt, speziell mit einer Dame aus der Walkingtruppe. Er sei aber nicht lange im Gringo geblieben, sondern mit ein paar Jungs durch die Kneipen gezogen. Mir schien, dass auch Franz kein Kostverächter bezüglicher der Frauen war.

Ab heute gab ich ihm den Namen Monaco Franze.

Monaco Franze war vor einigen Jahrzehnten eine bayrische Serie im Fernsehen, in der der Hauptdarsteller perfekt den Lebemann, auch in Sachen Frauengeschichten, dargestellt hat.

Franz war dieser Lebemann.

Am Tisch angekommen erzählte mir selbst Gina, die Angstpatientin, dass sie es geschafft hatte, wenigstens eine Stunde im Gringo zu verweilen.

»Toll«, sagte ich, »hast du gar keine Beklemmungen bekommen?«

»Anfangs ging es, doch dann wurde der Laden voller und ich musste gehen«, antwortete sie mir.

»Ist aber nicht so toll, dass ich dort nun jedes Wochenende hingehen muss.«

Mit diesem Satz beruhigte sie mein schlechtes Gewissen, etwas verpassen zu können.

Anne hatte Spaß mit Geronimo gehabt und verstand sich anscheinend mit einem anderen Herrn, der neben uns am Tisch saß.

In letzter Zeit waren beide häufig zu spät mit müdem Gesicht zum Essen erschienen. Meine Vorahnung sollte mich nicht trügen.

Horst war nun in aller Munde.

»Der hat aber getanzt! Zum Schluss wurde er aber bei einer Dame etwas aufdringlich«, berichtete mir Gina. Das deckte sich mit den Aussagen von Franz. Ich gab dem Ganzen nicht zu viel Bedeutung und begab mich nach dem Frühstück in die Halle.

Planlos überlegte ich, was ich mit meinem Tag anfangen sollte. Außer Grappa trinken und Eis essen mit Rita war nichts geplant Es war ein schöner sonniger Tag. Marion und Franca bekamen Besuch von ihren Töchtern, die bis Sonntag bleiben sollten.

Neben mir in der Halle saß Nina, die rothaarige, kräftige und anfangs sehr nervöse Frau. Auch Silvi gesellte sich mit wie immer grimmigem Gesicht zu uns.

Ich habe oft darüber nachgedacht, warum Silvi immer so ein Gesicht zog. Aber war es bei mir anders? Nein, das grimmige Gesicht kommt einfach vom ständigen Grübeln über sich selbst. Außenstehende Menschen nehmen dies natürlich stärker wahr als die betroffene Person selbst.

Nina war aufgeregt, denn heute sollte ihr Freund kommen und sie besuchen. Ich war gespannt, wie er wohl aussehen würde.

Sie hatte sich wirklich hübsch gemacht, nicht zu übersehen waren ihre vollen Brüste, die sie heute sehr betonte. Ich musste einfach hinsehen, denn sie waren sehr schön geformt.

Plötzlich stand sie auf und rannte zum Eingang, ihr Freund war angekommen. Sie kam zu uns und stellte ihn vor. Er war ein toller sympathischer und natürlicher Mann Marke Altpunk. Sie waren ein schönes Paar, was ich Nina auch gleich persönlich sagte. Sie freute sich über meine netten Worte.

Silvi ging es nicht gut, denn sie hatte Unterleibsschmerzen. Ich riet ihr, zur Schwester zu gehen, um sich Tabletten zu holen.

Rita lief mir über den Weg und ich fragte sie, ob wir heute Nachmittag nicht zur Eisdiele wollten.

» Klar, auf einen oder zwei Grappa.« So war wenigstens der Nachmittag gerettet.

Henning und Torsten bekamen Besuch von ihren Familien.

Horst schoss um die Ecke und war auf einmal der glücklichste Mensch der Welt:

»Ich rauche nicht mehr und mir geht es gut und verliebt bin ich auch!«

Wir am Tisch freuten uns, dass er nicht mehr rauchte, aber war er wirklich verliebt? Wir runzelten die Stirn. Ich sagte zu Franz:

»Wenn der nicht Tanzen mit verliebt sein verwechselt hat.«

Franz stimmte mir zu und erzählte mir detaillierter vom gestrigen Abend.

»Mensch Klaus, Horst kann ja tanzen, aber Feingefühl für Frauen hat er einfach nicht. Stelle dir vor, nachdem er öfter mit seiner Tanzpartnerin Emma getanzt hatte, wurde es ihr natürlich zu eng und sie sagte die nächsten Tänze ab. Horst konnte dies gar nicht verstehen und bedrängte sie, indem er immer in ihrer Nähe blieb und sie ständig aufforderte zu tanzen. Unglaublich dieser Typ.«

Ich bedauerte sofort die unbekannte Tänzerin.

Manu tippte wie besessen auf ihrem Handy und fragte mich, was ich gleich machte. *Jetzt wird sie anhänglich,* dachte ich, war aber doch etwas geschmeichelt.

Ich sagte ihr, dass ich spazieren gehen wollte, um ein paar schöne Fotos zu schießen. Ich wusste, dass sie ein Bewegungsmuffel war, daher war ich mir sicher, dass sie nicht mitkommen würde. Ich behielt Recht.

Ich schnappte mir meine Kamera und ging allein in die schöne Natur.

Auf meinem Weg um die Seen fotografierte ich viele schöne Ansichten. Fotografieren entspannte mich. Nicht jeder hatte einen Blick für gewisse Impressionen. Normale Fotos konnte jeder schießen, aber mich interessierte viel mehr, das gewisse Etwas aus dem Foto zu holen.

Am Rande der Seen war ein kleiner steiler Berg, von dem mir schon Raike in der Anfangszeit berichtet hatte. Seitlich führten ein paar improvisierte Stufen den Berg herauf. Ich ließ es mir nicht nehmen, dort heraufzugehen. Ungefährlich war es nicht, denn die seitlichen Abhänge waren nicht gesichert.

Mir kam sofort die Angstpatientin im Fahrstuhl in den Sinn. Wahrscheinlich rechnete ich schon damit, dass ich diesen Aufstieg abbrechen musste. Aber wie sagte mein damaliger Hausarzt, ein sehr netter Mensch, der leider nicht mehr unter uns weilt: »Klaus, du musst dich den Gefahren stellen, nur so kannst du sie besiegen.«

Fast oben angekommen, bemerkte ich, dass mein Herz

schneller schlug und sich mein Körper sträubte, weiter zu gehen.

Die Beine sackten ein und ich bekam das erste Mal seit langem kurzzeitig wieder Angstgefühle. Ich musste umkehren, auch wenn die Aussicht von hier oben genial war. Leider war ich noch nicht so weit, dass ich dies in Ruhe genießen konnte. Mein Körper zeigte mir deutlich, wie zerrissen ich innerlich noch war.

Unten angekommen setzte ich mich auf eine der Bänke am See.

Mein Hausarzt hatte wie immer Recht: Man muss sich der Situation stellen und ich nahm mir vor, es in den nächsten Tagen noch einmal zu versuchen. Dass ich aber wieder mit Angst zu kämpfen hatte, war für mich eine Alarmfunktion, die mir sagte: »Reiß dich zusammen, so geht es nicht mehr weiter, tu etwas.«

Als sich mein Herzschlag beruhigt hatte und ich wieder normal gehen konnte, wanderte ich zurück zur Klinik.

»Hast du schöne Fotos geschossen?«, wurde ich von Manu begrüßt. Ich setzte mich zu ihr und wir unterhielten uns.

Wir redeten auch über ihre Ehe und Cora.

Ihr Mann schien nicht der Hit zu sein. Sie erzählte mir ein paar Geschichten. In einigen Situationen hätte ich schon längst dem Partner den Laufpass gegeben. Erika schüttelte nur immer den Kopf und forderte mich auf, Manu die Augen zu öffnen.

Das Gespräch wurde mir zu heiß, denn ich hatte den Eindruck, dass Manu mich verführen wollte, daher verzog ich mich auf mein Zimmer.

Ich nutzte die Zeit, um die Wochenaufgabe unseres Dozenten aus der Deprigruppe zu beenden.

Daher trug ich brav meine Erlebnisse in die Tabelle und bewertetet diese nach Gefühlspunkten.

Die höchste Punktzahl vergab ich immer für meine

sportlichen Aktivitäten. Nicht so gut bewertet wurden PM (Progressive Muskelentspannung) und das Fernsehen.

Anschließend füllte ich eine neue Tabelle, in der wir uns täglich Aufgaben auferlegen sollten, die wir sonst nicht machten oder uns besonders gut tun könnten.

Ich hatte mir vorgenommen, fremde Patienten anzusprechen, um mit ihnen ins Gespräch zu kommen.

Außerdem wollte ich mehr außergewöhnliche Fotos zu schießen und mich bei meinen Bekannten melden.

Der Sinn dieser Aufgabe war, mit Hilfe der positiven Aktivitäten die depressiven Gedanken zu verdrängen.

Anfangs war ich skeptisch, aber nach einigen Versuchen, meine Schwellenängste zu überschreiten, merkte ich, dass selbst das kleinste Erfolgserlebnis positive Gedanken in mir auslöste.

Es war Mittagszeit und ich bemerkte, dass alle gut gelaunt waren. Selbst der Legionär hatte heute ein kleines Lächeln aufgesetzt; hatte er gestern etwas Tolles im Gringo erlebt?

Gina und ich hatten viel Spaß beim Essen. Unser Tischnachbar bemühte sich wieder sehr: Mit vollem Munde erzählte er Geschichten. An den Mundwinkeln lief ihm die Suppe herunter.

Das war für mich das Zeichen zum Einsatz, um Gina von ihren Ängsten abzulenken.

Ich machte unseren Kumpel vom Nachbartisch also nach und drückte mir etwas das Essen aus dem Mund.

Gina brach bald zusammen vor Lachen. Unserer Kumpel schaute mit fragendem Gesicht zu uns herüber, warum wir so viel lachten.

Selbst der ältere Herr und Geronimo schauten zu uns herüber.

Franca und Marion hatten ihre Töchter mit am Tisch. Ich hielt beide für gute Mütter, denn die Zweisamkeit der beiden mit ihren Töchtern war deutlich zu spüren.

Rita rief ich beim Vorbeigehen zu:
»Heute 16:00 Uhr, Grappa nicht vergessen!«
»Schätzelein, ich bin da.«
Zum Entspannen setzte ich mich noch kurz in die Halle. Heute saßen nicht so viele von uns beisammen, da viele von ihnen Besuch bekommen hatten

Nichts los in der Halle, dann kannst du ja noch einmal ins Cafe gehen, dachte ich und taperte los.

Das ältere Ehepaar vom Café begrüßte mich wie immer freundlich und fragte: »Espresso und Grappa?«

»Gerne«, antwortete ich, »darf ich ein paar Fotos von Ihrem schönen Cafe machen?«

»Klar, machen Sie nur.«

Ich schoss also ein paar nette Aufnahmen, setzte mich alleine an einen der Tische und genoss mein Herrengedeck.

Der Grappa war besonders:

»Diese Flasche habe ich extra Ihretwegen geöffnet, sie liegt schon 20 Jahre bei uns zu Hause«, sagte mir der Wirt.

Ich schaute auf das Etikett und traute meinen Augen nicht. Es war ein fassgelagerter Chardonnay, der bestimmt toll schmeckte.

Was für eine Wertschätzung, dachte ich nur. Vielleicht war es aber auch ein kleines Dankeschön, für die Herren der Klinik immer einen Grappa im Hause zu haben, auf die richtigen Gläser zu achten und den Espresso in kleinen Tassen zu servieren. Hiervon profitierte sicherlich auch das Trinkgeld.

Jedenfalls war es ein sehr schönes Gefühl für mich, beachtet und geschätzt zu werden. Wenigstens hatte ich mittlerweile gelernt, positiv auf Gesten zu reagieren.

Nach dem Genuss machte ich mich auf den Weg in die Eisdiele. Die Sonne schien und es war warm.

Franz saß bereits beim Wein und Rita wie immer beim Weizen.

»Hallo Schätzelein, da bin ich!«, rief ich Rita von Weitem zu.

Ich setzte mich und bestellte Rita und mir noch einen Grappa und einen Espresso mit Wasser.

Franz war froh, dass wir fast die Hälfte der Reha geschafft hatten. Er berichtete stolz, dass er nach der Rückkehr ausgesteuert werden würde und dann endlich Ruhe sei. Ich beneidete ihn.

Mit Rita hatte ich einen schönen Nachmittag. Wir unterhielten uns sogar über ernste Themen, was sonst bei unseren Albereien nie möglich gewesen war.

Henning kam mit seiner Familie vorbei und begrüßte uns. Ich hatte den Eindruck, dass bei dieser Familie alles in Ordnung war.

Torsten schlich mit seinen Eltern vorbei. Hier bemerkte ich, dass eine angespannte Stimmung zwischen ihnen herrschte. Wahrscheinlich würde ich mit meinen Eltern den gleichen Eindruck hinterlassen.

Rita hatte schon drei Weizen und drei Grappa hinter sich und Franz hatte auch schon viel Wein getrunken.

»Lasst uns mal zurückgehen, es gibt bald Essen«, bemerkte ich wie immer pflichtbewusst.

Langsam torkelten wir mit einem leichten Glimmer zurück zur Anstalt.

Horst saß in der Halle und schwärmte noch immer von Emma.

Er wurde mir immer unheimlicher.

Ich kannte mich: Wenn mich jemand richtig nervt, kann ich schon mal einen verletzenden Satz von mir geben, daher ging ich direkt zum Essen, ohne Horst weiter zu beachten.

Angetrunken wie ich war, legte ich mir ein paar Leckereien auf meinen Teller und setzte mich an den Tisch. Gina bemerkte sofort meine Betrunkenheit.

Anne und mein Tischnachbar kamen wie immer zu

zweit an den Tisch und schauten sich in die Augen, als würden sie denken: Mist, jetzt haben wir uns verliebt, obwohl wir Partner zu Hause haben.

Ich mischte mich ein und fragte Gazelle, wann sie denn abreisen würde.

»Dienstagmittag«, murmelte sie kurz.

»Dann macht es euch noch mal richtig schön im Gringo.« Beide grinsten und schauten auf ihr Essen.

Für mich war der Abend gelaufen. Ich verspürte das Gefühl, nichts mehr zu wollen, und ging daher schnell in die Halle. Dieses Gefühl überkommt einen depressiven Menschen oft, wenn er erkennt, dass Pärchen glücklich sind, und selbst dieses Glück nicht mit einem Partner teilen kann, da er solo ist oder in einer unglücklichen Beziehung steckt.

Manu saß dort wieder in ihrem tollen Kleid und sprach mich sofort an, was nun bei mir anläge.

Ich erwiderte, dass ich kurz pumpen gehen würde und dann schlafen gehen wollte. Mir schien, als ob sie andere Pläne mit mir hatte.

Auf meinem Zimmer sah ich mir den Plan für die nächste Woche an und schrieb meiner Freundin einen Bericht über den heutigen Tag.

Anschließend ging ich kurz in die Halle, um mir Wasser zu holen. Ein kurzer Blick in mein Postfach ließ mich bei Frau Hase stehen bleiben. Sie überreichte mir einen großen Umschlag. Er war von Cora

Sofort ging ich auf mein Zimmer und öffnete ihn. Es war ein Schaal mit ihrem Duft, über den ich mich sehr freute.

Das war wirklich eine nette Geste. Sofort rief ich sie an und bedankte mich bei ihr. Wir sprachen noch ein wenig und sie signalisierte mir immer wieder, dass sie mich vermisste. Leider bekam ich keine gleichwertigen Äußerungen über meine Lippen. Nach dem Gespräch bemerkte ich wieder, dass ich Cora gegenüber nicht mehr das gleiche Gefühl wie einst aufbringen konnte.

Ich legte mich schlafen in der Hoffnung, einmal durchschlafen zu können.

Mein Wunsch wurde mir leider nicht erfüllt.

Der folgende Sonntag war wenig spektakulär. Morgens ging ich in die Schwimmhalle, nachmittags auf einen Kaffee in das Klostercafe und abends saßen wir alle zusammen in der Halle.

Ich hörte den Leuten bei ihren Berichten über das Wochenende zu und beobachtete meine Lieblingskandidaten. Dabei fiel mir auf, dass ich Silvi schon lange nicht mehr gesehen hatte und erkundigte mich nach ihr.

Nina sagte, dass Silvi ins Krankenhaus gebracht worden war. Sie sollte am Unterleib operiert werden.

Hoffentlich nichts Ernstes, dachte ich. Sie würde mir in den Gruppen wirklich fehlen.

Manu beobachtete mich die ganze Zeit und wurde häufiger rot.

Erika nahm mich bei Seite und sagte: »Weißt du eigentlich, dass die Manu dich sehr gern hat?«

»Ich finde sie auch sehr nett, aber ich habe eine Freundin und fremd gehe ich nicht«, antwortete ich ihr und ging auf mein Zimmer.

Mich beschäftigte noch eine Weile die Situation mit Manu. Abgesehen davon, dass ich eine Freundin hatte, konnte ich mir nicht vorstellen, mir neue Probleme zu suchen und wieder einmal den Frauenretter zu spielen.

Eine Fernbeziehung, verheiratet und ein Kind? Das wollte ich nicht.

Außerdem hatte ich nicht den Eindruck, dass Manu sich von ihrem Mann trennen wollte, sondern in der Reha nach Bestätigung suchte, die sie zuhause nicht bekam.

Ich legte mich ins Bett und schaltete meinen MP3 Player ein, um zur Ablenkung ein Hörspiel zu hören. Nach einer Weile schlief ich ein.

17. Februar	08:30 Uhr	Gruppentherapie fällt aus
	15:30 Uhr	Holzwerkstatt

Der nächste Tag begann entspannend. Uns wurde mitgeteilt, dass meine geliebte Gruppentherapie mit Frau Senger ausfiel.

Schade, dachte ich, ich hätte mich auf meine Aufgabe gefreut, zu spät zu kommen.

Meinen nächsten Termin hatte ich erst um 15:30 Uhr: Basteln in der Holzwerkstatt. Daher ging ich nach dem Frühstück auf meinen morgendlichen Spaziergang.

Die Natur entschädigte mich ein wenig für die fehlende Ostsee und deren gute Luft. Mit der Luft in diesem Ort hatte ich noch immer Probleme. Ständig fühlte ich Kopfdrücken und eine gewisse Benommenheit.

Ich dachte, dass ich nur noch ein wenig mehr als zwei Wochen zu bleiben hatte. Dann schon konnte ich wieder an die Ostsee fahren.

Zurück in der Klinik sah ich sofort wieder die Smartphonejunkies in der Vorhalle. *Schrecklich, einfach nur schrecklich,* dachte ich und setzte mich zu Henning, Torsten und Franz.

Franz sah zwar durchgezecht aus, hatte allerdings eine coole Ausstrahlung. Henning wetterte noch immer über seine Dusche, die das ganze Zimmer unter Wasser legte und Torsten uns über einige Erlebnisse aus und kamen zu dem Schluss, dass die Reha bisher nicht produktiv gewesen war.

Langsam allerdings hatte ich die ersten Zweifel, ob die Reha wirklich so sinnlos war, wie ich erwartete. Schließlich hatte ich einige Unternehmungen alleine durchgeführt, mich zu Mitpatienten gesetzt und mich mit ihnen verabredet. Vor der Reha hätte ich dies aufgrund von Trägheit und Grübelei nie umsetzen können.

Bis zum Mittagessen wanderte ich durch die Räume. Auf

dem Weg zum Fitnessraum musste ich immer an der kreativen Werkstatt vorbeigehen, in der meist Frauen Körbe flochten. Ich hatte Interesse daran und erkundigte mich, ob und wann ich mitmachen konnte.

So entschloss ich mich, in den nächsten Tagen zwischen den anderen Frauen im wahrsten Sinne des Wortes als Hahn im Korb einen Korb zu flechten.

Diesen Schritt hätte ich zu Hause nie unternommen und fühlte, dass dieser Entschluss sich positiv auf meinen derzeitigen Zustand auswirkte.

Nach einer Stunde Fitness begab ich mich in den Speisesaal zum Mittagessen. Wir hatten mal wieder viel Spaß am Tisch. Gina merkte ich es an, dass sie wesentlich entspannter geworden war, auch wenn sie noch Schwierigkeiten beim Schlucken hatte. Es hatte den Anschein, als ob ihr meine Gegenwart und Gespräche gut tun würden. Denn eines merkte ich sehr deutlich, wenn Gina und ich über etwas lachten, ging es mir gut. Also hatte ihre Regeneration auch etwas Positives für mich.

Heute war Gazelles vorletzter Tag.

Ich fand dies schade, denn in der letzten Zeit hatten wir uns wirklich gut verstanden.

Hinter mir hörte ich ein lautes »Huiii« von Rita. Wahrscheinlich war dieses Geräusch als Begrüßungszeichen für Marion gedacht.

Dieses »Huiii« sollte ich die restlichen Wochen noch öfter hören. Die beiden Frauen hatten eine fröhliche Art, daher passte ihre Begrüßung sehr gut.

Nach dem Essen ging ich kurz an den Tisch von Franz, um mich nach Silvi zu erkundigen.

Die Operation war gut verlaufen und sie sollte die nächsten Tage wieder bei uns sein. Ich war erleichtert.

Nach dem Essen setzte ich mich mit meinem Espresso allein an einen Einzeltisch. In der Halle war nicht viel los und die neuen Patienten fand ich sehr merkwürdig. Ich entdeckte keine außergewöhnlichen oder interessanten Menschen unter ihnen und wendete meine Aufmerksamkeit wieder von ihnen ab.

Ich trank ruhig meinen Espresso und ging auf mein Zimmer. Auf dem Zimmer merkte ich, dass es im Magen grummelte. Ich hoffte, dass ich keinen Durchfall bekam, wurde im nächsten Moment aber enttäuscht. Ich konnte mir nicht erklären, warum ich nun an Durchfall litt.

Um mich ein wenig zu regenerieren, legte ich mich auf das Bett und döste vor mich hin. Ein wenig später ging es mir zwar besser, sah aber noch immer etwas krank im Gesicht aus.

Schnell ging ich in die Halle, um mir Wasser zu holen, da begegnete ich Rita, die sich nach meinem Befinden erkundigte.

Ich sagte ihr: »War auf der Keramik und Fupp, wenn du verstehst, was ich meine.« Rita lachte laut und sagte: » Fupp!« Ein Wort, was in vielen Situationen mit dem »Huiii« der Mädels die restliche Rehazeit prägen sollte.

In der Halle hatte sich ein laut gestikulierender Horst eingetroffen und machte die anderen Leute verrückt.

»Es geht mir gut, ich brauche den Laden hier nicht, ich will nach Hause. Wenn die mich weiter so behandeln, kaufe ich mir eine Bahnkarte und haue einfach ab, das ist mir scheißegal«.

Franca versuchte Horst zu beruhigen. Da ich keine Lust auf das Gelaber von Horst hatte, ging ich wieder auf mein Zimmer, kochte mir einen Tee und schnüffelte an dem Schal meiner Freundin.

Schöner Duft, dachte ich, aber gleichzeitig bemerkte ich, dass keine weiteren Verliebtheitsgefühle aufkamen.

Immer häufiger kamen mir Zweifel an den Gefühlen für Cora, die ich aber erst am Ende der Reha beantworten wollte.

15:30 Uhr: Holzwerkstatt.

Wir versammelten uns alle an einem langen Holztisch und lauschten der gut aussehenden, aber augenscheinlich sehr genervten Leitung dieses Kurses.

Die Frau war höchstens 25 Jahre alt, schlank und groß gewachsen und sehr schnell im Kopf. Sie erklärte uns den Linoleumdruck.

Anschließend durften wir auf einer Linoleumplatte ein Motiv unserer Wahl ritzen und anschließend mit Farbe auf ein Stück Papier drucken.

Wer sich erstaunlicherweise sehr geschickt anstellte, war die Kohlenpottelse mit ihren langen Fingernägeln.

Sie gab sich viel Mühe, etwas Schönes aus dem Stück zu zaubern.

Zu diesem Zeitpunkt überlegte ich immer noch, was für ein Motiv ich ritzen konnte.

Dann dachte ich an Cora und ritzte ein tanzendes Herz mit der Überschrift MEMORY, so hieß unsere Disco aus alten Zeiten, in das Linoleum.

In diesem besagten Memory habe ich wohl die glücklichste und schönste Zeit meines Lebens verbracht. Es war eine Zeit mit Höhen und Tiefen und vielen Erlebnissen als kurzzeitiger DJ. In dieser Zeit habe ich Cora kennengelernt, dann aber aus den Augen verloren.

Heute treffen wir uns halbjährlich zu einem gemeinsamen Discoabend mit Musik aus den siebziger und achtziger Jahren. Auf der letzten Party habe ich dann Cora wiedergesehen.

Begeistert war ich von meinem Meisterwerk nicht, druckte dennoch einige Farbwechsel auf das Papier und schrieb meine Zimmernummer darauf, denn wir durften Linoleum und Papier mit nach Hause nehmen.

Heute hatte ich wieder das Gefühl, im Kindergarten zu sein.

Alles wird schon seinen Sinn haben, dachte ich und ging in die Halle.

Bis zum Abendessen setzte ich mich an einen der Tische und beobachtete die Menschen.

Morgen habe ich schon die Hälfte meiner Zeit herum, dachte ich und musste an Ela und Raike denken, die mir am ersten Tage erklärt hatten, wie schnell die Zeit hier endet.

Ein wenig heimisch fühlte ich mich mittlerweile, auch wenn ich mich noch nicht öffnen konnte und manchmal mein grinsender und arroganter Chef vor meinem geistigen Auge auftauchte.

Nach dem Essen hatte ich keine Lust mehr, etwas zu unternehmen, legte mich auf mein Bett und hörte zur Beruhigung ein Hörspiel. Nach etwa dreißig Minuten schlief ich ein.

Der folgende Morgen begann wie alle anderen in dieser unmöglichen Klinik: Kopfschmerzen, Nackenschmerzen und Müdigkeit quälten mich mittlerweile seit dem Umzug.

18. Februar	08:00 Uhr	Deprigruppe
	14:15 Uhr	Visite Ärztin
	15:00 Uhr	Wirbelsäulengymnastik
	17:00 Uhr	Feldenkrais

Heute auf dem Plan: Deprigruppe mit dem leicht verstörten Dozenten, Visite bei meiner betreuenden Ärztin, Wirbelsäulengymnastik und Feldenkrais, worauf ich mich besonders freute.

Nach dem Frühstück machte ich mich auf den Weg in den Keller, in welchem unser Kurs stattfinden sollte.

Wie immer kam auch diesmal unser Dozent zu spät.

Viele von uns waren genervt und verabredeten, zum

nächsten Mal geschlossen zu spät zu kommen, damit der Dozent sein Verhalten bemerken würde.

Ich hingegen wusste, dass das Verhalten der Dozenten sich nicht ändern würde, bis wir gemerkt hatten, dass es keine Werte gab.

Dies hatte zum Ziel, dass wir uns nicht aufregen sollten.

Wieder kam der große Meister wirr und mit zerzaustem Haar die Treppe herunter und fragte schelmisch: »Warten Sie schon lange?«

Silvis Reaktionszeiten waren etwas schneller als meine und sie rief:

»Nicht so schlimm, es gibt ja keine Werte.«

Wir konnten uns das Grinsen nicht verkneifen, selbst der Dozent musste schmunzeln und öffnete uns die Tür.

Der Raum war kalt und unangenehm.

Draußen schien die Sonne und ich stellte mir vor, wie schön es wohl wäre, jetzt an der Ostsee zu sein, am Strand spazieren zu gehen und die Seele baumeln zu lassen.

Zu Beginn des Kurses fragte der Dozent unsere Hausaufgabe ab.

»Was haben Sie in der letzten Woche Außergewöhnliches unternommen und wie haben Sie es bewertet?«

Die Runde startete bei unserem Legionär, der wie immer nur ein Wort herausbrachte: »Sport«

Seine Arroganz, gepaart mit gleichgültiger Mimik, machte ihn nicht sympathischer und ließ seine Akzeptanz in der Gruppe sinken.

Der Rest trug seine Erlebnisse vor und bei einigen war eine gewisse positive Stimmung zu erkennen.

Nur Silvi und ich stellten uns immer wieder die gleiche Frage:

»Wir wissen, dass wir etwas unternehmen müssen. Uns ist auch bewusst, dass negative Gedanken nicht gut für uns sind, aber wie bekommen wir den Dreh?«

Diese Frage sollte unser heutiges Thema sein: Grübeln versus Nachdenken.

Alle von uns waren die meiste Zeit mit Grübeln und Nachdenken beschäftigt.

Ich war ein wahrer Meister in dieser Disziplin.

Diese stetigen Gedanken waren schrecklich. Sie machten sich bei mir an jeder Kleinigkeit fest. Zum Nachdenken kam ich vor lauter Grübelei gar nicht.

Währenddessen beobachtete ich Karla, die wieder ihre Schauspielkünste darlegte und erzählte, sie hätte Schnupfen und Kopfschmerzen.

Es war nur eine Frage der Zeit, bis sie aufstand und die Gruppe verließ. Kaum hatte ich dies gedacht, verließ sie den Raum mit der Bemerkung:

»Mir geht es wirklich nicht gut, ich muss raus.«

Erika sah mich kurz an und rollte die Augen, auch sie hatte Karla durchschaut.

Der Dozent gab sich hilfsbereit und erlaubte ihr das Fernbleiben.

Wenn die nicht gleich draußen am Raucherstand steht und lustig durch die Gegend lacht, dachte ich und nahm mir vor, gleich nach dem Kurs an den Raucherstand zu gehen.

Nachdem Karla den Raum verlassen hatte, stellte der Dozent uns die Frage, was die Merkmale des Grübelns und Nachdenkens sind. Wir waren wie erstarrt und hatten keine Antwort auf diese Frage.

Nach einiger Diskussion schrieb er folgende Sachverhalte an die Tafel, die aus dem Skript von Frau Nina Hillmann (M.Sc.Psych) entnommen wurden:

(2   Grübeln ist ein nominativer Modus, d.h.:
- Es wird nach Ursachen gesucht
- Es bleibt oft abstrakt
- Es ist ein bewertender Prozess
- Es wird auf verbale Informationen und Werturteile zurückgegriffen

- Man spielt mögliche Gründe, Bedeutungen und Folgen eines frustrierenden Erlebnisses durch und bewertet das Erlebnis

Nachdenken hingegen ist ein nicht-nominativer Modus, d.h.:
- Der Prozess ist wahrnehmungs- und erlebnisorientiert
- Er ist konkret und wertfrei
- Es wird auf visuelle und sensorisch perzeptuelle Informationen zurückgegriffen
- Man analysiert die Situation erfahrungsgeleitet – wie sie tatsächlich ist/war, d.h., man überlegt, auf welche Weise ein Erlebnis abgelaufen ist und was man dabei wahrgenommen hat 2)

Bei der nächsten Sitzung wollten wir an einigen Beispielen das oben genannte analysieren.

Wir sollten nun unser Tagebuch weiterführen und gleichzeitig zu dem Erlebten Grübeleien und Gedanken kurz notieren.

Silvi und Rita verließen genervt den Raum, weil wir noch immer keine Antwort auf unsere Frage erkannt hatten.

Mir war lediglich bewusst geworden, dass ich zu oft und zu viel bewertete und ich mir so das Leben sehr schwer gestaltete.

Ich begab mich sofort zum Raucherstand und sah, dass ich mit Karla Recht behalten hatte.

Sie war fröhlich, scherzte mit den restlichen Rauchern und spielte sich in den Vordergrund.

Vielleicht ist sie ja doch krank, manisch depressiv vielleicht, dachte ich.

Aber warum machst du dir schon wieder Gedanken über an-

dere, hörte ich im Kopf leise meine Eltern zu mir sagen. Sie hatten Recht.

Ich ging zurück auf mein Zimmer und las in meinem Buch über das Leben der Coco Chanel. Das Buch fesselte mich, da ich doch einige Parallelen zu meiner Gefühlswelt erkannte. Wie Romy Schneider als auch C.C. waren sie alle auf der Suche nach Liebe, haben sie immer gegeben aber nie gefunden. Vielleicht sollte dies auch mein Schicksal sein.

Beim Mittagessen herrschte gedrückte Stimmung, da einige heute ihren letzten Tag in der Klinik hatten. Auch Gazelle, die ich in mein Herz geschlossen hatte, verließ uns heute. Ich stand im Eingangsbereich und sah ihr zu, wie sie sich ihre Entlassungspapiere von Frau Hase geben ließ, etwas aus ihrem Koffer holte und auf mich zuging. »Klaus, ich wünsche dir alles Gute für dein Leben und Kopf hoch, es wird alles gut.«

Sie übergab mir etwas zum Naschen, wir umarmten uns und verabschiedeten uns mit einem kurzen: »Mach's gut.«

Wieder war es ein Moment, in dem mir die Tränen in die Augen schossen. Allerdings hatte ich diese schon besser unter Kontrolle als vor der Reha.

Nach dem Mittagessen setzte ich mich wie jeden Tag mit meinem Espresso in die Halle an einen kleinen Tisch in der Ecke, um die Menschen zu beobachten.

Manu hatte heute wieder ihr tolles Strickkleid an, was mich sehr nervös machte, denn sie hatte schon eine gute Figur in dem Kleid.

Zudem schaute sie mich wieder im Vorbeigehen verliebt an. Ich lächelte sie kurz an und trank meinen Espresso.

Franz und Henning setzten sich zu mir.

Franz war wie immer tiefenentspannt, Henning hingegen hatte schlechte Laune. Ich sah ihm an, dass es ihm nicht gut ging.

Leider war ich mit Henning nicht in einer Gruppe, sonst hätte ich seine Traurigkeit wohl besser verstanden. Nach seinen Gründen fragen wollte ich allerdings auch nicht, denn ich schätzte seine Privatsphäre.

Zu uns setzte sich noch Silvia, eine burschikose rustikale Ostfriesin, die sich mit Henning auf Plattdeutsch unterhielt.

Schließlich war die Zeit des Abschiednehmens gekommen: Anne und einige andere versammelten sich in der Halle zur Abreise.

Ich verabschiedete mich von Gazelle, drückte sie und wünschte ihr alles Gute. Mir schien, als ob sie mit den Gedanken schon zu Hause war. Ich schaute ihrem Taxi nach und musste die Tränen unterdrücken.

Es war interessant, wie ich mich in dieser kurzen Zeit an eine erst unsympathische und schließlich freundliche Frau gewöhnen konnte, die mir zuletzt sehr ans Herz gewachsen war.

Ich musste wieder an Ela und Raike denken, mit denen ich in der ersten Woche schöne Stunden in den Cafés verbracht hatte.

14:15 Uhr: Ich musste zur Visite.

Die Ärztin öffnete mir pünktlich die Tür. Auch diesen Termin hatte ich im Vorwege mit Grübeleien bedacht:

Was ist mit meinen Blutwerten, was mit meinem Herzen, ist sie wieder so schlecht gelaunt? Doch heute hatte die Ärztin gute Laune und bat mich Platz zu nehmen.

»Ihre Blutwerte sind in Ordnung. Ihre übrigen Werte waren auch gut. Haben Sie noch Fragen, benötigen Sie noch etwas?«

Ich war beruhigt und gleichzeitig erstaunt über ihre höfliche Art. Ich hatte keine Fragen und nach ein paar Minuten durfte ich gehen.

Im Anschluss trafen wir uns alle vor der Sporthalle zur Wirbelsäulengymnastik.

Ich freute mich schon auf die kleine süße Vorturnerin, hörte aber von einigen, dass jemand anders den Kurs leiten sollte: ich war gespannt.

Als sie kam, betrachtete ich sie kurz und machte mir sofort ein Bild: Schlank mit einer tollen Figur. Sie hatte ein verknöchertes und unzufriedenes Gesicht, das allerdings durchaus seinen Reiz hatte.

Kurz gesagt, war sie eine der Frauen, auf die ich in freier Laufbahn abgefahren wäre, obwohl ich wusste, dass dieser Typ Frau mir nicht gut tat. Denn oft war es so, dass diese Frauen nur sich selbst liebten aber nie den Partner. Das diese Frauen nur Sex und Unterhaltung suchten aber nie Zweisamkeit und das diese Frauen oft zu viel Schlechtes in ihren vorangegangenen Partnerschaften erlebt hatten und sich nie wieder fest binden wollten.

Sie begann schnell mit ihrem Training. Ihre Stimme war bestimmend und laut begleitet von einem Befehlston.

Schnell hatte ich auch für diese Dame einen Spitznamen: der General.

Meine Mitpsychos hatten Probleme, ihr zu folgen.

Sie zeigte uns eine Übung, die die Rückenmuskeln sehr beanspruchte und fragte:

»Wie lange halten Sie es in der Position aus?«

Sofort rief ich: »Zwei Stunden dürften kein Problem sein!«

Kaum ausgesprochen, lachten die übrigen Teilnehmer und der General schoss von seiner Matte hoch, lief auf mich zu und sagte im ernsten Ton:

»Dann machen Sie etwas falsch.«

Sie hatte keinerlei Gefühl für Witz und Entspannung, daher kam sie zu mir und verbog meine Gliedmaßen absichtlich, sodass ich nach ein paar Sekunden die Übung beenden musste.

Vielleicht sollte sie sich hier mal 5 Wochen ein Zimmer reservieren, murmelte ich in mich hinein und beendete den Kurs brav nach ihren Vorgaben.

Nach dem Bootcamp ging ich auf mein Zimmer und checkte kurz meine Emails, beantwortete meiner Freundin ihre Fragen und berichtete vom Tag.

Anschließen stand Feldenkrais auf dem Plan.

Wir trafen uns wieder vor der Halle. Merkwürdigerweise war auch eine andere Gruppe dort versammelt, es schien ein organisatorisches Problem zu geben.

Unser Meister regelte dies in seiner ruhigen und gelassenen Art.

Ein Mitpsycho regte sich über die schlechte Organisation auf. Der Meister versuchte ihn zu beruhigen, was ihm erst durch Ignoranz gelang.

In diesem Augenblick hatte ich mein erstes großes Erfolgserlebnis:

Ich hatte mich nicht aufgeregt, war komplett ruhig geblieben und sagte mir innerlich: *Du kannst es doch nicht ändern.*

Ich war begeistert, was zwei Wochen Klinik bewirken konnten. Ich war seit Jahren endlich wieder stolz auf mich.

Der Kurs war wie immer sehr entspannend und beruhigend, sodass ich gelassen zum Abendessen ging.

Heute saß ich mit Gina alleine am Tisch, morgen sollten die Neuen kommen. Wir waren schon gespannt, welche Menschen uns erwarteten und machten unsere Witze.

»Vielleicht ein Spucker mehr, vielleicht einen neue Verlobte oder gar ein Geronimo.«

Während des Abendessens unterhielten wir uns ruhig. Gina erzählte ich von Cora und sie berichtete mir von ihrem Freund.

Nach dem Essen ging ich an dem Tisch von der 10, Rita und Marion vorbei. Marion hatte keine gute Laune. Ich fragte Franca, was Marion bedrückte. Sie sagt kurz: »Stress mit dem Ehemann.«

Auf meinem Weg aus dem Speisesaal heraus ging ich kurz an Horsts Tisch vorbei. Ich sah, dass er wie ein Besessener einen Brief schrieb.

Schnell weg, dachte ich, *sonst labert er mich wieder voll.*
Im Zimmer angekommen, sah ich nur kurz die Nachrichten und hoffte anschließend auf eine ruhige Nacht.

Kapitel 5:

Dritte Woche

Heute war ich sehr früh wach und ich dachte über viele mir unverständliche Dinge nach.

19.Februar	08:00 Uhr	Rückenschwimmen
	11:00 Uhr	Walken
	14:30 Uhr	PM

Auf dem Plan standen Rückenschwimmen, Walken und Progressive Muskelentspannung.

Ich musste an die Worte von Franz denken:

»Du musst hier nichts mitmachen, wenn du nicht willst, es ist alles freiwillig.« Zwar hatte ich ein schlechtes Gewissen, dennoch beschloss ich, am Rückenschwimmen nicht teilzunehmen.

Von Rückenschwimmen bekam ich lediglich Halsschmerzen, außerdem fand das Schwimmen jetzt in der klinikeigenen Schwimmhalle statt.

Bei dieser Halle hatte ich berechtigte Zweifel bezüglich der Sauberkeit, denn einige von uns zogen sich bereits Augenentzündungen zu. Diese waren meist zurückzuführen auf ihren letzten Schwimmhallenbesuch.

Heute war Franca recht früh beim Frühstück und fragte schelmisch:

»Heute wieder den Frosch machen, Klaus?«

»Das tue ich mir nicht mehr an, schon gar nicht in der Brühe des jetzigen Schwimmbades.« Sie lachte nur und setzte sich in ihrem engen Trainingsanzug an den Tisch.

Gina hatte schon einen neuen Tischnachbarn für unseren Tisch organisiert: Heino. Er war schon eine Woche bei uns, wollte aber den Tisch wechseln und setzte sich daher zu uns. Heino war ein netter Typ mit schwarzem Humor, was gut zu uns passte.

Der Platz neben mir blieb frei. Auf dem Schild stand ein weiblicher Name. Ich war gespannt. Gina allerdings erzählte, dass die Dame schon direkt nach der Ankunft wieder abgereist war.

Ich konnte die Angst der Abreisenden nachvollziehen, aber wenn man sich nicht selber in die Angst stürzt, wird man sie nie besiegen.

Ich konnte ein Lied von dieser Angst singen, denn es hatte eine Zeit vor einigen Jahren gegeben, in der ich nicht einmal fünf Minuten alleine in die Stadt gehen konnte, ohne Angstzustände zu bekommen.

Die Angst überkommt einen schlagartig mit gleichzeitig auftretender Atemnot. Ein Kreislauf, in den sich der Angstpatient, so auch ich damals, hereinsteigert und erst kurz vor der Ohnmacht diesen Gefahren weicht.

Nun waren wir gespannt, wer stattdessen an meiner Seite platziert werden würde.

Gina, Heino und ich hatten ein angenehmes Frühstück.

Der Spucker bemühte sich wieder: Tatsächlich landeten heute beim Reden mit vollem Munde einige Brocken auf unserem Tisch.

Gina lachte wieder sehr und Heino erkannte sofort die Situation: Er stellte dem Spucker noch mehr Fragen, damit er in unsere Richtung redete.

Nach dem lustigen Frühstück ging ich zu der Rezeption, um einen Plausch mit Frau Hase zu halten.

Frau Hase übergab mir erneut Post aus meinem Fach, erneut eine Sendung von meiner Cora.

Auf meinem Zimmer packte ich die Post aus: Es befand sich ein Buch darin und ein Puzzle, auf das sie »Halbzeit« geschrieben hatte.

Wie süß, das hatte schon lange keine Frau für mich getan.

Trotzdem ertappte ich mich wieder dabei, dass ich sie zwar sehr nett fand, ich aber keine innigeren Gefühle für sie hatte.

Bis zum Walken hatte ich noch einige Zeit, die ich an der frischen Luft verbrachte und kurz in die Stadt ging, um mir meine Bananen und ein schönes Stück Kuchen zu kaufen.

Auf meinem Weg durch die Stadt und zurück fiel mir wieder die absolute Freundlichkeit der Bürger hier in diesem Ort auf.

Sie grüßten selbst fremde Menschen wie mich offen auf der Straße.

In der Klinik zog ich mich kurz um und ging zum Treffpunkt im Keller.

Manu stand dort lässig an der Wand gelehnt, den massigen, aber schönen Po zur Seite herausgestreckt, und betätigte mit ihren wunderschönen Händen das Smartphone.

Sie faszinierte mich. Nicht so sehr wie Silvi, aber auf eine ganz eigene Art. Sie war die Frau, die sich nach Zärtlichkeit, Zuneigung und Liebe sehnte, das sah ich ihr an.

Die Frau neben Manu, eine kleine, bieder wirkende Frau, erzählte Manu aufgeregt vom letzten Abend bei Gringo.

Sie beschwerte sich über jemanden, der sie ständig aufgefordert hatte, mit ihr zu tanzen, und ihr jetzt auch noch Zettel schrieb, die in ihrem Briefkasten hinterlegt wurden.

Das konnte nur Horst sein.

Ich maß dem Gespräch keine Bedeutung bei und hoffte, dass sich dies im Laufe der nächsten Wochen regeln würde; womit ich allerdings falsch lag...

Unser Walken um die Seen war meiner Meinung nach zu schnell vorbei.

Heute hatte Marco uns geführt und das eine oder andere Späßchen mit uns gemacht. Marco hatte viel Spaß an seiner Arbeit.

Ich beneidete ihn, denn in meiner jetzigen Firma konnte mir kein Vorgesetzter den Spaß an der Arbeit vermitteln, obwohl ich den Job eigentlich mochte.

Spaß in der Firma bedeutete heutzutage auf höchster Ebene zu schauspielern und dem Chef nur grinsend und heuchelnd entgegenzutreten.

Diese Art mochte ich nicht. Ich bin ein hilfsbereiter Mensch.

Leider ist dieses Verhalten aber nicht gewünscht, denn es deckt die Machenschaften der Chefs nicht, sondern enthüllt nur ihre Unfähigkeiten und Machenschaften.

Nachdem wir um den See gegangen waren, turnten wir unsere Dehnübungen, die für mich bei Manus Figur ein Erlebnis waren, danach gingen wir entspannt zur Klinik zurück.

Es gab bereits Mittagessen.

Währenddessen hörte ich ein lautes Pöbeln am Tresen, drehte mich aber nicht um. Nach einer Minute war Ruhe und ich maß der Unruhe keine Bedeutung bei.

Ich ging kurz an den Tisch von Silvi und Franz und fragte Silvi:

»Wollen wir uns wirklich noch PM antun? Bringt uns doch nichts.«

Silvi stimmte mir zu und schlug vor, mit einigen anderen im nahe gelegenen Café einzukehren.

Wir verabredeten uns für 14:30 Uhr in der Halle. Bis dahin verbrachte ich meine Zeit mit Lesen auf meinem Zimmer.

Die Sonne schien und Silvi, ich und einige andere Psychos, wie wir uns selbst bezeichneten, machten uns auf den Weg.

Der Weg führte uns an unserer alten Klinik vorbei.

Die Klinik war leer und die Vorhalle, die mich immer noch an die Titanic erinnerte, war in einen Dornröschenschlaf gefallen.

Mir huschten alle kurzen Episoden meiner ersten Woche durch den Kopf: Ankunft, die 10, Geronimo, Prollelse, Rita, die Damen, meine »Verlobte« und vieles mehr.

Im Café angekommen suchten wir uns einen Platz.

Silvi hatte das Gefühl, als ob sie von jedem beobachtet werden würde, allerdings sahen wir niemanden.

Ich versuchte sie zu beruhigen. Als wir nach fünfzehn Minuten noch immer nicht bedient wurden, verschwand unsere Entspannung.

Silvi und ich fanden es im Gegensatz zu den anderen unmöglich, uns so lange sitzen zu lassen.

»Ich warte noch fünf Minuten, dann gehen wir«, sagte ich etwas lauter in Richtung Tresen.

Sofort stand ein gelackter Student an unserem Tisch, um die Bestellung aufzunehmen. Die Frauen bestellten sich Kaffee und Kuchen und ich einen Espresso und einen speziellen Grappa mit besonderem Namen.

Ich freute mich auf den Grappa, denn dieser war von einer Nobelmarke, für die ich gerne bereit war, etwas mehr zu zahlen.

Wir unterhielten uns und warteten geduldig auf unsere Bestellungen.

Nach und nach brachte eine kleine sehr süße Kellnerin uns die Sachen.

Sie stellte mir den Espresso und den Grappa auf meinen Platz.

»Wie echter Espresso sieht das nicht aus, aber Werte gibt es ja nicht mehr«, frotzelte Silvi.

Sie hatte Recht, der Espresso war der absolute Hohn: durchgeschossener Kaffee in einer viel zu großen Tasse. Gleich probierte ich den Grappa.

Natürlich war dies nicht der Grappa, der in der Karte gestanden hatte.

Silvi bemerkte, wie ich kochte. Ich sagte zu den Leuten: »Das zahl ich nicht.«

»Mensch Klaus, mach doch keinen Aufstand hier.«

»Lass mich mal machen«, entgegnete ich einer Kollegin am Tisch.

Nachdem wir gespeist hatten, rief ich den schnöseligen Kellner an den Tisch mit der Bitte zu zahlen. Ich spürte, dass er bemerkte, dass etwas auf ihn zukommen würde.

»Hat es euch geschmeckt?«

Kaum ausgesprochen entgegnete ich ihm: »Der Kuchen ist gut, aber der Espresso war einfacher Kaffe und der Grappa ist von einem Discounter. Den werde ich nicht bezahlen.«

Die Runde schaute mich abwartend mit großen Augen an. Ein leichtes Grinsen bemerkte ich im Gesicht von Silvi. Der Kellner setzte sich und stimmte mir ungeschickterweise zu:

»Ja. es ist nur normaler Kaffee und der Grappa...«

Weiter kam er nicht. Sofort entgegnete ich ihm: »Umso schlimmer. Dann geht meine komplette Rechnung aufs Haus.«

Einige aus unserer Runde wurden rot vor Scharm. Er merkte, dass er mir nicht gewachsen war, wollte aber auch nicht, dass ich lauter wurde, deshalb stimmte er zu und erließ mir die Rechnung.

Beim Verlassen des im Seglerstil gehaltenen Cafés schaute mich die Truppe wieder an und Silvi war begeistert von mir:

»Wie du das hingelegt hast! Aber du hast ja auch Recht gehabt.«

Auf dem Rückweg unterhielt ich mich ein wenig mit Silvi und hatte den Eindruck, als ob ihr der Nachmittag gefallen hatte. In ihrem Gesicht konnte ich so etwas wie

Zufriedenheit erkennen, zudem lächelte sie häufiger als an den anderen Tagen.

In der Klinik angekommen setzten sich einige in die Halle, andere gingen bis zum Abendessen auf ihr Zimmer.

Erika sprach mich in der Halle an, ob ich den Streit und Lärm zwischen dem Küchenchef und einer Angestellten mitbekommen hatte.

»Kurz. Ich hörte nur lautes Pöbeln, mehr nicht«, antwortete ich.

Erika berichtete mir, dass der cholerische Küchenchef vor den Augen der Patienten seine Angestellte angepöbelt hatte und dass sie und Manu einen Brief an die Klinikleitung geschrieben hatten.

»Ach Erika, du hast ja Recht, aber das wird uns doch nicht helfen. Wenn ihr Glück habt, bekommt ihr einen Brief mit einer geheuchelten Antwort: Vielen Dank für Ihre Kritik und Anregungen. Gerne nehmen wir diese zur Kenntnis und versuchen... Und getan wird nichts, denn sonst würde der Betriebsfrieden gestört werden«

Sie sah mich verwundert an. Schlagartig fielen mir wieder die Grinsemannsprüche meines Chefs ein, der eine ähnliche Art hatte.

Schrecklich, diese heuchlerische Welt, dachte ich, drehte mich um und ging auf mein Zimmer.

Ich schaute kurz auf meinen Plan, um zu sehen, was mich morgen erwarten würde. Psychogruppe mit Frau Senger, die mir auferlegt hatte, zu spät zu kommen.

Zudem hatte ich Gymnastik, Wirbelsäulengruppe, einen Psychopharmaka-Vortrag und Feldenkrais.

Beim Abendessen erzählte ich von unserem Erlebnis in dem Café neben der alten Klinik.

Einige von den Mitpatienten hatten in dem Laden die

gleiche Erfahrung gemacht und wollten ebenfalls in Zukunft ein anderes Café besuchen.

Nach dem Abendessen hörte ich, wie einige sich vorgenommen hatten, in die Kirche zu gehen.

Im Ort stand eine kleine, aber wirklich schöne Kirche, in der jeden Mittwoch ein Taizé-Gottesdienst stattfand.

Ich konnte mir unter dieser Form des Gottesdienstes nichts vorstellen.

Interessiert hätte mich der Gottesdienst zwar, heute allerdings wollte ich nur noch schlafen.

Die vielen schlaflosen Nächte in der lauten Klinik hatten mich müde gemacht. Auf meinem Zimmer schrieb ich meiner Freundin und telefonierte kurz mit einem Freund aus Lübeck.

Kurz darauf schlief ich ein.

20. Februar	07:30 Uhr	Wirbelsäulengymnastik
	10:15 Uhr	Psychosomatikgruppe
	13:30 Uhr	Gymnastik
	15:15 Uhr	Informationsseminar Psychopharmaka
	17:00 Uhr	Feldenkrais

Der nächste Morgen begann hektisch, denn es stand Wirbelsäulengymnastik auf dem Plan.

Hoffentlich nicht mit dem General, dachte ich.

Wir warteten gespannt, wer uns heute trainieren würde. Es war die süße kleine blonde Trainerin. Erleichterung machte sich bei uns breit, denn mit ihr brachte das Training Spaß.

Franca und ich beobachteten während der Übungen die teilweise immer noch steifen jüngeren Menschen.

Traurig, dachte ich, *wo landen die, wenn sie in meinem Alter sind?*

Es war erschreckend mit anzusehen, wie sich einige bemühten und dennoch kein Koordinationsgefühl hatten. Besonders die Männer taten sich schwer in der Ausübung der Aerobicfiguren.

Nach der Stunde bedankte sich unsere Vorturnerin wieder bei uns für das Mitmachen und wir gingen wach und ausgepowert in die Halle. Auf dem Weg dorthin kam ich an dem Werkraum vorbei und schaute den Frauen beim Flechten der Körbe zu. Auch die burschikose Ostfriesin war dabei und forderte mich auf, mitzumachen.

Ich wurde von den Damen sehr nett und hilfsbereit aufgenommen.

Bis zum nächsten Termin hatte ich noch ein wenig Zeit und begann mit den Grundlagen des von mir ausgesuchten Korbmodells. Es bereitete mir Spaß, etwas mit den Händen zu tun und zu sehen, was ich erschaffen konnte. Es erinnerte mich sehr an meine Lehrzeit als Radio- und TV-Techniker. Dies war immer mein Traumberuf gewesen.

Es war immer ein besonders schönes Gefühl gewesen, wenn ich den Fehler in den Geräten gefunden hatte und diese nach der Reparatur wieder funktionierten.

Sehr gerne würde ich wieder in diesem Beruf arbeiten, doch leider leben wir heute in einer Wegwerfgesellschaft, sodass der klassische Job des Radio- und TV-Technikers leider ausgestorben ist.

Nachdem ich den Boden gebohrt und die ersten Halme durchgezogen hatte, musste ich den nächsten Kurs zu besuchen.

Es war 10:05 Uhr. Normalerweise hätte ich jetzt schon vor der Tür gestanden, aber heute sollte ich zu spät kommen.

Es kostete mich einige Bemühungen, von meiner Pünktlichkeit abzuweichen.

Nach fünf Minuten Verspätung öffnete ich mit schlechtem Gewissen die Tür, sagte lächelnd guten Morgen und setzte mich hin.

»Wie war es, Herr Hinz, einmal zu spät zu kommen?«

Ich berichtete ihr von meinen gegensätzlichen Gefühlen.

Silvi rief wieder einmal ironisch: »Klaus, ist doch nicht schlimm, Werte gibt es doch nicht.«

Die Gruppe lachte und die sehr schön anzusehende Frau Senger rief in die Runde: »Genau so ist es. Es wird Ihnen keiner den Kopf abreißen, wenn Sie zu spät kommen.«

Natürlich hatte sie Recht.

Ist unsere Welt nicht zu sehr gesteuert von selbst auferlegten Werten, die vielleicht jeder anders wahr nimmt? Aber wie soll die Welt existieren, wenn es keine Werte gibt? Meine damalige Frage bleibt bis heute unbeantwortet.

In der heutigen Stunde behandelten wir das Thema Gefühle.

Warum haben wir Gefühle? Was sind Gefühle? Wie ist der typische Gefühlsverlauf? Wie kann ich Stress und negative Gefühle positiv verändern?

Wir alle sollten uns öfter diese Fragen stellen und werden uns wundern, wie eingefahren doch unsere Wahrnehmung sein kann.

Mitten in der Stunde, es passte wohl gerade zum Thema, provozierte mich Frau Senger mit meiner in der ersten Stunde gemachten Aussage, dass ich oft Dinge voraussähe und schon wüsste, wie immer alles endete.

»Wie fühlen Sie sich, wenn Sie Dinge voraussehen? Was gibt Ihnen die Sicherheit, dass es wirklich so eintritt?«, fragte sie mich mit einem gewissen Lächeln.

Im ersten Augenblick wusste ich nicht, wie ich antworten sollte.

Dann hatte ich spontan eine Idee.

»Darf ich Ihnen dies kurz an einem Beispiel vorführen?«, grinste ich zurück. »Gerne, Herr Hinz, was muss ich machen oder wie wollen Sie es mir erklären?«

»Wir brauchen zwei Zettel, Sie zeichnen eine Figur auf Ihren Zettel, dann schauen Sie mich an, suggerieren mir die Figur und ich zeichne diese Figur auf.«

Plötzlich wurde es still in der Gruppe. Ich schaute aus dem Fenster und sie zeichnete etwas auf ihren Zettel.

»Fertig«, rief sie. »Und nun?«

»Jetzt müssen Sie in meine Augen schauen.« Mir wurde ganz heiß, sie schaute mich mit ihren schönen Augen an und ich konnte mich nur schwer konzentrieren. Immer wieder versuchte ich ihr mit meinen Gedanken die Figur zu entlocken, hatte aber ganz andere Empfindungen, als ich sie ansah.

Zwischen uns gab es eine ganz eigenartige, aber spannende Wellenlänge. Nach ungefähr einer Minute, länger hielt ich ihren Blicken nicht stand, zeichnete ich einen Stern mit vier Zacken auf meinen Zettel und zeigte das Bild der Gruppe. Jetzt öffnete sie ihren Zettel: Es war ebenfalls ein Stern, wenn auch mit wesentlich mehr Zacken.

Sie schaute mich verwundert an und fragte, ob sie meinen Zettel behalten dürfte. Ich willigte ein und fragte:

»Verstehen Sie mich jetzt ein wenig?« »

Oh ja«, antwortete sie, wandte sich wieder der Tafel zu und beendete die Stunde. Es war wie immer eine sehr interessante Stunde, ich möchte bis heute behaupten, dass es für mich die wichtigste Gruppentherapie überhaupt war.

Die Dozentin hat ausgerechnet mich oft mit Fragen gefordert und in die Ecke gedrängt, wodurch ich mich sehr entwickelt habe, da ich gezwungen war, die Fragen zu beantworten.

Leider war dies die letzte Stunde mit Frau Senger gewesen. Sie wünschte uns noch einen schönen Aufenthalt in der Klinik und viel Glück für die Zukunft.

Am Mittagstisch erzählte mir Gina von dem gestrigen Kirchenbesuch. Sie war begeistert und empfahl mir auch einmal daran teilzunehmen. Nächsten Mittwoch wollte ich also in die Stiftungskirche mitkommen.

Heute saß auch der Neue an unserem Tisch. Er war ein Ostfriese von angenehmer Natur. Er besuchte hier seine zweite Reha, die Gründe für den Rehabesuch waren meinen sehr ähnlich: Arbeit und Mobbing.

Wir verstanden uns auf Anhieb sehr gut. Er erzählte mir von seinen Begebenheiten in der Firma, die sich erstaunlicherweise fast genau mit meinen Erlebnissen der Geschäftsführung und der unter Profilierungsneurose leidenden »Kollegen« deckten.

Ihm fiel wie mir sofort auf, dass die Luft hier im Ort im Gegensatz zur guten Seeluft sehr schlecht war.

Ich vermisste die See sehr. Gebirge und schöne Landschaften haben zwar auch ihren Reiz, aber uns fehlten hier das Meer und die Seeluft.

Nach dem Essen und dem obligatorischen Espresso ergab sich in der Halle ein Gespräch mit Horst und Franca. »Na Horst, wie geht es dir, alles in Ordnung?« fragte Franca schelmisch.

»Gar nichts ist in Ordnung, mir reicht es auch langsam. Ich habe mir schon eine Zugkarte gekauft und werde bald abreisen.«

»Mensch Horst, das kannst du nicht machen, denk daran, dass du dann die komplette Reha bezahlen musst«, riet ihm Franca.

»Ist mir egal, alles egal. Meine Tanzpartnerin will mich auch nicht, was soll ich dann noch hier?«

Wir rieten Horst, die Dame nicht zu stark zu bedrängen.

Horst, voller Ignoranz, achtete nicht auf uns und begann, seine üblichen Sprüche von Unzufriedenheit, Rückfahrt nach Hause und der Verliebtheit zu seiner Emma zu rufen.

Franca und ich schüttelten den Kopf. Mir wurde das Gelaber zu viel und ich verzog mich an die »frische« Luft.

Ich beobachtete Horst noch eine Weile von draußen, bis er beleidigt und geschlagen ging.

13:30 Uhr: Gymnastik stand nun auf dem Plan.

Zwar hatte ich keine Lust, aber die Lust kommt beim Sport oft wie von selbst. Heute hatten wir wieder Gymnastik bei Gina. Nach einigen Aufwärmübungen bauten wir die Tischtennisplatten auf und spielten die restliche Stunde Tischtennis. Ich hatte schon lange Zeit kein Tischtennis mehr gespielt und ich bemerkte, dass Tischtennis nicht meine Sportart war.

Franz jedoch hatte Spaß: Er war ein wahrer Meister in der Führung des Schlägers. Gina saß auf der Bank und machte wieder ihre Notizen. Ich glaube, es waren Notizen über die Verhaltensweisen der einzelnen Patienten. Was schreib sie über mich?

Ich konnte es mir denken: *Zu ehrgeizig, will alles perfekt machen.* Selbst wenn sie dies notierte, sie hatte damit ja Recht. Auch in dieser Stunde und bei diesem Spiel wollte ich alles perfekt machen. Es gelang mir leider nicht, da ich nicht der geborene Tischtennisspieler bin.

Sicher würde ich es im Abschlussbericht der Klinik lesen können.

Die Stunde verging wie im Fluge. Wir bauten die Platten ab, stellten alles an seinen Platz zurück und gingen in die Halle.

Franz war gut gelaunt und wir klönten über viele Themen.

Zum Schluss redeten wir über Horst.

Auch Franz äußerte seine Bedenken und sagte:

»Wenn das nicht noch eskaliert, ich habe da so meine Befürchtungen.«

Ähnliche Gedanken hatten Franca und ich auch schon

gehabt, aber wir hatten sie immer verdrängt oder ignoriert.

Um 15:15 Uhr versammelten sich einige von uns im Hörsaal der Klinik zu dem von meiner betreuenden Ärztin geführten Vortrag über Psychopharmaka.

Der Vortrag war sehr interessant und zeigte uns, dass es trotz unserer Bedenken gegenüber Medikamenten Unterschiede zwischen ihnen gab.

Sicher wurden gewisse Mittel verkauft, die abhängig machen konnten.

Diese werden allerdings in der heutigen Zeit von anderen wirkungsvollen Medikamenten, die nicht in die Abhängigkeit führten, abgelöst.

Schlagartig erinnerte ich mich daran, welche Medikamente mein Vater damals verschrieben bekommen hatte. Diese Tabletten waren extrem gefährlich gewesen.

Die Tablettenempfehlungen meines Arztes hingegen waren als unbedenklich einzustufen.

Ich kann jedem empfehlen, der je zu Medikamenten greifen muss, sich so einen Vortrag anzuhören. Sie verlieren die Angst davor, gewisse bisher unbekannte Medikamente einzunehmen.

Nach dem Vortrag besuchte ich wieder einen meiner Lieblingskurse: Feldenkrais. Am Ende der Stunde kam die übliche Frage von unserem Meister: wie geht es Ihnen jetzt im Gegensatz zu vorher?«

Alle fühlten sich gut, nur der ältere Herr, der Gina so gerne mochte, sagte verblüffenderweise: »Ich habe keinerlei Schmerzen mehr. Die Schmerzen sind wie weggeblasen, vielen Dank dafür.«

Erstaunt schaute ich den geilen Opa an und dachte: *Ist das nun geschauspielert oder wahr? Na, ich werde es ihm mal abnehmen, denn auch ich habe ja meine positiven Erfahrungen mit diesem Kurs gemacht.*

Danach ging ich zum Abendessen.

Die Stimmung war etwas angespannt, da viele von uns am nächsten Tag ihr zweites Einzelgespräch mit ihrem Psychologen haben würden.

Nicht jeder hatte allerdings so viel Glück mit der Zuordnung des Psychologen wie ich.

Einer der Docs soll sogar Patienten aufgefordert haben, mit einer Banane an der Leine spazieren zu gehen. Das ist kein Witz, es wurde von etlichen Patienten gesehen und bestätigt. Grund dieser merkwürdigen Therapiemaßnahme sollte sein, die Angst zu verlieren, etwas falsch zu machen und sich stolz in der Öffentlichkeit zeigen zu können. Ich hielt diese Methode dennoch für sehr fragwürdig.

Wie sagte ich anfangs zu Cora: »Die Einzigen die hier behandelt werden müssen, sind die Psychodocs und Dozenten.«

Bei dieser Meinung bin ich bis heute teilweise geblieben. Ich hatte dort vermehrt den Eindruck, dass das das Personal der Klinik einschließlich der Ärzte und Führungsebene in ihrer kleinen Scheinwelt lebten und sich so festgefahren hatten, dass sie nur einen Hauch von unserer Krankheit entfernt waren.

Nach dem Essen gingen einige von uns in die Stadt.

Ich jedoch zog den Fitnessraum vor. Anschließend ließ ich mit Manu, Erika und einigen anderen den Abend beim Klönen in der Halle ausklingen.

Als ich mich schlafen legte, hörte ich, wie es draußen regnete. Dem Regen zuzuhören, war für mich immer ein beruhigendes Gefühl gewesen. Leider hatte ich ein Zimmer erwischt, welches sehr knarrte.

Es schien, als ob der oben liegende Balkon undicht war, denn das Wasser tropfte im gleichmäßigen Rhythmus auf die Blechumrandung meines Balkons.

Es war schrecklich anzuhören, wie eine Art Folter. Selbst

Ohropax nützte heute nichts. Ich betete daher zum lieben Gott, dass es doch bald aufhören sollte.

Ich wurde erhört: Nach einer Stunde nieselte es nur noch schwach und ich schlief ein.

Am nächsten Morgen sah ich aus, als ob ich die Nacht durchgemacht hätte.

21. Februar	08:30 Uhr	Deprigruppe
	10:00 Uhr	Psychologengespräch
	11:00 Uhr	Walken
	14:14 Uhr	PM

Nach dem Frühstück hatten wir wieder unsere Deprigruppe mit dem Legionär, Silvi, Rita, Erika und einigen anderen.

Der wie immer zu spät kommende Dozent schien uns wieder etwas verwirrt. Unruhig kramte er in seinem Rucksack nach Zetteln, die er nicht fand.

Er war vollkommen unvorbereitet.

Schnell dachte er sich etwas aus und bat uns, Zweiergruppen zu bilden und uns gegenseitig zu erzählen, was wir in der letzten Woche selbstständig Außergewöhnliches unternommen hatten.

Die Aufgabe war nichts anderes als das, was wir schon in der Woche davor einzeln berichtet hatten. Wir folgten artig der Ansage und berichteten unserem Gegenüber. Anschließend bat er uns, jeweils einzuschätzen, wie der Gegenüber seine Unternehmung empfunden und welchen Schluss er oder sie daraus gezogen hatte. Zu Krönung sollten wir danach aufstehen und langsam durch den Raum schreiten. Wenn er stopp sagte, wandte jeder von uns sich dem nächsten Partner zu und sollte beschreiben, wie er sich fühlte.

Rita, Silvi und ich konnten uns das Lachen nicht verkneifen und alberten ein wenig herum.

Wieder schritten wir bis zum nächsten Halt andächtig durch den Raum. Jetzt sollte jeder von uns beschreiben, wie sein Atem sich auf seinen Körper auswirkte.

Silvi konnte nicht an sich halten und fragte:

»Darf ich mal eine Frage stellen?«

Der Dozent, sichtlich überrascht, willigte ein.

»Ich verstehe nicht so ganz, was dieses Schreiten durch den Raum soll? Können Sie uns das erklären?«

Dem Dozenten verschlug es die Sprache und er rang nach Worten.

»Sie sollen auf Ihren Körper hören und fühlen, welche Auswirkungen das körperliche Empfinden auf die Seele hat und umgekehrt.«

Wir konnten bis zu diesem Zeitpunkt der Reha nichts mit dieser Aussage anfangen und belächelten das Ganze nur. Also schritten wir albernd weiter bis zum Ende des Spielchens durch den Raum.

Am Ende der Sitzung verließen wir kopfschüttelnd die Stunde und berichteten in der Halle Franca und den anderen von unserem Erlebnis in der Deprigruppe. Franca, die in der Angstgruppe eingeteilt war, lachte über die Schauspielereien von Rita und mir.

Ich merkte allerdings, dass wir lachten und das war bei mir sehr selten geworden.

Es war bereits Zeit, zu meinem Einzelgespräch mit meinem Psychologen zu gehen, also machte ich mich auf dem Weg.

Franca wünschte mir viel Glück.

Vor dem Zimmer des Psychologen angekommen öffnete sich überpünktlich die Tür und Herr Bunge bat mich herein.

Er wirkte ruhig und ausgleichend auf mich und fragte

mich, wie es mir bisher ergangen sei und ob ich ein spezielles Thema hätte, was ich gerne besprechen wollte.

Ich berichtete von meinen bisherigen Erfahrungen, Freuden und Ängsten auf der Reha und dem Unverständnis einiger Dozenten über unsere Probleme.

»Was meinen Sie genau?«

»Ich glaube ganz einfach, dass viele der Psychologen und Dozenten keinerlei Erfahrung in der freien Wirtschaft gesammelt haben und deshalb oft nicht wissen, wovon wir reden.«

Er schaute mich mit einem leichten Lächeln an und sagte trocken:

»Doch, Herr Hinz, ich weiß, wovon Sie reden.«

Dann berichtete er mir von seinem bisherigen Berufsleben und wie er zur Psychologie gekommen war.

Herr Bunge hatte Koch gelernt und konnte meine beruflichen Quälereien sehr gut verstehen. Nach seinem handwerklich beruflichen Weg hatte er dann das Studium der Psychologie eingeschlagen, denn für dieses Thema hatte er sich schon immer interessiert.

Das Eis zwischen uns war von diesem Zeitpunkt an gebrochen. Ich wusste jetzt, dass er meine Probleme verstand. Wir sprachen ein paar Situationen aus meinem Arbeitsleben durch, hauptsächlich das Thema Ungerechtigkeit.

Ungerecht fand ich, dass unser grinsender Geschäftsführer nur die Mitarbeiter mochte, die ihre Show perfekt beherrschen.

Diejenigen, die wirkliches Können an den Tag legten und arbeiteten, wurden allerdings verspottet.

Herr Bunge führte mich mit geschickter Fragestellung immer wieder auf die Lösung meines Problems hin, die für mich doch manchmal so verblüffend einfach war.

»Wie reagieren Sie, wenn Ihr Chef einen Befehl gibt, der aus Ihrer Sicht sinnlos ist?«

»Ich koche innerlich über den angeordneten Schwachsinn.«

»Aber warum?«

»Weil es der Firma oder den betreffenden Kunden nicht gut tut«, antwortete ich schon fast ärgerlich.

»Sind Sie angestellt, um die Firma zu retten oder Ihren Job zu machen?« Schweigen von meiner Seite, jetzt hatte er mich. »Ja, Sie haben Recht«, gab ich klein bei.

»Sie werden bezahlt, um bestimmte Tätigkeiten auszuführen. Und wenn der Chef etwas noch so Idiotisches anordnet, können Sie ruhig darauf hinweisen, aber dann führen Sie die Tätigkeit einfach aus, dafür ist er Chef.«

Wo wir wieder bei dem Thema Werten waren, die es anscheinend wirklich nicht gab.

Trotz der vielen Fragerei hatte ich die Stunde mit meinem Psychologen als sehr angenehm empfunden und ging mit vollem Kopf, aber gut gelaunt nach draußen, um frische Luft zu atmen.

Beim anschließenden Walken, welches genau zu meiner jetzigen Situation passte, setzte ich mich ein wenig ab, um mit meinen Gedanken alleine zu sein.

Hoffentlich schaffe ich es, die ganzen Tipps und Verhaltensregeln auch in die Tat zu Hause umzusetzen, dachte ich, denn das war meine größte Sorge.

Nach dem Walken berichtete mir Manu von Emmas Erlebnissen mit Horst. Dieser schien langsam kriminell zu werden, denn Horst ließ nicht locker und sein Verhalten belastete das Mädchen sehr.

Ich wollte mich diesmal absichtlich von den Problemen anderer fern halten, damit ich selber genesen konnte. Daher ignorierte ich die Ausführungen und ging in die Halle zurück.

Trotz nächtlichem Regen hatten wir am Tage herrlichen Sonnenschein. Die letzte Anwendung für heute war Progressive Muskelentspannung, die ich natürlich wieder ignorierte, da ich keinen Nutzen aus diesem Seminar zog.

Nun hatte ich Wochenende und in mir machte sich wieder schlechte Laune breit, da ich mir einbildete, alleine das Wochenende auf meinem Zimmer verbringen zu müssen.

Plötzlich liefen Marion und Rita um die Ecke, wie immer gut gelaunt, und riefen zu mir herüber: »Karneval im Gringo, Klaus.«

Das hatte ich ganz vergessen: Morgen sollte eine Karnevalsfeier im Gringo stattfinden und das beste Kostüm wurde ausgezeichnet. Ich war gespannt, was die Mädels sich wohl einfielen ließen.

Die 10, Franca, setzte sich zu mir.

Ich fragte sie, wie sie sich verkleiden würde.

»Als Politesse mit Handschellen und so. Mir fehlt nur noch eine Pistole, wollen wir morgen in der Stadt Kaffee trinken gehen und schauen, ob wir eine Waffe für mich finden?«

»Du bist eigentlich Waffe genug, aber können wir gerne machen«, antwortete ich mit einem leichten Grinsen.

So war der morgige Samstagnachmittag gerettet.

»Kommst du heute mit uns auf einen Cocktail mit ins Aladin?«, fragte mich Franca. Ich war etwas überrascht, hatte aber merkwürdigerweise Lust, mit den Mädels den Abend zu verbringen.

»Gern, wollen wir gleich los?« Rita schaute mich mit großen Augen an und ich hörte: »Hui, Klaus kommt mit uns mit.«

Kurz zog ich mich um und legte mein Frauenkillerparfüm auf, hier bevorzugte ich eine spezielle Marke, die Frauen besonders mochten, dann ging ich mit drei außergewöhnlichen Frauen vom Hof.

Neidische Männerblicke bohrten sich in meinen Nacken und ich fühlte mich wie vor 30 Jahren in der Discozeit.

Auf dem Weg zur Kneipe lachten wir zwar viel, führten allerdings auch ernste Gespräche.

Die Unterhaltungen mit Franca waren wie immer sehr interessant und anregend. Mir fiel auf, dass Marion und Rita sich sehr gut verstanden und sich hinter unserem Rücken auch ab und an mal kurz in den Arm nahmen. Ich dachte mir nichts dabei und empfand diese Geste als freundschaftlich.

Im Aladin angekommen suchten wir uns einen Platz und bestellten uns die ersten Drinks.

Der Laden war eine typische Dorfkneipe mit freundlichem Personal, Schlagermusik, abgetrenntem Raucherraum und TV-Bildschirm für die Fußballfreunde.

Die Nebentische waren besetzt von einigen aus unserer Anstalt. Auch eine etwas ältere Dame aus der Wirbelsäulengruppe hatte sich geschickt platziert, von deren Beinen ich nicht die Augen lassen konnte.

Sie wirkte sonst sehr unscheinbar, aber abends war sie immer etwas aufreizend angezogen.

Der Rock reichte ihr gerade bis kurz über die Oberschenkel und ihr heiterer Blick signalisierte mir: »Wenn du willst, dann...«

Selbst Franca bemerkte die Blicke und lachte mich an: »Na Klaus, da geht doch noch was?«

Im gleichen Augenblick wurden uns die Getränke serviert. Mit einem lauten *Huiii* prosteten wir uns zu und genossen den Abend.

Etwas später kam Henning zu uns und trank ein paar Bier mit. Henning und ich verstanden uns gut.

Wahrscheinlich, weil wir Menschen von der See sind, dachte ich, *wir sind einfach ein anderer Schlag von Mensch.*

Die Stunden vergingen und um 22.00 Uhr traten wir den Heimweg an. Natürlich durfte das kurze Ansingen von »Atemlos durch die Nacht« nicht fehlen.

Rita hatte gut einen getankt und Mühe, sich auf den Beinen zu halten. Immer, wenn sie zu viel getrunken hatte, wurde sie in jeder Hinsicht fordernd. Erst tanzte sie mich von hinten an, hielt mich fest, entwickelte dabei unsagbare Kräfte und machte rhythmische Bewegungen.

»Ja Rita, ist ja gut, wir sind gleich zu Hause«, spielte ich die Sache herunter und wandte mich Franca zu.

Franca und ich hatten wie immer einen strammen Schritt, dem die beiden anderen Frauen und Henning nicht folgen konnten. Wir drehten uns oft um und mussten auf Marion und Rita warten.

Nachdem wir heil in der Anstalt angekommen waren, verabschiedeten wir uns voneinander. Natürlich ließ ich die Gelegenheit nicht aus, Franca kurz zu umarmen und auf ihre 10 zu fassen.

Anschließend ging ich auf mein Zimmer und schlief sofort ein

Niedergeschlagen vom Lärm der Heizung torkelte ich morgens müde zum Frühstück.

Franz und ich waren wie immer die Ersten im Saal.

»Hattest du gestern Spaß?«

Mir schien, als ob Franz etwas neidisch war, denn ich wusste von Franca, dass Franz auch ein Auge auf sie geworfen hatte.

»Ja, war recht nett.« Ich hielt mich bedeckt, um das Interesse zu steigern.

Monaco Franze grinste und sagte in seinem herrlichen bayrischen Dialekt:

»A gel, die 10 hättst do gern g'habt, o?« (verzeihen Sie mir die bayrischen Rechtschreibfehler)

Ich grinste zurück, belegte meinen Frühstücksteller und setzte mich an meinen Tisch. Heute gab es wieder Ameisenalarm. Das bedeutete, dass der Tisch von einigen Ameisen besiedelt war, die aus den Ritzen der Fenster krochen. Für mich war dies kein Problem, aber Gina ekelte sich davor.

Nach dem Frühstück ging ich am Tisch von Franca und Rita vorbei.

»Na Schätzelein, wie war deine Nacht?«, fragte ich Rita lächelnd. Sie schaute mich mit glasigen Augen an und sagte nur: »Huii«

Franca und ich verabredeten uns, nach dem Frühstück in die Stadt zu gehen, um nach einer Spielzeugpistole zu suchen, damit wir am Nachmittag mehr Zeit zum Klönen hatten.

Wir gingen also zu zweit aus der Anstalt Richtung Innenstadt, begleitet von Manus eifersüchtigen Blicken.

Wir konnten uns wieder einmal sehr gut unterhalten.

Franca erzählte mir von zwei Männern, die sich für sie interessierten und ich berichtete ihr von meiner Freundin und meinem Arbeitsdesaster.

Ich gab ihr Tipps bezüglich der Männer und sie hatte viel Verständnis bezüglich meiner Situation in der Firma.

Im Ort angekommen, steuerten wir auf einen kleinen Laden zu und fanden schnell eine Pistole und Handschellen. Kurz beschrieb sie mir, wie sie sich verkleiden wollte. Nach ihren Beschreibungen hätte ich mich gerne von ihr verhaften lassen.

Zur Mittagszeit in der Anstalt bemerkte ich, dass Monaco Franze (Franz) nicht im Hause war, Horst allerdings laut in der Halle diskutierte.

Er freue sich, heute wieder mit seiner Partnerin zu tanzen, aber eigentlich wolle er hier weg.

So leid er mir tat, ich konnte sein Gerede nicht mehr hören und bemerkte eine innerliche Wut gegen diesen Typen. Daher ging ich direkt zum Mittag.

Silvi saß an ihrem Platz. Ihr schien es gut zu gehen.

Franz jedoch fehlte an ihrem Tisch. Henning sagte: »Der ist bestimmt wieder im 24.«

Das Mittagessen war wie immer sehr gut.

Gina und ich hatten unseren Spaß mit dem »Spucker« vom Nebentisch, der Legionär saß von sich überzeugt unnahbar am Nachbartisch, Geronimo war gut gelaunt und unterhielt sich angeregt mit einer neuen Blondine am Tisch und der alte Herr stierte mit wilden Augen Gina an.

Anschließend holte ich mir noch einen Espresso und setzte mich zu Erika in die Halle. Wo Erika war, war Manu nicht weit.

Kaum saß ich, kam Manu auf uns zu und fragte gleich: »Machen wir heute etwas zusammen?«

»Bin leider schon verabredet, vielleicht nächstes Mal.«

In ihrem Blick sah ich eine Art von Trauer und Wut, sie war tatsächlich verliebt in mich.

Nach ein paar Minuten kam Franca mit enger Jeans, schwarzer Lederjacke, ihren schwarzen schönen Stiefeletten und sogar leichtem Lippenstift in die Halle. Sie sah toll aus. Manu konnte kaum ihre Eifersucht unterdrücken und rief uns beleidigt hinterher: »Na, dann viel Spaß«.

Ich reagierte nicht und stolzierte mit der 10 los.

Heute suchten wir uns ein anderes kuscheliges Cafe aus, welches auch mit sehr viel Liebe eingerichtet war und leckeren Kuchen im Angebot hatte.

Wir redeten viel. Mit Franca wurde es nicht langweilig und sie nervte mich auch nicht, obwohl sie ununterbrochen reden konnte. Sie war ein sehr angenehmer Mensch.

Franca freute sich auf die Party und fragte mich, warum ich eigentlich nie mitkam. Eine richtige Antwort konnte ich ihr darauf nicht geben.

Die einzige Erklärung ist, dass ich noch so verknöchert und selbstquälerisch war, dass ich keine Lust hatte.

Nach dem sehr angenehmen Nachmittag kehrten wir in die Anstalt zurück und wurden von eifersüchtigen Blicken empfangen.

Franca wollte sich noch etwas hinlegen.

Beim Abendessen herrschte eine ausgelassene und fröhliche Atmosphäre. Viele freuten sich auf die Kostümveranstaltung im Gringo, nur ich versuchte jegliche positive Ablenkung von mir zu weisen. Je glücklicher andere Menschen wurden, desto trauriger wurde ich.

Deshalb bin ich auch kein Sommermensch: Denn je schlechter die Laune einiger Mitmenschen war, desto besser ging es mir.

Es war für mich ein großer Schritt, dass ich mich zu anderen Menschen in der Halle setzte.

Nina und Franca waren damals die einzigen, die dies erkannten und mich positiv unterstützten, so weiter zu machen.

Nach dem Essen ging ich wie fast jeden Tag in die Fitnessbude.

Heute waren nicht viele anwesend, da die meisten sich auf das Gringo vorbereiteten.

Ich stemmte mein Pensum an Gewichten, ging noch für 30 Minuten auf den Stepper und fühlte mich danach wie neu geboren. Auch wenn es mir oft nicht so gut ging im letzten Jahr, beim Sport hatte ich nie Probleme.

Ich kann jedem Depressiven nur raten, Sport zu treiben, denn es ist meiner Meinung nach das einzige Mittel, das sich immer positiv auf Körper, Geist und Seele auswirkt. Egal, was für einen Sport Sie treiben, ob Laufen, Walking, Schwimmen, einen Ballsport oder einen von Ihnen favorisierten Sport, führen Sie ihn regelmäßig aus. Die Hauptsache ist, es macht Ihnen Spaß, dann werden sich die Erfolge auch schon nach kurzer Zeit einstellen.

Noch in Trainingsklamotten setzte ich mich zu Manu an den Tisch in der Halle. Manu war mit ihrem Smartphone beschäftigt.

Ich verstehe diese Menschen bis heute nicht.

Nach einer Weile, es war schon 20.00 Uhr, hörte ich das laute Lachen von Marion und ein lautes Huii von Rita.

Sie liefen verkleidet um die Ecke und alle in der Halle freuten sich auf diesen Anblick. Marion und Rita hatten sich als Giraffen verkleidet und sahen wirklich sehr gut aus. Ich drückte beiden die Daumen, dass sie den Preis gewinnen würden. Selbst Manu hob den Kopf und sagte: »Die sehen richtig toll aus.«

Keine zwei Minuten später hatte Franca ihren Auftritt im Vorraum des Eingangsbereiches der Anstalt. Sie ging als Polizistin: Wie immer knallenge Jeans, die 10 prallte nur so nach hinten heraus, ihre berühmten Stiefeletten, Polizeimütze, Colt mit Gürtel und Handschellen umschlangen ihre faszinierende Taille. Außerdem war sie sehr gut geschminkt, wofür sie von einigen Frauen hier Anerkennung bekam.

Die drei verließen sehr gut gelaunt die Klinik Richtung Gringo. Ich wünschte ihnen viel Spaß und hätte am liebsten mitgemacht, aber noch war ich nicht so weit.

»Franca hat dir wieder gefallen, oder?« hörte ich es leise aus Manus Mund säuseln. Ich schaute sie an und nickte, dabei bemerkte ich, wie sie mich mit ihren leuchtenden schönen Augen verschlang.

Die kann dir noch gefährlich werden, dachte ich.

Die Nacht war für mich an diesem Abend wieder um 23:30 Uhr zu Ende.

Der Mob aus dem Gringo traf unüberhörbar wieder »zu Hause« ein. Zu hören waren die drei Mädels und Henning, der wohl sehr viel getrunken hatte.

Danach versuchte ich trotz Getaper auf dem Flur, quetschender Fahrstuhltür und den lauten Heizungsgeräuschen weiterzuschlafen.

Am nächsten Morgen war es sehr still und leer in der Halle. Alle schliefen wohl ihren Rausch aus.

Ich war gespannt, was die Mädels wohl erzählen würden und wie Franz den Abend gefunden hatte. Doch auch Franz war nicht im Frühstücksraum.

Langsam machte ich mir Gedanken. Selbst Dennis fragte mich nach dem Frühstück, ob ich Franz gesehen hatte.

Henning jedoch war trotz verquollener Augen pünktlich beim Frühstück.

»Franz war gestern im Gringo, hat kurz über den Tresen gekotzt und ist dann Richtung Innenstadt gegangen«, rief uns Henning zu.

Ich ging gerade an der Rezeption vorbei, als ich Monaco Franze draußen sah. Er schritt in alter Cowboymanier durch die Eingangstür, als ob er sagen wollte:

»Einen Whiskey, bitte.«

Schnell wusste ich, dass Franz durchgemacht hatte und noch stark angetrunken war. Angetrunken in der Klinik zu sein, führt zum Abbruch und man muss die Kosten selber tragen. Also näherte ich mich der Alkoholfahne.

»Franz, du kommst jetzt mit. Ich gehe neben dir und du setzt dich jetzt an den Tisch und isst etwas.«

Franz lallte: »Hoast scho' frühstückt? I war im 24«

»Ja Franz, habe ich schon. Bitte verhalte dich ruhig und wenn was ist, rufst du mich.«

Franz frühstückte brav und leicht auf dem Stuhl schwankend und begab sich dann auf sein Zimmer, um seinen Rausch auszuschlafen.

Von den Mädels war nichts zu sehen. Henning sagte: »War ein super Abend und Rita und Marion haben die Preise für die schönsten Kostüme gewonnen.«

Ich freute mich für die beiden.

Um 08.00 Uhr lief mir Rita über den Weg.

»Was machen wir heute Nachmittag? Gehen wir ins Eck, um Maibock zu trinken?«

Ich fragte mich, wo sie ihre Kondition hernahm.

Gegen einen Maibock hatte ich nichts einzuwenden.

»Klar, machen wir, aber ich sage Franca noch Bescheid«, antwortete ich ihr.

»Ich weiß nicht, ob sie mitkommt, sie hat gestern einen Typen kennengelernt.« Kurz darauf kamen Marion und Franca an die Rezeption. Wir gingen alle nach draußen und die Mädels berichteten von ihrem schönen Abend. Mir blieb wie immer nur das Zuhören.

Allerdings gab es wohl auch nicht so viel zu berichten. Horst hatte wieder aufgedreht und Emma bedrängt.

Er fühlte sich verliebt, sie aber nicht, wie mir berichtet wurde.

Kaum ausgesprochen, kam Horst nach draußen und schwärmte von dieser Frau.

Nach Hause fahren wollte er wohl trotzdem. Tatsächlich hatte Horst sich bereits Bahnkarten für die Rückfahrt gekauft.

Wir rieten ihm davon ab und schlugen ihm vor, dies mit seinem Therapeuten zu besprechen.

»Nein, mir ist alles egal, ich will hier weg. Diese Therapie bringt mir doch nichts.« Dabei konnte er stolz auf sich sein, denn er war der einzige, der es geschafft hatte, nach zwei Wochen das Rauchen aufzugeben. Es war allerdings sinnlos, mit ihm zu reden.

Bis zum Mittagessen ging ich noch an meine geliebten zwei Seen und machte ein paar schöne Fotos von der Umgebung.

Ich setzte mich auf die Bank und beobachtete die glücklichen Enten und Vögel.

Nach einem kurzen Sonnenbad ging ich zurück in die Anstalt, um an meinem Korb weiter zu flechten. Bis zum Mittag schaffte ich ein ganzes Stück.

Es ließ sich grob die Form eines Korbes erkennen. Ich war stolz darauf, als einziger Mann diesen Schritt des Flechtens gegangen zu sein, wenn mich auch manchmal mein Perfektionismus sehr daran hinderte, locker weiterzuarbeiten.

Nach dem Mittagessen verabredeten Franca, Rita und ich uns zum Kaffee trinken. Lisa wollte ebenfalls spontan mitkommen.

Lisa war eine Frau in meinem Alter ohne jegliches Selbstvertrauen, aber sonst ein ganz lieber Mensch Wir freuten uns, dass sie den Schritt getan hatte, uns zu fragen.

Gegen 15:00 Uhr versammelten wir uns zum Abmarsch in der Halle. Manu sagte traurig: »Heute gleich drei Frauen.«

Ich warf ihr einen Handkuss zu, drehte mich um und ging mit den Frauen in die Stadt. Wir gingen vorbei an unserer Eisdiele, in der es den guten Grappa gab, vorbei am Esoterikgeschäft, an den vielen Bäckereien, hin zu unserem Lieblingscafe, dem Quo Vadis.

Wie immer wurden wir vom älteren Ehepaar freundlich begrüßt. Heute gingen wir nach oben in die gute Stube, die gemütlich mit alten Möbeln eingerichtet war.

Es war eine lustige Runde mit viel »Huii« und »Fupp«.

Lisa taute langsam auf und erzählte ein wenig von ihrer nicht so gut laufenden Ehe.

Wir alle sprachen ihr viel Optimismus zu und wünschten uns, dass sie das offene Wort mit Kind und Mann finden würde. Ich war nicht überrascht zu hören, dass es immer noch Männer gab, die ihre Frauen schlecht behandelten.

Aus eigener Erfahrung mit dem weiblichen Geschlecht muss ich allerdings leider sagen, dass die Frauen es oft nicht anders wollen. Sie wünschen sich den verständnisvollen und lieben Mann, neigen aber oft zu den »Don-Geilo-Typen«, von denen sie nichts Gutes zu erwarten haben. Dabei sind dieses Typen meistens die größten Weicheier und Loser.

Nach über einer Stunde netten Zusammenseins beschlossen wir, ins Eck zu gehen. Das Eck war eine Sportkneipe für Fußballer, in der fast nur Männer verkehrten. Das weibliche Personal war allerdings toll in diesem Laden.

Wir betraten die verrauchte Kneipe und suchten uns einen Platz im Nichtraucherabteil.

Unsere Stimmung war ausgelassen. Die toll aussehende farbige Kellnerin nahm unsere Bestellungen auf. Rita und ich konnten kaum die Augen von dieser Schönheit lassen und bestellten wie in Trance unser erstes Maibock.

Zu unserer Verwunderung trank Lisa auch einen halben Liter Maibock mit uns mit.

»Was soll's«, sagte sie mit verweinten Augen, »ich will mir auch mal etwas gönnen und nicht immer zurückstecken.«

Franca unterhielt sich noch eine Weile mit Lisa. Rita und ich machten unsere Späßchen und bekamen langsam Hunger.

»Wollen wir hier bleiben und uns etwas zu Essen bestellen oder zum Abendessen zurück in die Anstalt?«, fragte Franca in die Runde.

Lisa wollte zurückgehen, mir schien, als ob sie mit dem einen Bier schon leicht betrunken war und gerne abbrechen wollte. Wir verabschiedeten uns von Lisa, die überglücklich über diesen Tag war und sich bei uns bedankte.

Nun saß ich mit den anderen Frauen in dieser Kneipe.

Mittlerweile tranken wir unser drittes Maibock. Auf meinem Weg zum WC entdeckte ich Franz am Tresen. Er machte keinen nüchternen Eindruck.

Den Kopf auf seine Hand aufgestützt, schaute er mich mit glasigen Augen an. Er war nicht mehr in der Lage, die andere Hand zum Gruß zu heben, daher ließ ich ihn unbeachtet sitzen und ging weiter zum WC.

So vergingen viele Stunden. Franca und ich schauten

uns an und meinten, dass es Zeit wäre zurückzugehen. Rita konnte sich kaum auf den Beinen halten, Franca und ich hatten allerdings ebenfalls Mühe, den Rückweg geraden Schrittes zurückzulegen.

»Was macht eigentlich Marion heute?«, fragte ich so spontan auf unserem Rückweg.

»Mir scheint, sie ist in der letzten Zeit nicht so glücklich.«

»Ach, scheiß Männer«, lallte Rita. Sicherlich machte Marions Ehemann wieder Stress. Franca bestätigte meine Vermutungen.

In der Klinik angekommen, verabschiedeten wir uns voneinander und gingen schlafen.

Der nächste Tag begann hektisch: 07:30Uhr: Wirbelsäulengymnastik.

24. Februar	07:30 Uhr	Wirbelsäulengymnastik
	14:15 Uhr	Walken

Heute hatten wir kein Glück, denn der General war wieder im Anmarsch und öffnete uns die Sporthalle.

Ich fand diese Frau interessant: Ihr verhärmtes Gesicht gepaart mit der tollen Figur, dem generalistischen Ton und einer unzufriedenen Ausstrahlung hatte eine gewisse Wirkung auf mich.

Ich fand schon immer komplizierte Frauen anziehender, nie die lieben und netten. Nach einer Stunde Quälerei ging ich in den Werkraum, um meinen Korb weiter zu flechten.

Ich verbrachte zwei Stunden im Werkraum.

Was wohl meine Mutter sagen wird, wenn ich ihr den Korb

überreiche, dachte ich. Entweder »oh schön« oder »den hast du doch nicht selbst gemacht.«

Ich fand mich geistig mit der zweiten Äußerung ab.

Heute stand nicht mehr viel auf dem Plan, lediglich Walken um 14:15 Uhr, daher hatte ich noch viel Freizeit.

Ich zog mich kurz um und beschloss, zum Schnäppchenmarkt zu gehen.

Es war eine schöne Strecke zum Spazierengehen. Außerdem beobachtete ich gern Kunden beim Kaufen.

Bevor ich nach draußen ging, setzte ich mich mit Lisa zusammen und plauderte kurz über den gestrigen Abend. Lisa war glücklich und voller Selbstbewusstsein. Sie berichtete mir, dass sie noch nie so einen schönen Tag erlebt hatte und dies zu Hause jetzt öfter machen würde.

Gina setzte sich zu uns und sagte mit leuchtenden Augen:

»Ist das deine Mutter? Ihr habt Ähnlichkeit von den Augen her.«

Lisa und ich schauten uns an. Für Lisa musste diese Aussage demütigend gewesen sein, denn schließlich war sie genauso alt wie ich.

»Gina, das ist nicht meine Mutter, das ist Lisa, eine Mitpatientin.«

Gina war es sichtlich peinlich und lachte verlegen.

»Das tut mir leid, ich dachte, es wäre deine Mutter.«

Schnell ging ich nach draußen.

Auf dem Hin- und Rückweg machte ich mir Gedanken über die kommende Zeit. *Eigentlich gar nicht schlecht hier,* dachte ich und in mir machte sich ein gewisses heimatliches Gefühl breit.

Warum? Es ging mir einfach gut. Wer weiß, ob dieses schöne Gefühl noch das Jahr überstehen würde.

Ich glaubte nicht daran und schon grübelte ich über meinen jetzigen Arbeitgeber. *Nein, ich will nicht daran denken, ich will nicht, dass es mir wieder schlecht geht*, dachte ich und versuchte auf dem Rückweg, an etwas Schönes zu denken.

Es gelang mir, wenn auch mit viel Mühe, an die Rente zu denken.

Wie schön muss es sein, wenn ich in Rente bin. Doch bis dahin ist es noch ein langer Weg.

Zurück in der Halle angekommen, sah ich Marion verweint und aufgeregt mit Rita sprechen.

»Was ist los?« fragte ich. Marion zeigte mir daraufhin eine SMS, die ihr Mann geschrieben hatte. Jeder Mann würde sich wohl freuen, wenn die Frau ihn während der Reha besuchen kommt. Bei ihrem Mann war es nicht der Fall.

In einer kurzen und genervten Art und Weise machte er ihr klar, dass er sie nicht sehen wollte. »Werde erstmal gesund, dann können wir reden.«

»Lass ihn laufen, er hat dich nicht verdient«, sagte ich zu Marion. Rita pflichtete mir bei und versuchte Marion zu beruhigen.

Einen Moment später setzte ich mich zu Manu. Sie erzählte mir von Horsts Tanzpartnerin. Das Ganze schien jetzt zu eskalieren.

Wir fragten uns, was man unternehmen konnte. Da ich Horst immer noch als sehr gefährlich einstufte, sagte ich zu Manu, dass dies nur die Therapeuten und die Betroffenen unter sich lösen könnten. Sie gab mir Recht und wollte es Emma ausrichten.

Um etwas abzulenken, fragte ich Erika, die wie immer mit am Tisch saß, was aus ihrem Schreiben an die Klinikleitung bezüglich des Vorfalles im Speisesaal geworden sei.

»Klaus, du hast alles richtig vorhergesehen, erst hat uns die Leitung an das Sekretariat verwiesen, das Sekretariat hat uns aber an die Geschäftsleitung zurückverwiesen, mit der Begründung, sie könne ohne Absprache mit der Geschäftsleitung keine Termine vereinbaren.«

Einfach lächerlich, dachte ich, *wozu ist denn ein Sekretariat sonst zuständig?*

»Dann haben wir ihr einfach das Schreiben übergeben und dieses hier nach ein paar Tagen zurückbekommen.«

Erika zeigte mir das Schreiben, welches meine vorhergesagten Äußerungen bis auf wenige Worte bestätigte.

Leider hatte das Schreiben genau den Erfolg, den es mit diesem Politikergequatsche auf Bürger bewirken sollte: Resignation.

Erika sagte: »Wäre ich hier nicht zur Reha, würde ich weiter gehen und den Herren zu Rede stellen, aber ich will mich nicht unnötig aufregen.«

»Du hast Recht, aber du siehst auch, sie haben wieder das erreicht, was sie erreichen wollten.«

Erika und Manu nickten nur kurz.

Am Mittagstisch entschuldigte sich Gina noch einmal für ihre Verwechselung von heute Morgen.

Gina war sehr erstaunt darüber, dass Lisa mein Alter hatte.

»Da kannst du mal sehen, was es ausmacht, wenn eine Frau ständig erniedrigt und klein gehalten wird. Sie werden irgendwann alt.«

Heino berichtete kurz von seinem Wochenendbesuch bei seiner Familie und mein Nachbar fragte mich über die einen oder anderen Therapiepunkte aus.

Meine »Verlobte«, die ich schon lange nicht mehr gesprochen hatte, kam zu mir an den Tisch, legte den Arm um meine Schulter und fragte, ob es mir gut ginge. Anscheinend sah ich heute sehr traurig aus. Abgesehen von den schlaflosen Nächten hatte mir das Maibock seine Wirkung ins Gesicht getrieben.

Der ältere Herr konnte wieder einmal nicht die Finger von Gina lassen und Geronimo saß wie so oft völlig apathisch am Tisch.

Schade, dachte ich, *einige Wochen sind schon vergangen und bei vielen ist keine Besserung zu erkennen.*

Mit einem Male stand Rita neben mir und hielt mir ihren Salatteller unter die Nase.

»Schau mal Klaus, ist das nicht eklig?« Auf dem Teller befand sich eine große Kakerlake. Ein paar Sekunden dachte ich, sie wäre echt, hatte aber Ritas Streich schnell durchschaut und sagte:

»Das ist ja eine Sauerei, guck mal, Gina.« Ein kurzer Aufschrei von Gina lenkte alle Blicke in unsere Richtung. Gina hatte im ersten Augenblick nicht erkannt, dass es sich um eine Attrappe handelte.

Nachdem ich es ihr erklärt hatte, war das Gelächter wie immer bei Ritas Späßchen groß. Sie wollte sogar noch einen Schritt weiter gehen und das Viech auf die Salatbar setzen. Ich konnte Rita nur mit Mühe davon abhalten.

»Lass es, wir fliegen sonst raus, es gibt nur Ärger.«

Rita setzte sich wieder an ihren Tisch und alles war wieder ruhig.

Nach dem Essen schrieb ich Cora eine Email, das ich froh sei, wenn hier alles vorbei wäre. Ich schrieb ihr, dass ich mich freute, sie an der Ostsee wiederzusehen.

Aber dachte ich wirklich so? Ich war mir mittlerweile sicher, dass ich nicht so fühlte.

Einerseits wollte ich zurück, andererseits nicht.

Ich hatte keine Lust auf den täglichen Arbeitsstress und die Diskussionen mit Cora. Ich war mir sicher, dass ich sie nicht liebte.

Das Schöne an einer Email ist es, dass ich keine direkte Reaktion beim Schreiben bekomme und ich nicht umgehend antworten muss.

Schnell und feige sendete ich die Email ab und schaltete

den Laptop aus. Anschließend zog ich mich um und freute mich auf das Walken.

Wir trafen uns unten vor der Geräteausgabe.

Emma diskutierte ängstlich mit Manu, die mich fragte, was sie machen solle.

Horst schrieb ihr nach wie vor Liebesbriefe und ließ sie nicht in Ruhe. Ich riet der Frau die Briefe nicht zu öffnen, zu ihrem Therapeuten zu gehen und ihm die Briefe zu übergeben mit der Bitte, dem Klienten die Situation zu schildern. Sie war erleichtert und versprach uns, dies gleich nach dem Walken zu tun.

Als ich an der Rezeption vorbei ging, hörte ich, wie Horst erneut einen Brief in das Postfach der Dame legen ließ. Einer von uns, ich glaube, es war Henning, sagte zu ihm:

»Wenn du dich da mal nicht verrennst.«

»Nein, auf keinen Fall, sie tanzt ja immer mit mir.«

Horst bemerkte nichts. Mir schien, als ob er keinerlei Erfahrungen mit Frauen gemacht hatte.

Zwar war ich aufgrund seines Verhaltens sehr aufgebracht, wollte mich aber nicht in die Situation einmischen, denn ich wusste nicht, wie Horst reagieren würde. So setzte ich mich weit ab von Horst an einen anderen Tisch.

Marion lief an mir vorbei, während sie noch immer SMS schrieb.

Sie sah mich, drehte sich um und bat mich nach draußen zu kommen.

»Klaus, ganz ehrlich, was hältst du von den SMS meines Mannes?«

»Ich kenne deinen Mann zwar nicht, aber so wie ich es lese, will er dich los werden. Ich weiß, es ist schwer, aber trenne dich, bevor es schmutzig endet.«

Sie sah mich ernst mit verweinten Augen an und wimmerte: »Das werde ich tun.« Rita ging vorbei, nahm Marion in den Arm und ging mit ihr spazieren. Ich ließ die beiden alleine und verschwand auf mein Zimmer.

Um mich etwas abzulenken, surfte ich im Internet, schrieb Cora und telefonierte mit meinen Eltern. Die Zeit bis zum Abendessen verstrich wie im Fluge.

Gedankenversunken bediente ich mich beim Abendbrot an der Salatbar, legte mir Brot und Aufschnitt auf meinen Teller und schlich mich am Tisch von Horst vorbei.

Marion und Rita fehlten diesmal an ihrem Tisch. Franca berichtete mir, dass es Marion schlecht ginge und Rita sich der Sache angenommen hat.

Beruhigt setzte ich mich an meinem Tisch, an dem schon wieder der alte Herr stand und das goldene Haar von Gina streichelte.

Wie langweilig, langsam kann er sich auch einmal etwas anderes einfallen lassen, dachte ich.

Schnell verwickelte ich Gina in ein Gespräch, sodass er von ihr abließ und sich beleidigt an seinen Tisch mit Geronimo setzte.

Geronimo hatte seine neue Tischnachbarin bereits in Beschlag genommen.

Die Frau sah zwar auf den ersten Blick gut aus, wirkte allerdings etwas billig. Heute wollten die beiden wohl ins Gringo, denn die Frau trug ihre langen blonden Haare offen und der kurze Mini betonte ihre schönen Beine, umhüllt von einer schwarzen, leicht glänzenden Strumpfhose. Des Weiteren trug sie Schuhe mit einem extrem hohen Absatz und entsprechend grazil bewegte sie sich durch die Gänge.

Ich hatte den Eindruck, dass sie die Blicke genoss. Geronimo hingegen wirkte etwas hilflos, als wisse er nicht, wie er mit dieser Frau umzugehen hätte.

Nach dem Essen setzte ich mich zu Franz und Silvi. Silvi ging es recht gut heute Abend.

Es schien mir, als ob ihr damaliger Freund wieder versuchte, mit ihr anzubändeln. Franz wirkte müde und schlecht gelaunt und ich dachte an seine vorangegangenen nächtlichen Aktionen.

Jetzt noch eine Runde Pumpen und dann gehe ich schlafen.
Ich machte mich auf den Weg in die Fitnessbude. Torsten war schon vor mir dort und stemmte fleißig die Gewichte. Ich sah, dass Sport auch sein Ventil war, um mit einigen Situationen und Gedanken umgehen zu können.

Nach zwei Stunden hörte ich auf, ging auf mein Zimmer und legte mich schlafen.

25. Februar	08:00 Uhr	Deprigruppe
	14:00 Uhr	Gymnastik
	17:00 Uhr	Feldenkrais

Ich stand jetzt vor dem Beginn der vierten Woche und musste wieder an die Worte meiner Damen aus der ersten Woche denken.

Die Zeit hier vergeht wirklich schnell und alles ist so selbstverständlich geworden. Das Leben war vergleichbar mit dem Leben im Dschungel: Zufrieden den Tagesablauf leben, funktionieren und auf der Hut sein, nicht mit geschickt gestellten Fragen in ein Fettnäpfchen zu treten.

Heute stand Deprigruppe auf dem Plan, außerdem hatte ich Sport mit Marco und Gina und Feldenkrais.

Es war ein herrlicher Tag und zudem sehr warm für diese Jahreszeit. Wir konnten fast im T-Shirt spazieren gehen. Es erinnerte mich wieder an die langen einsamen Spaziergänge an der Ostsee, bei denen ich meine negativen Gedanken versuchte zu vergessen.

Einfach den Drachen steigen zu lassen oder nur am Wasser sitzen und in die Ferne schauen ist Balsam für die Seele.

Nach dem Frühstück las ich in dem Skript »Gruppenprogramm zur Bewältigung von Depressionen«.

Einige Lösungsvorschläge hatte ich bereits mit Erfolg ausprobiert, andere wollte ich nicht verstehen oder wie

Silvi es immer treffend sagte: »Wir wissen, was wir falsch machen, aber wir finden nicht den Schalter, es umzukehren.«

Was uns oft angeraten wurde und auch im Skript stand: »Heute tun Sie außer ihren Pflichten noch etwas, das Ihnen Spaß macht.« Oder »Sie raffen sich auf und machen das, was sie schon lange tun wollten oder Spaß macht.«

Das Ergebnis dieser Maßnahmen sollte sein: »Ihre Stimmung wird immer besser und Sie planen weitere Unternehmungen, die Ihnen Freude bereiten.« Oder:

»Sie freuen sich über Ihren Erfolg oder die Aktivitäten, dadurch verbessert sich Ihre Laune.«

Dies wussten wir zwar, doch wie war unser Ergebnis? Ich unternahm Dinge, die mir Spaß machten, beispielsweise das Fotografieren oder Sport, auch unternahm ich jetzt spontane Dinge, denn ich ging bisweilen alleine ins Cafe oder in die Eisdiele, doch die oben genannten Ergebnisse bewirkten lediglich wenige Minuten ein positives Ergebnis. Anschließend waren wir wieder depressiv, grübelten viel und fühlten wie vorher.

Vielleicht fehlte uns einfach auch nur das verständnisvolle soziale Umfeld, welches uns mit aufmunternden Worten weiter in die positive Richtung treiben konnte.

Wir wussten, dass die Spirale der negativen Gedanken nicht gut für uns war und wir wussten auch, dass es Wege gab, die uns aus der depressiven Stimmung herausführen konnten.

Allerdings hatten wir das Gefühl, dass eine unbekannte Kraft unsere Hand vom Schalter wegzog. Vielleicht fühlten wir so, weil wir uns in unseren Gedanken bereits so wohl fühlen, dass alles Neue nur schlechter schien.

Wieder erinnerte ich mich an die Sätze von Frau Senger über Gedanken: *Es sind doch nur Gedanken, Herr Hinz, bewerten Sie doch nicht immer alles gleich.*

Wie Recht sie immer hatte, aber dieser Mechanismus der Gedankenführung war in mir vorprogrammiert.

Es war 08:00 Uhr, wir versammelten uns wieder vor dem sehr hellhörigen Raum und warteten auf unseren Dozenten. Karla spielte heute wieder ihre Mitleidstour. *Warum kommst du eigentlich noch her*, dachte ich, *geh doch gleich zum Raucherstand und zieh dort deine Show ab.*

Selbst der Legionär sah sie von der Seite mit verdrehten Augen an.

Recht pünktlich erschien heute unser Psychologe und schloss den Raum auf. Wir setzten uns in unserer gewohnten Sitzaufteilung, Rita links von mir und Silvi rechts von mir, hin.

Was uns wohl heute wieder Langweiliges erwartet? Hoffentlich nicht wieder seine Spielereien wie beispielsweise durch den Raum gehen und spüren, was wir empfinden. Ich glaube, dann gehe ich diesmal auch nach draußen.

Er überreichte uns eine Liste, auf der angenehme Tätigkeiten aufgeführt waren. Am Ende waren zwei Spalten gezeichnet. Die eine Spalte sollte die Häufigkeit kennzeichnen und die andere Spalte die Annehmlichkeit der Tätigkeit. Diese sollten wir nun bewerten.

Es war erstaunlich herauszufinden, dass ich Tätigkeiten, die ich früher gerne und oft unternommen hatte, nicht mehr auf meinem Lebenszettel standen. Früher war ich oft ins Theater gegangen oder Boot gefahren. Lange jedoch hatte ich mich meinen Leidenschaften nicht mehr hingegeben.

Genau dies sollte das Ausfüllen der Liste erreichen.

Wir diskutierten sehr lange über dieses Problem, da hörte ich Silvi leise in meine Richtung sagen: »Das weiß ich doch alles, aber wie werde ich denn wieder gesund?«

Ich war schon einen Schritt weiter als Silvi und versuchte ihr daher nach der Stunde zu erklären, dass sie eine schöne Aktivität planen und erleben sollte, damit sie wieder ein Erfolgserlebnis hätte.

Dies war allerdings leichter gesagt als getan, denn wir waren beide alleine und hatten keinen Freundeskreis mit Freunden, die auf unsere Krankheit eingingen und sich mit uns darüber unterhielten.

Im Gegenteil, diese Krankheit wurde totgeschwiegen oder überhaupt nicht verstanden, nicht einmal von dem eigenen Partner.

Bei mir gab es nur eine Person, die mich verstand und auch heute noch versteht: Eine gute Freundin, die ich schon seit meinem fünfzehnten Lebensjahr kenne, denn diese Frau hat diese Krankheit ebenfalls durchlebt.

Nach dem Kurs hatte ich viel Freizeit und ging bei diesem schönen Wetter alleine in die Natur.

Ich hatte mir vorgenommen, noch einmal auf den hohen Berg zu gehen, um meine Grenzen auszutesten.

Gemütlich und in aller Ruhe erklomm ich die steilen Stufen des kleinen Berges. Oben angekommen genoss ich eine herrliche Aussicht.

Meine Angstzustände waren weniger geworden. Etwas mulmig fühlte ich mich zwar, doch als ich wieder hinabstieg, überkam mich ein sonderbares wohliges Gefühl.

So wie damals, als ich noch in der Lehre war und ein Radio oder einen Fernseher zum Laufen bekommen habe.

Endlich hatte ich wieder einmal etwas geschafft. Hatte ich die Spirale der Depression etwa schon umgedreht? Vielleicht, Zweifel hatte ich noch.

Unten angekommen setzte ich mich an den See und überlegte, was ich Cora zu ihrem bald stattfindenden Geburtstag schenken sollte.

Rosen kommen immer gut, dachte ich. Spontan machte ich mich auf den Weg in den Ort, um einen Fleuropladen zu suchen.

In einer der Gassen fand ich den einzigen Fleuropladen

im Ort. Ich bestellte die Rosen und teilte dem etwas genervten Verkäufer mit, wann die Rosen ankommen sollten.

Wohl war mir bei diesem Menschen nicht, der nicht einmal in der Lage war, mir eine richtige Rechnung zu drucken. Schnell kritzelte er auf ein Stück Papier Summe und Anzahl der Rosen.

Erst auf dem Rückweg stellte ich fest, dass er mir fünf Euro zu viel abgezogen hatte. Ich drehte mich sofort um und reklamierte, was schließlich eine meiner Spezialitäten war, wenn etwas nicht funktionierte. Glücklicherweise wurde mir der Betrag erstattet.

In der Klinik angekommen setzte ich mich noch ein wenig an den Tisch von Manu und einigen anderen.

Erika nahm mich zur Seite und flüsterte mir ins Ohr: »Klaus, die Manu mag dich, besuch sie doch mal auf ihrem Zimmer.«

Oh ha, dachte ich, *das lass mal lieber sein. Wenn ich erst auf dem Zimmer bin, wissen wir wohl alle, wo das enden kann.*

Manu blinzelte mich mit ihrem Smartphone spielend an: »Kommst du mich einmal auf meinem Zimmer besuchen?«

»Weiß nicht, ob das so eine gute Idee ist. Du weißt doch, dass ich eine Freundin habe und fremd gehe ich nicht.«

Damit hatte ich das Thema schnell abgehakt.

Nach dem Mittagessen ging ich aufgrund des schönen Wetters vor die Tür.

Marco lief mir über den Weg und sagte kurz: »Bis gleich, wir spielen heute Federball im Freien.«

Wie lange hatte ich kein Federball mehr im Freien gespielt? Es musste Jahre her sein.

Um 14:00 Uhr trafen wir uns vor der Fitnessbude zum Spielen.

Aufgrund des Wetters waren wir heute nur sechs Leutchen, unter uns eine zwar hübsche, aber durchaus attraktive Bankerin, mit der ich zusammen spielte.

Wir unterhielten uns flüssig und mir fiel auf, dass sie ausgesprochen gute Laune hatte.

Ich fragte sie, was die Gründe für ihre gute Laune wären und wie viele Wochen sie noch bleiben würde.

»Ich habe heute nach meinem Psychologengespräch telefonisch bei meinem Chef gekündigt. Es geht einfach nicht mehr und meine Gesundheit ist mir einfach wichtiger.«

Ich bewunderte sie. Ihren Schilderungen nach hatte sie ähnliche Grinsemannprobleme wie ich in der Firma.

»Toll, da zieh' ich den Hut vor dir«, sagte ich und hätte am Liebsten den nächsten Telefonhörer genommen, um meinen Chef anzurufen. Doch ich war einfach zu sicherheitsbewusst und hatte noch immer die Hoffnung, dass es sich nach der Reha bessern würde. Sie erzählte mir von ihrer Leidensgeschichte und ich berichtete ihr meine. Wir spielten gut zusammen, denn wir hatten beide damals viele Jahre Squash gespielt. Das sah auch Marco, der immer wieder neidisch unsere Ballwechsel kommentierte.

Nachdem wir uns ausgepowert hatten, wechselten wir kurz die Spielpartner. Ich hatte diesmal das Vergnügen mit der Frau von Geronimos Tisch.

Sie war recht sportlich und gab sich Mühe, meinen Ballwechseln zu kontern. Immer wieder hatte ich sie in ihrem Mini vor Augen, was mich beim Spielen etwas aus der Fassung brachte.

Vor 30 Jahren wäre sie mein Typ gewesen: Klein, schlank, dunkle Augen. Lange Haare und etwas frech. Doch heute war sie eine Raucherin und eine typische Actionfrau. Sie musste ständig unterhalten werden.

Spontan fiel mir Cora ein, die so gar nicht meiner Federballpartnerin entsprach: Klein, pummelig, kurze blonde Haare, keine braunen Augen.

Aber sie war ein herzensguter Mensch und half mir immer.

Nach etwa fünf Minuten machte sich die Raucherlunge meiner Partnerin bemerkbar und sie gab auf. Wir plauderten noch ein wenig mit Marco und setzten uns auf die Bank, um uns zu sonnen.

Die Zeit verging, daher musste ich bald aufstehen und meinen Feldenkraiskurs besuchen.

Ich freute mich jedes Mal auf unseren Meister, der eine professionelle Feldenkraisausbildung absolviert hatte und uns heute davon erzählte.

Mich interessierte die Ausbildung und ich fragte ihn, was solch eine Lehre kosten würde. Er machte mir deutlich, dass es nicht ganz günstig sei, so um die Fünfzehn- bis zwanzigtausend Euro musste man ausgeben.

Eine Stange Geld, dachte ich, *aber dafür kann er mit dieser Ausbildung viele Menschen glücklich machen.*

Mit leiser warmer Stimme gab unser Meister die Bewegungsabläufe vor.

Heute saßen wir im Gegensatz zu den anderen Tagen auf Stühlen.

Ich war gespannt auf die Wirkung im Sitzen. Im Sitzen waren die Übungen etwas weniger fordernd und langweiliger, aber das Ergebnis sollte nicht lange auf sich warten lassen.

Der Abschluss war wie immer unglaublich: Ich fühlte mich frei, leicht und ausgeglichen. In diesem Zustand ging ich langsamer als sonst zum Abendessen.

Hauptgesprächsthema im Saal war Horst mit seiner unsinnigen Anmache auf seine Tanzpartnerin aus dem Gringo.

Ich konnte mir vorstellen, dass diese Geschichte in den nächsten Tagen eskalieren würde.

Nach dem Abendessen ging ich sofort auf mein Zimmer und dachte über den Tag nach.

Mir ging die spontane und sicher gesundheitlich richtige Entscheidung meiner Federballpartnerin, die heute ihren Job gekündigt hatte, nicht aus dem Kopf.

Wie wunderbar wäre es, wenn ich jetzt den gleichen Schritt gehen würde, denn ich wusste, dass auch ich zukünftig gesünder leben würde.

Leider war ich für diese Entscheidung nicht mutig genug: Mein verdammtes Sicherheitsdenken blockierte mich in solchen Entscheidungsphasen immer wieder.

Was passiert, wenn ich in die Arbeitslosigkeit rutsche, denn in meinem Alter einen Job zu finden, ist so gut wie aussichtslos.

Komme ich dann mit dem Geld aus?

Wie reagieren Freunde auf mich, wenn die meisten aufgrund meiner Krankheit jetzt schon auf Abstand gehen?

Wie reagiert eine neue mögliche Partnerin auf die Aussage, dass ich arbeitsuchend bin?

Was ist, wenn ich keinen Job mehr finde und mein jetziger Rentenanspruch auf dem jetzigen Stand stehen bleibt, reicht das für ein zufriedenes Leben?

Wiederum war der Gedanke, in die Firma zurückzukehren, nicht minder quälend als die oben genannten Sorgen.

Also lenkte ich mich ab, indem ich Emails schrieb. Ich legte mich wieder früh in mein Katastrophenbett, hörte noch ein Hörspiel und schlief schließlich ein.

Kapitel 6

Vierte Woche

Der nächste Tag begann locker:

26. Februar	11:00 Uhr	Walken
	14:00 Uhr	Progressive Muskelentspannung
	15:00 Uhr:	Qi Gong
	17:00 Uhr:	Feldenkrais.

Unser Frühstück war heute wieder einmal dem Spucker vom Nachbartisch gewidmet. Heino imitierte ihn und sprach ihn dabei sogar an. Gina konnte sich vor Lachen nicht mehr halten, aber der Neue verstand diesen Humor nicht. Ich schaute mir das Schauspiel genüsslich von meinem Platz aus an.

Heino lenkte die Konversation so geschickt, dass der Spucker Gina eine Frage stellte. Dabei lief ihm seitlich aus seinem Mund das Rührei heraus. Gina konnte vor Lachen nicht einmal antworten und lenkte die Schuld auf mich und sagte, dass sie lache, weil ich heute so viel Quatsch machte.

Es war herrlich zu sehen, wie Gina sich in den letzten Tagen so positiv verändert hatte. Ich bemerkte auch, dass ihr das Essen und Trinken nicht mehr so schwer viel wie zu Beginn ihrer Rehazeit. Ich wünschte mir, dass sie ihre Angst in der verbleibenden Zeit bewältigen würde.

Nach dem Frühstück ging ich in die Werkstatt, um meinen Korb zu vervollständigen.

Die Damen waren gut gelaunt und erzählten von ihren

Kindern und ihrer Familie. Bei einigen hörte ich massive Probleme mit dem Mann heraus, so auch bei der Ostfriesin, die immer so stark und selbstbewusst schien.

Sie berichtete oft von ihren Tätigkeiten auf dem Hof, sodass ich das Gefühl hatte, dass sie sich hinter ihrer Arbeit versteckte, um nicht mit dem Partner zusammen zu sein.

In meinen früheren Berufsjahren hatte ich einen Kollegen gehabt, der am Morgen mit mir der Erste im Büro war, abends allerdings immer der Letzte. Ich stellte ihm eines Tages die Frage: »Was baust du denn für Überstunden auf? Die kannst du doch unmöglich abbummeln. Oder stimmt etwas zu Hause nicht?«

»Ach Klaus, sei froh, dass du nicht verheiratet bist. Ich bin froh, morgens meiner Frau aus dem Wege zu gehen und am Ende des Tages so wenig wie möglich mit ihr zu tun zu haben, ist doch eh alles gelaufen mit der Ehe.«

Ich antwortete: »Sei dir nicht so sicher, dass mein Leben besser ist, das Singleleben ist auch nicht so schön, das kann auch krank machen.«

Im Laufe unsere Korbflechtstunde bemerkte ich durch Äußerungen der Ostfriesin, dass es ihr ähnlich ging wie meinem Arbeitskollegen.

Hier war es wohl nur eine Frage der Zeit, wann einer der beiden fremd gehen würde. Die wenigsten haben den Mut, ihre Eheprobleme zu diskutieren und gemeinsam im Guten einen Schlussstrich zu ziehen.

Lieber wahrten sie den Schein und lebten wie Bruder und Schwester nebeneinander. Wie arm waren Menschen eigentlich?

Mein Korb nahm langsam Formen an und sah für den ersten Versuch gar nicht so schlecht aus.

Nach einer Stunde Flechterei legte ich meinen Korb in

das Regal und ging bis zum Beginn des nächsten Termins auf mein Zimmer, um in meinem Buch zu lesen.

Um 11:00 Uhr ging ich zum Walken und freute mich auf Manus leuchtende Augen. Fühlte ich doch mehr, als ich zugeben wollte?

Nein, das darf ich auf keinen Fall zulassen, da eine Fernbeziehung doch nicht von Erfolg gekrönt ist.

Dennoch war sie schön anzusehen in ihrer engen Hose. Im Laufe der Stunde kamen wir auf das Thema Horst zu sprechen. Emma berichtete mir, dass sie wieder einen Brief bekommen hatte, diesen allerdings nicht geöffnet hatte. Nach dem Walken wollte sie diesen Umstand mit ihrer Therapeutin besprechen.

Bravo, dachte ich, *jetzt nimmt alles seinen Gang.*

Nach dem Walken ging ich gleich zum Mittagessen. Horst war nicht zu sehen. Mir wurde berichtet, dass er auf ein sichereres Zimmer ohne Balkon verlegt worden sei. *Jetzt wird es ernst. Wenn das mal nicht eine Nummer zu viel für den lieben Horst ist,* dachte ich.

Franca, Henning, Franz und ich setzten uns nach dem Essen in die Halle.

Plötzlich lief Horst um die Ecke und berichtete aufgedreht, was der Therapeut mit ihm besprochen hätte. Er war sehr aufgebracht, dass er verlegt worden war.

»Ich mache hier gar nichts mehr mit! Ich will nur noch nach Hause und wenn es so weiter geht, hau ich sie alle um, die mir noch in die Quere kommen.«

Franca versuchte ihn zu beruhigen, Henning verdrehte allerdings die Augen und sah mich an.

Ich konnte mich nicht zurückhalten, als Horst sagte, dass er jetzt auf sein Zimmer gehen und sich nicht mehr blicken lassen würde: »Ja, mach das, schließ ab und schmeiß den Schlüssel aus dem Fenster.«

Horst zog wutentbrannt ab. Dass meine Äußerung Folgen für mich haben sollte, erfuhr ich allerdings erst später.

Um 14:00 Uhr ging ich zur progressiven Muskelentspannung. Ich wollte diesem Kurs noch eine letzte Chance geben, allerdings merkte ich schnell, dass es mir nicht gelang.

Es war schön zu sehen, wie Franca mit geschlossenen Augen sehr entspannt auf ihrem Stuhl saß und den Übungen folgte, doch ich konnte mich nicht auf ihre Art fallen lassen.

Nach dem Kurs freuten wir uns beide auf Qi Gong, denn wir hatten schon viel Gutes von diesem Kurs gehört. Vorher ging ich noch einem kurz nach draußen, um frische Luft zu schnappen.

Rita ging zu mir und sagte mit ernstem Ton: »Ich soll dir von Horst ausrichten: Der Kleine soll sich vorsehen, sonst hau ich ihn um.«

Meine Vorahnung war richtig gewesen.

»Wo ist er denn? Den schnappe ich mir«, entgegnete ich Rita. Ich kochte und wollte ihn unbedingt zu Rede stellen. Sie wusste auf meine Frage allerdings keine Antwort, daher suchte ich ihn in den Räumen und draußen, leider ohne Erfolg. Torsten versuchte mich vor der Tür zu beruhigen, was ihm aber nicht gelang.

Was für eine Weichei, dachte ich über Horst. *Andere ziehen seit Wochen über ihn her und ich mache eine kleine Äußerung und er will mich angreifen, nur weil ich klein bin? Wenn er sich da mal nicht geschnitten hat, denn vor großen Menschen habe ich wirklich keine Angst.*

Ich lief die Straße herunter, um den Kerl zu stellen. Leider hatte ich keinen Erfolg. Aufgeregt und geladen ging ich schließlich zum Qi Gong.

Der Kurs war mit unserer Kerntruppe besetzt: Rita, Franca, Marion und Franz. Eine etwas ältere, aber durchaus in jungen Jahren attraktiv gewesene Dame erzählte uns etwas über die Lehre von Qi Gong.

Qi-Gong ist eine Methode für ein gesundes und langes

Leben. Durch Qi-Gong kann man das Zusammenspiel von Atmung, Bewegung und Konzentration deutlicher wahrnehmen. Qi wird in Fluss gebracht – was bewirkt, dass wir uns nach den Übungen erfrischt, gelöst und entspannt fühlen.

(3 Qi-Gong ist seit ungefähr 3000 bis 4000 Jahren bekannt, wurde aber bis in die 50er Jahre des 20. Jahrhunderts nur mündlich überliefert. Es gibt mittlerweile mehr als 3000 verschiedene Arten von Qi-Gong. 3)

Ich konnte mich aufgrund meiner Aufregung kaum konzentrieren und schaute häufig nach draußen, da ich hoffte, Horst zu entdecken.

Die Dame, den Namen habe ich leider nicht mehr in Erinnerung, nur ihr phantastisches Aussehen, gepaart mit einer wunderbaren Aura, machte uns die ersten Übungen vor, die sehr lächerlich aussahen. Mit den Armen fingen wir den Kosmos auf und brachten ihn zu unserer Mitte. Dann wiederum machten wir eine Art Schlangenbewegung mit unseren Armen, strichen uns anschließend über Arme, Bauch und Beine und richteten uns langsam wieder auf.

Wir lachten und die Stimmung lockerte sich. Als wir allerdings eine Übung ausführen sollten, bei der wir unseren Körper und das Gesicht abzuklopfen mussten, war es um uns geschehen.

Ich sah die Mädels an und musste einfach loslachen. Marion und mir kamen die Tränen vor Lachen, Franz, Franca und Rita versuchten krampfhaft ihre Lachausbrüche zu unterdrücken.

Wann hatte ich das letzte Mal so gelacht? Ich konnte mich nicht mehr daran erinnern. Es war einfach wunderbar. Es schien so, als ob der Trainerin unsere Reaktionen auf einige Übungen nicht fremd waren, denn sie schloss die Augen und fuhr mit ihrem Unterricht fort.

Nach dem Kurs war ich entspannter und dachte: *Was für ein Schwachsinn, das kann man sich wirklich sparen.* Ich suchte verzweifelt wieder einen tieferen Grund dieser Übungen. Dabei entging mir das Nächstliegende allerdings: Ich hatte gelacht und mich während der Stunde entspannt.

Ich war teilweise so sehr mit den negativen Gedanken beschäftigt, dass ich das Positive nicht erkennen konnte, selbst wenn es mir am eigenen Leib widerfuhr.

Auch hier sollte ich in den verbleibenden Tagen eines Besseren belehrt werden.

Schließlich machte ich mich auf den Weg in die Halle, um Horst zu suchen, doch hier wurde meine Suche jäh beendet: Vor der Tür stand ein Krankenwagen.

Das Personal des Wagens führte Horst in den Krankenwagen und transportierte ihn ab - zurück in die Geschlossene.

Betretenes Schweigen machte sich breit.

Für Horst war dies wohl vorerst die beste Lösung und für Emma eine große Erleichterung.

Irgendwie hatte ich auch ein wenig Mitleid mit ihm.

Ich wusste nicht, was für eine Kindheit und Jugend Horst durchlebt hatte. Vielleicht hatte sein Verhalten plausible Gründe. Wir alle sind das Produkt unserer Erziehung und Umwelt.

In der Halle diskutierten wir über die Gründe seines Abtransports.

Man munkelte, dass er in den Briefen mit Selbstmord gedroht und sich uneinsichtig gegenüber jeglicher Art von Therapie gezeigt hatte.

So schnell kann es gehen und schon ist man in der Geschlossenen. Was dort passiert, hat uns Horst ja in der ersten Woche erzählt: Schlafen, waschen, essen, lesen. Egal, was man tut, man ist immer von mindestens zwei Personen unter Beobachtung. Es muss schrecklich sein, dachte ich.

Franca sagte mit ihrer manchmal trockenen, aber realistischen Art: »Nun ist er weg, hätte er mal auf uns gehört.«

In der Halle unterhielt ich mich anschließend mit Horsts ehemaliger Tanzpartnerin und stellte fest, dass es ihr erheblich besser ging.

»Klaus, mir fällt ein Stein vom Herzen. Die Briefe waren zum Schluss nicht mehr schön und ich hatte Angst, mich überhaupt noch zu zeigen.«

Rita, Marion und Franca erinnerten mich beiläufig, dass heute Abend wieder Gottesdienst im Ort wäre und wir zusammen mit Francas neuem Lover in die Kirche gehen wollten.

Einerseits freute ich mich für Franca, dass sie jemanden gefunden hatte, der es auch ernst mit ihr meinte, andererseits dachte ich daran, dass eine Fernbeziehung oft auf Dauer nicht gut ging. Ich hatte erfahren, dass Francas Freund verheiratet war, und rechnete daher mit einer schnellen Trennung.

Ich freute mich schon auf den Abend. Zuerst jedoch konnte ich bei Feldenkrais entspannen.

In der Sitzung dachte ich über vieles nach, auf die Übungen konnte ich mich daher kaum konzentrieren.

Ich ließ die ersten Wochen Revue passieren und dachte an Cora, an meine Eltern und an meine Kindheit. Meine Gedanken vermischten sich häufig, sodass ich kaum klar denken konnte.

Die Stunde war schnell vorbei und ich war in der richtigen Stimmung für den Gottesdienst.

Nach dem Abendessen gingen wir langsam zur Kirche. Es war dunkel, aber die Nacht war klar. Durch eine enge Gasse raste ein Krankenwagen mit Blaulicht, was in diesem Ort sehr selten vorkam.

»Huii, hallo Horst«, rief Rita und winkte dem Krankenwagen hinterher. Das Gelächter war groß. Ich liebte Ritas trockenen Humor, den häufig nicht viele verstanden.

Langsam näherten wir uns der Stiftskirche. Vor dem Eingang stand ein großer Aufsteller mit der Inschrift: *Heute Taizé-Gottesdienst*. Keiner von uns sagte ein Wort und wir betraten die Kirche.

Aus dem Keller hörten wir Mönchgesang, der sehr beruhigend wirkte und uns auf das Kommende einstimmte. Der Eingangsbereich bis zum Altar war an beiden Seiten mit Teelichtern geschmückt. Die Stimmung war ein wenig unheimlich.

Dieses Gefühl hatte ich bisher noch nie in einer Kirche erlebt.

Langsam folgten wir Ritas langsamen Schritten Richtung Kellergewölbe. Auch hier war es dunkel, lediglich ein paar Kerzen schimmerten und zeigten uns den Weg.

Der Gesang wurde nun deutlicher und lauter. Im Gewölbe angekommen setzten wir uns nebeneinander auf die Stühle. Vor uns waren viele Stühle im Kreis aufgestellt. Die zwei Mönche saßen vor uns und sangen weiter.

Anschließend folgte eine absolute Stille.

Der Raum füllte sich bis auf den letzten Platz.

Immer noch Stille.

Wir erhielten jeder eine kleine Kerze, die wir nacheinander anzündeten.

Immer noch Stille. Ich schaute auf die Frauen und hoffte, dass sie uns hier nicht blamieren würden, indem sie Quatsch machten. Aber auch sie waren ergriffen von der Stimmung im Raum. Ich schaute auf die Kerze. Dann hielt einer der Mönche eine kurze Andacht und las aus dem Psalm vor. Ich schaute noch immer auf die Kerze.

Langsam merkte ich, dass mich diese Stimmung ergriffen hatte und ich mit den Tränen zu kämpfen hatte. Es gab mir das Gefühl, als ob Gott mir sagen wollte: Nimm dein Leben an, wie du es bisher gelebt hast und mache dir keine Vorwürfe. Kaum hatte ich dies gedacht, las der zweite Mönch aus der Bibel ähnliche Worte wie meine Gedanken.

Wir schlugen den kleinen Zettel auf und sangen. Mich erstaunte, dass Marion mit lauter deutlicher Stimme sang. Rita saß neben mir wie versteinert, Franca schaute wie ich immer wieder auf die Kerze.

Dann herrschte erneut Stille und das Knistern des Dochtes unserer Kerzen war zu hören. Einer der Mönche machte uns Mut und sprach: »Wer frei reden will, den wird Gott erhören.«

Wieder herrschte zuerst Stille, doch plötzlich ergriff eine Mitpatientin, eine eher bieder wirkende Frau um die Fünfzig, das Wort. Sie bedankte sich bei Gott für die Hilfe, die ihr in der Klinik entgegengebracht wurde und wünschte uns allen, dass wir bald die Früchte aus dieser Zeit ernten könnten.

Marion und ich waren ergriffen und hatten mit den Tränen zu kämpfen. Franca schaute mich kurz an und ich glaube, am liebsten hätte sie mich in dieser Situation umarmen wollen. Francas neuer Freund saß wie Rita versteinert und abwesend da.

Wir sangen noch ein paar Lieder, die Mönche lasen aus der Bibel und dann herrschte wieder Stille. Nach etwa fünf Minuten absoluter Stille beendeten die Mönche diesen Gottesdienst.

Langsam und wie unter Trance verließen wir die Kirche. Die Kerze nahm ich als Andenken mit.

Anschließend standen wir vor der Kirche, aber niemand sagte ein Wort, bis Francas Freund trocken sagte: »Diese Stunde hat mir mehr gebracht als 4 Wochen Reha.«

Wie Recht er hatte: Der Gottesdienst ist ein wahrhaft göttliches Erlebnis gewesen, welches ich nie vergessen werde.

Wir wollten noch ein oder zwei Bier bei Addi gegenüber zu trinken, daher betraten wir immer noch ruhig und in Gedanken versunken die Kneipe und setzten uns an den Tisch.

Allerdings wollte kein Gesprächsthema aufkommen. Jeder war mit sich und seinen Gedanken beschäftigt, bis schließlich Rita in die Runde rief:

»Huii, und jetzt einen schönen Cocktail.«

Heute gab es den Cocktail zum halben Preis. Wir bestellten und lösten uns dank der guten Tanzmusik. Lediglich Francas Freund erschien mir schwierig.

Ich hatte das Gefühl, als ob er stetig an seine Frau zu Hause dachte. Von Anfang an hatte ich ein schlechtes Gefühl, was die Beziehung zwischen Franca und ihm betraf, wollte es ihr aber nicht sagen.

Der Mann war zwar nett, passte aber nicht zu unserer Nummer 10: Sie war eine Granate von Frau und er eher die Marke Bottrop-Biertrinker.

Atemlos durch die Nacht dröhnte aus dem Lautsprecher und sofort begann Marion mit Franca zu tanzen. Die beiden konnten sich wirklich sehr gut im Rhythmus der Musik bewegen. Rita trank gelangweilt ihren Cocktail und Bier.

Da es kurz vor 22.00 Uhr war, mussten wir gehen, denn um 22:30 Uhr war Einschluss in der Anstalt.

Die Mädels hatten die Ruhe weg. Francas Freund hatte einen Anruf bekommen, der ihn beunruhigte und ging sofort in die Klinik zurück.

Ich versuchte die Mädels zum Aufbruch zu bewegen, aber Rita war so betrunken, dass es schwer war, sie zu überzeugen mitzukommen.

Schließlich machten wir uns auf den Weg. Franca und ich liefen wieder mit forschem Schritt an der Spitze, Marion und Rita eingehakt und singend hinter uns.

Die beiden Frauen mochten sich wirklich sehr.

Vielleicht läuft da ja noch etwas zwischen den beiden, dachte ich, *aber erst muss Marion ihrem Typen mal die Meinung geigen.*

Franca und ich waren so schnell, dass wir die beiden fast

aus den Augen verloren hatten, doch die Zeit drängte, denn gleich war Einschluss. Ich hakte Rita unter und machte ihr klar, dass sie beim Betreten der Klinik nicht laut sein sollte, da wir sonst der Klinik verwiesen werden würden.

Zum Haupteingang konnten wir die Anstalt nicht betreten, denn das Personal hätte sofort gesehen, dass die Mädels betrunken waren. So entschlossen wir uns, den Eingang neben der Fitnessbude zu nehmen. Ein Tipp von Franz, der mal gesagt hatte, dass dort häufig länger geöffnet ist.

Wir hatten Glück. Leise schlichen wir uns durch die Tür. Ich lief zum Fahrstuhl und drückte die Taste. Erstaunlicher weise kam der Fahrstuhl sofort.

Rita begann Radau zu machen, denn sie wollte einfach noch nicht auf ihr Zimmer. Mit zwei Frauen schoben wir Rita in den Fahrstuhl. Sie entwickelte unglaubliche Kräfte und war kaum zu bändigen. Immer wieder wehrte sie sich und wollte aus dem Fahrstuhl flüchten. Marion konnte sie kurz beruhigen, indem sie ihr sagte, dass sie noch mit auf ihr Zimmer kommen würde.

Die Fahrstuhltür öffnete sich im vierten Stock. Wir verabschiedeten uns herzlich voneinander und ich ging schnell Richtung Zimmer, als Marion mir hinterher rief: »Was ist das für eine Verabschiedung? Gibt es keinen Kuss? Und die 10 hast du auch nicht angefasst.«

Das ließ ich mir nicht zweimal sagen, drehte um, gab jeder Frau einen Kuss und Franca umarmte ich besonders eng und fasste ihr, wie Marion es wünschte, an ihre 10. »Er traut sich! Dann träum was Schönes, Klaus, bis morgen«, lächelte mich Franca an. Ich sagte gute Nacht, ging auf mein Zimmer und legte mich sofort selig schlafen.

27. Februar	07:30 Uhr	Wirbelsäulengymnastik
	10:00 Uhr	Achtsamkeit
	17:00 Uhr	Feldenkrais

Frühstück fiel heute aus, denn ich war nach dem gestrigen Abend nicht fit und zudem hatte ich um 07:30 Uhr Wirbelsäulengymnastik.

Auf dem Weg zur Halle hoffte ich, dass wir heute nicht den General als Vorturnerin hatten. Wir hatten Glück, denn in der Halle wartete bereits die kleine, süße blonde Sportskanone, bei der Gymnastik richtig Spaß brachte.

Franca stand links neben mir in Sichtweite und wir waren die Einzigen, die das forsche Tempo der Übungen mithalten konnten. Oft beobachtete ich die Mimik und Gestik unserer Lieblingstherapeutin für Wirbelsäulengymnastik, besonders aber bei den Entspannungs- und Dehnübungen. Zwar machte sie guten Unterricht, doch sie war mit ihren Gedanken woanders: Sie rasselte ihr Programm einfach runter und schaute oft mit verträumten Augen nach draußen.

Kein Wunder. Ich kann mir gut vorstellen, dass es mir wohl so ähnlich gehen würde, wenn ich ein Jahr lang oder länger den ganzen Tag immer die gleichen Übungen turnte.

Manchmal versuchte ich mit ihr Blickkontakt aufzunehmen. Ihre Blicke gingen allerdings immer ins Leere.

Nach der Stunde fragte ich Franca, wie es denn Rita und Marion ginge. Sie konnte mir aber nur sagen, dass sie die beiden noch nicht gesehen hatte.

Sicher werden wir sie aber bei unserem neuen Kurs »Achtsamkeit« sehen, dachte ich.

Zu diesem Kurs hatte ich die unterschiedlichsten Beurteilungen gehört: Von »Lächerlich« bis »Toll« hatte ich alles vernommen. Ich war gespannt.

Um 10:00 Uhr war der Termin.

Die Sporthalle füllte sich. Franz, Franca, Marion und Rita waren auch im Kurs. Unsere Leitung war eine kleine, zierliche Frau Mitte vierzig, die wie ein Oberlehrer wirkte.

Ich wusste nicht, was ich von ihr halten sollte, da ich in der Fitnessbude schon einmal mit ihr aneinander geraten war.

Sie wollte mir erzählen, wie und wann ich die Geräte zu bedienen hatte und als sie merkte, dass ich nicht gleich kuschte, zog sie damals beleidigt Leine.

Zuerst fragte sie uns, was wir über Achtsamkeit wussten, stellte uns weitere Fragen zu diesem Thema und erzählte uns folgende kleine Geschichte, die mich zum Nachdenken anregte:

<u>Glücklich sein</u>
Ein Mann wurde einmal gefragt, warum er trotz seiner vielen Beschäftigungen immer so glücklich sein könne.
Er sagte:
»Wenn ich stehe, dann stehe ich,
wenn ich gehe, dann gehe ich,
wenn ich sitze, dann sitze ich,
wenn ich esse, dann esse ich,
wenn ich liebe, dann liebe ich ...«
Dann fielen ihm die Fragesteller ins Wort und sagten:
»Das tun wir auch, aber was machst Du darüber hinaus?«
Er sagte wiederum:
»Wenn ich stehe, dann stehe ich,
wenn ich gehe, dann gehe ich,
wenn ich ... «
Wieder sagten die Leute:
»Aber das tun wir doch auch!«
Er aber sagte zu ihnen:
»Nein -
wenn ihr sitzt, dann steht ihr schon,
wenn ihr steht, dann lauft ihr schon,
wenn ihr lauft, dann seid ihr schon am Ziel.«

Anschließend herrschte Stille im Raum. Wir schauten uns an und jeder von uns wusste ein Lebensbeispiel zu dieser Geschichte.

Nun sollten wir unsere Schuhe ausziehen und uns auf die Bänke setzen. Die Trainerin schloss die Augen, nannte uns Übungen, die die Körperwahrnehmung erhöhen sollten und machte sie vor. Wir sollten diese wiederholen.

Ich fühlte mich fehl am Platz und den anderen ging es wohl wie mir.

Ich fand diese Übungen lächerlich.

Rita war so müde, dass sie fast im Sitzen einschlief und Franz und ich mussten fast lachen, konnten uns aber glücklicherweise beherrschen.

Am Ende der Lektion machte die Trainerin sogenannte Entspannungsübungen mit uns, bei denen wir besonderen Wert auf unsere Atmung legen sollten.

Wir legten uns auf den Rücken und sie sagte entspannende Worte zu uns.

Plötzlich hörte ich rechts von mir ein Schnarchen. Erst dachte ich, dass jemand einen Streich spielen würde, aber schließlich sah ich, dass Rita eingeschlafen war. Jetzt musste selbst Franca lachen, aber unsere Meisterin machte unbeirrt weiter. Am Ende fragte sie uns, was wir gespürt hätten.

Keiner von uns sagte etwas, daher ergriff Franz die Initiative und sprach aus, was ich dachte: »Mir bringt dieser Unterricht nichts, ich kann mich einfach nicht auf die Übungen und Situationen einlassen.«

»Sehen Sie, auch das ist Achtsamkeit. Sie haben trotzdem achtsam etwas wahrgenommen.«

Rita war aufgewacht und sagte leise: »Huii, schon zu Ende?«

Marion schaute sie mit verliebten Augen an und wollte sie wohl am liebsten in den Arm nehmen.

Die Meisterin wünschte uns einen schönen Tag und bedankte sich trotzdem für die Teilnahme bei uns.

Nun war es 11:00 Uhr und bis zu meinem letzten Feldenkrais hatte ich eine Menge Zeit.

Nach dem Mittagessen ging ich wieder in den Keller, um meinen Korb zu flechten. Der schwierigste Teil stand mir noch bevor: Der Rand in Zopfflechttechnik. Die Pädagogin schaute sich meinen Korb an, zeigte mir geduldig das weitere Vorgehen und sprach mir ein Lob aus, dass ich schon so weit gekommen sei und so korrekt gearbeitet hätte. Ein Lob, was war das nur? Weder im Privatleben geschweige denn im Beruf wurden mir gegenüber je solche Worte gefunden. Dabei ist es die einfachste Möglichkeit jemanden zu motivieren – liebe Chefs – einfacher als jede Gehaltserhöhung.

Nach einer Stunde packte ich meine Sachen zusammen und beschloss mein Buch auf meinem Zimmer weiter zu lesen.

Langsam kam die Kaffeezeit und ich hatte Lust auf ein schönes Stück Kuchen. Daher ging ich alleine ins Klostercafe. Heute wollte ich mir dort eine Kunstausstellung ansehen und anschließend gemütlich den herrlichen Kuchen genießen.

Die Sonne schien und es war warm. Heute nahm ich den Weg am kleinen Bach entlang. Der Ort erinnerte mich an einen Urlaub, den ich mit meinen Eltern in jungen Jahren in Inzell verbracht hatte.

Ich setzte mich auf eine Holzbank nahe des Baches und hörte dem Vogelgezwitscher mit geschlossenen Augen zu. Es war entspannend und schon kam mir der Gedanke der Achtsamkeit.

Ja, ich habe seit langem wieder etwas bewusst wahrgenommen, dachte ich, *das tut mir gut.*

Im Klostercafe angekommen begab ich mich in den zweiten Stock und schaute mir die Kunstausstellung an. Die Bilder und Skulpturen berührten mich und trafen meinen Geschmack von Kunst.

Am Rande bekam ich ein Gespräch zwischen dem Künstler und einem Ehepaar mit.

Der Künstler berichtete von seinem Leben. Er hatte vorher einen anderen Beruf ausgeübt, dann erst die Kunst entdeckt und ging erst spät diesen neuen Weg. Ich bewunderte ihn und fragte mich, wann ich es wohl endlich schaffen würde, meinem Leben wieder einen sinnvollen und glücklichen Sinn zu geben.

Ich schaute mir die Kunstwerke genauer an und dachte, dass ich mir den größten Teil auch zugetraut hätte.

Wann schmeiße ich endlich meine Schwellenängste und den Hang zum Perfektionismus über Bord und fange endlich etwas an, wann?

Ich fand keine Antwort und dachte wieder an den Schritt meiner Federballpartnerin. Eigentlich hatte es in der Firma bei mir auch keinen Sinn mehr, denn durch sie wurde ich ein psychisches Wrack.

Vielleicht bin ich auch nur zu ehrlich und zu gut für diese Welt. Immer wieder hatte ich die gleichen Gedanken, die mich verhafteten.

Nach dem Rundgang setzte ich mich draußen an einen Tisch und ließ mich bedienen. Einige von den anderen Leuten aus der Klinik saßen auch an den Tischen, somit hatte ich genug Beobachtungspotential.

An meinem Nebentisch saß ein älteres Ehepaar mit ihren zwei Kindern. Die Kinder waren circa vierzig Jahre alt, sehr konservativ angezogen und von gutem Benehmen. Der Vater, Marke Oberstudienrat, befehligte den Tisch und die Bedienung. Die Mutter, mit Sicherheit in ihrem Berufsleben Lehrerin, unterhielt sich mit ihren Kindern über komplizierte Algorithmen der Musik von Bach und Mozart. Ich beobachtete die Kinder, die aus meiner Sicht nicht zu beneiden waren. *Hatten die beiden Söhne jemals andere Freuden erlebt als Bach, Mozart und die »heile« Welt der Eltern? Welche Frau spricht denn heute noch einen vierzigjährigen Mann mit Kurzarmweste und blau kariertem Hemd an?*

Auf der gegenüberliegenden Seite meines Tisches befand sich das krasse Gegenteil. Dort saß eine Frau, die Mitte dreißig war, mit ihrem Partner. Sie trug ein kurzes, aber stilvolles dunkelblaues Kleid, eine schwarze Strumpfhose und schwarze, nicht gerade niedrige Pumps. Er, vom Typ Motorradfahrer, war mit einer Lederjacke bekleidet und trug einen Dreitagebart und Bikerboots. Trotz des unterschiedlichen Kleidungsstils passten die beiden sehr gut zusammen. Sie lachten viel und umarmten sich ab und an, so dass jeder dem anderen das Gefühl gab, dass er ihm wichtig war.

Toll, dachte ich, *wann hast du das letzte Mal so mit einer Frau zusammengesessen? Mit Cora bestimmt nicht.*

Doch, ich erinnerte mich, vor vielen Jahren hatte ich eine Freundin gehabt, mit der ich mich wohl ähnlich verhalten hatte.

Ich aß meinen Kuchen, trank meinen Kaffee und winkte die etwas schüchtern wirkende Bedienung zum Zahlen heran. Sie war bestimmt Schülerin und entsprechend hoch war mein Trinkgeld. Ihre Augen funkelten, als ich sagte: »Stimmt so. Ihnen noch einen schönen Tag.«

Später machte ich Aufnahmen von den Skulpturen vor dem Café und schlenderte langsam zur Anstalt zurück.

In der Halle warteten schon Manu und Erika auf mich.

»Klaus, wo warst du?«, fragte mich Manu mit ihren verliebten Augen. Ich erzählte ihr von meinem Nachmittag und sie hörte gespannt zu. Manu war noch lange nicht so weit, etwas alleine zu unternehmen.

»Hast du nicht Lust, heute auf mein Zimmer zu kommen? Erika und ich wollen ein Gläschen trinken.«

»Mal schauen, vielleicht«, blinzelte ich ihr zu.

»Dann kannst du mir auch gleich die Hand auflegen, damit ich besser schlafen kann.« Manu war auch eine von vielen in der Klinik, die in diesem Höllenhaus nicht schlafen konnten. Vor einiger Zeit hatte ich ihr erzählt, dass ich mit Handauflegen so manche Person überzeugen konnte. Nun antwortete ich ihr aber nicht, sondern ging wortlos auf mein Zimmer, um mich für meine letzte Feldenkraissitzung fertig zu machen.

Die letzte Feldenkraisstunde genoss ich besonders. Heute war es so wie am ersten Tag. Wir machten ein paar Übungen auf dem Rücken liegend, standen auf und schwebten. Feldenkrais war Zauberei am Körper, anders kann ich diesen Kurs nicht beschreiben.

Ich kann jedem, der unter Schmerzen, Unruhe oder sonstigen körperlichen Beschwerden leidet, empfehlen, einmal Feldenkrais zu besuchen.

Beim Abendessen erinnerte mich Manu noch einmal: »19:00 Uhr, Zimmer 403.« Ich überlegte, ob ich sie besuchen sollte.

Fremd gehe ich auf keinen Fall, aber wie ist es, wenn sie versucht, mich zu verführen? Schließlich ist sie nicht gerade unattraktiv.

Ich verwarf meine Gedanken und klopfte 19:10 Uhr an ihre Zimmertür. Sie ließ mich freudestrahlend herein.

Erika saß auf der Bettkante und hatte die Flasche zum Öffnen bereit in der Hand. Sie schaute mich an und lachte mir zu.

Wir unterhielten uns, tranken unseren Sekt, dann stand Erika plötzlich auf und verabschiedete sich von uns. Mir wurde ganz anders, als ich alleine mit Manu war.

Vor 20 Jahren wäre Manu bestimmt meiner draufgängerischen Art erlegen gewesen, doch heute?

Ich dachte an Cora.

Nein, du tust es nicht, irgendwann kommt alles raus.

Manu machte auch keine Anstalten mich zu verführen, obwohl ihre Beine und ihr Hintern in den Leggins, die sie trug, wirklich sehr aufreizend aussahen.

Manu legte sich auf das Bett und wollte, dass ich ihr die Hand auflegte, da sie immer so schlecht einschlief.

Ich erklärte ihr den Vorgang. Ohne Worte würde ich das Zimmer verlassen und sie müsste im Bett liegen bleiben und einschlafen. Es war dunkel im Zimmer, nur eine Kerze brannte. Ich sah ihr Gesicht, legte meine Hand auf ihren Bauch und merkte, wie die Energie floss. Leider merkte ich auch, dass meine Hand woanders hin wollte. Ich sagte mir immer wieder: *Nein, du machst es nicht.*

Sie reizte mich, besonders ihr Körper. Noch konnte ich es abwehren. Dann merkte ich, wie meine Hand zuckte. Ich brach meine Schlaftherapie ab, zog langsam meine Hand zurück und ging aus ihrem Zimmer. Wie gerne hätte ich sie geküsst...

Am nächsten Morgen nach dem Frühstück berichtete mir Manu, dass sie sehr gut geschlafen hatte und wir die Sache gerne wiederholen könnten. Dabei grinste sie mich an und wurde rot.

Ich freute mich über den Erfolg, überhörte allerdings ihre erneute Einladung.

»Wir haben gleich das letzte Mal Deprigruppe und ich muss mich noch vorbereiten, bis später.«

28. Februar	08:30 Uhr	Deprigruppe
	10:00 Uhr	Psychologengespräch
	14:00 Uhr	PM

Schnell verließ ich die Halle und ging bis zum Beginn des nächsten Kurses auf mein Zimmer. Ich versuchte mich abzulenken, las Coras Emails, schrieb ihr zurück und sendete noch kurz eine SMS an meinen Kumpel: »Bin froh, wenn ich wieder an der See bin und vernünftige Luft atme, sonst alles ok.«

Manu ging mir nicht aus dem Kopf. Trotzdem nahm ich mir das Script der Deprigruppe vor und schaute nach, was uns heute erwarten sollte.

Schließlich machte ich mich auf den Weg zu unserer Therapiesitzung und begegnete den ersten Bekannten.

Silvi schien heute grimmig, denn sie hatte wohl Stress mit dem Ex. Rita hatte natürlich gute Laune und der Legionär erschien hochnäsig und unsicher wie immer.

Heute erschien unser Dozent pünktlich. Wieder legte er seinen Rucksack auf den Tisch, kramte in seinen Unterlagen, die er nicht fand, und fragte schließlich:

»Wo waren wir stehen geblieben?« Ich fand diesen ausgebildeten Dozenten planlos und inkompetent. In der freien Wirtschaft haben solche Menschen keine Chance. Silvi und ich wollten in unserem nächsten Leben Therapeuten werden, denn da schien man wohl keinen Stress zu haben.

»Ach, dann machen wir es heute einmal anders«, sprach unser Dozent schließlich und schlug uns vor, zu diskutieren, was uns die Kurse gebracht hätten.

Diese Unterrichtsform erinnerte mich an meine damalige Deutschlehrerein an der Realschule. Sie war eine sehr alternativ und antiautoritär eingestellte Person gewesen. Zwar war sie hübsch anzusehen gewesen, aber vom wahren Leben hatte sie nichts gewusst. Auch sie hatte immer angefangen zu diskutieren, wenn sie keine Lust hatte oder planlos in die Klasse kam. Das Leben ist eine einzige Wiederholung von Gegebenheiten.

So berichtete jeder von uns von seinen Erfahrungen der

letzten Wochen und überlegte, was er aus dem Kurs an positiven Dingen mitgenommen hatte.

Für mich war die Abwärts- und Aufwärtsspirale der Stimmungen eine Schlüsselstunde gewesen.

Es ist tatsächlich so gewesen, dass ich mich oft »in meiner eigenen Scheiße gebadet« habe und mich dabei sogar wohlgefühlt habe.

Die Zeiträume, mich aus dem Abwärtstrend herauszuziehen, waren während der Reha allerdings kürzer geworden. Dieser Umstand zeigte mir, dass meine Kraft doch nicht erschöpft war.

Silvi war realistischer und hatte sich in ihrem Verhalten festgefahren. Sie schaffte es nicht, sich von den depressiven Gedanken zu befreien, denn immer wieder sagte sie: »Ich weiß, was mein Problem ist, ich weiß, dass ich etwas tun muss, aber wie kann ich mein Problem beheben?«

Sie tat mir leid, allerdings ließ sie sich auch nicht helfen, deshalb zog ich es vor, wieder einmal mit ihr auszugehen, um sie von den schlechten Gedanken abzulenken.

Der Legionär hingegen war unverbesserlich bis zu letzten Stunde.

Mann, dachte ich, dem muss die DDR richtig das Hirn gewaschen haben, denn so abgeschottet und arrogant kann normalerweise kein Mensch sein.

Der einzige Satz, den er verlauten ließ, war: »Können Sie sich vorstellen, wie es ist, wenn der Vorgesetzte sagt, das Wasser sei warm und man solle springen, das Wasser hatte aber nur drei Grad? Und Sie haben trotzdem zu springen.«

In gewisser Weise erinnerte mich diese Schilderung an meine Firma. Man hat einen ewig grinsenden sozial inkompetenten Chef, der irgendwelche unsinnigen Parolen ausgibt. Am nächsten Tag ist aber wieder alles anders, nach dem Motto: «Habe ich nie gesagt. Können Sie das beweisen?« Wie krank ist die Welt nur?

Nachdem wir eine Weile diskutiert hatten, bat der Therapeut uns, aufzustehen. Rita und Silvi sprachen aus, was ich dachte: »Oh nein, nicht wieder diese Kinderkacke!«

Doch, es kam diese Kinderkacke. Wir schlossen die Augen, konzentrierten uns auf die Stille, bewegten uns mit dem Körper vor und zurück und hielten wieder inne. Rita wurde unruhig. Anschließend führten wir einige Entspannungsübungen durch und beendeten die Stunde mit einem Klopfen auf unsere Stühle.

Der Therapeut wünschte uns viel Glück im Leben und sagte: »Denken Sie immer an sich.«

Er traf mich mit dieser Aussage wirklich ins Schwarze.

Ja, an mich denken und nicht an die doch so lieben »Kollegen«, die einem bei der nächsten Gelegenheit dennoch in den Rücken fallen.

Ich war mir nicht sicher, ob ich dies in der Realität umsetzen könne.

Im Anschluss hatte ich mein vorletztes Einzelgespräch mit meinem Therapeuten.

Ich setzte mich vor die Tür seines Büros und wartete auf seinen Empfang.

Die Tür öffnete sich und er fragte mich, ob wir nicht einen Spaziergang machen wollten.

Es war ein herrlicher Tag, der zwar etwas kühl, aber sonnig war. Ich willigte ein und holte schnell meine Jacke aus meinem Zimmer.

Wir gingen vorbei am Raucherstand, wo Karla mal ihre Show abzog. Schließlich führte uns der Weg in Richtung der Seen.

Auf dem Weg dorthin stellte mir der Therapeut einige Fragen, die mich ins Grübeln bringen sollten.

Heute besprachen wir das Thema Kindheitserlebnisse und Erziehung. Ich möchte in diesem Buch nicht detaillierter dazu eingehen.

Mit jeder Frage, die er mir stellte, wurde das Verhältnis

zwischen uns vertrauter, denn ich spürte, dass er mein Problem ernst nahm. Manchmal hatte ich das Gefühl, als sei er mein Bruder.

Dies hatte den Vorteil, dass ich mich nicht verschloss, sondern ausführlich seine Fragen beantwortete.

Das grobe Ergebnis war, dass ich nicht oft genug an mich denke, dass ich mir im Vorwege immer zu viele Gedanken über eintreffende Szenarien mache und dann alles auf mich projiziere. Das ist jedoch die falsche Verhaltensweise.

Das Ergebnis meiner wohl behütenden Erziehung.

Nachdem wir die beiden Seen umrundet hatten, setzten wir uns auf die Bank und sahen den Enten zu.

Mein Therapeut spürte, dass ich mit meinen Aussagen und Gedanken sehr zu kämpfen hatte und es harter Arbeit gleichkam. Aus diesem Grunde legte er geschickt eine Pause ein.

Der Rückweg zu Klinik war sehr entspannend. Dieses Gespräch hatte ein Gefühl in mir freigesetzt: Mein alter Kampfgeist kam wieder zum Vorschein.

Genau gespürt hatte ich den Punkt des Kampfes während einer Pause beim Beobachten der Enten. Hier verarbeitete ich das bisher geführte Gespräch.

Du bist wer und du kannst einiges, auch wenn du nie Anerkennung erfahren hast, dachte ich. *Also, warum machst du dich immer so klein? Nur weil dir die harmonische Zusammenarbeit mit den Kollegen wichtiger ist als dauernder Stress? Nur weil dir ein harmonisches Familienleben lieber ist als deine eigene Meinung? Nein, das soll sich ändern.*

Schlagartig dachte ich wieder an meine Federballpartnerin. Es hätte nicht viel gefehlt und ich hätte in der Firma angerufen. Diesen Tribut wollte ich meinem Schnöselchef allerdings nicht geben. Denn seine arrogante, sozial inkompetente und hinterlistige Art war es schließlich gewesen, die mich hier in die Reha getrieben hatte. Es wäre nur sein Endziel gewesen. Ich spürte, dass er mich vergraulen wollte, denn ich war ihm unter den Kollegen zu mächtig und hatte in anderen Bereichen zu viel Wissen, mit dem er nicht umgehen konnte. Nein, den Gefallen wollte ich ihm nicht tun.

In der Klinik angekommen bedankte ich mich für das tolle Gespräch und setzte mich selig in die Halle. Franca erkannte, dass das Gespräch mir gut getan hatte. »Wie war es? Erzähle mal.«

Ich berichtete ihr sofort von dem Gespräch und sagte ihr, dass es mir endlich einmal gut ging.

Franz bemerkte unser Gespräch und sagte leise: »Wieder ein Fehler. Du darfst nie zugeben, dass es dir gut geht, das kommt alles in deine Akte und ist für dein weiteres Leben nur von Nachteil.«

Er hatte natürlich Recht, wie ich später bemerken sollte.

Langsam war es Zeit für das Mittagessen. Ich setzte mich an meinen Tisch und auch Gina und die anderen sahen sofort, wie gut es mir ging.

»Dann kannst du heute ja mal ins Gringo mitkommen«, schlug Gina vor, aber ich hatte immer noch keine Lust. Geheilt war ich wohl noch nicht.

Marion machte wieder einen traurigen Eindruck.

Es schien, als ob ihr Ehemann sie immer noch mit blöden Sprüchen und unglaublichen Vorwürfen konfrontierte. Dabei hatte ich den Eindruck, dass überwiegend er Schuld an ihrer Situation und Krankheit hatte.

Ich versuchte Marion erneut zu ermuntern, die Beziehung zu beenden und auf ihre Gesundheit zu achten. Wieder schaute sie mich mit ihren verweinten Augen an und sagte nichts.

Rita rettete die Situation und ging mit Marion an die frische Luft.

Nach dem Essen stand PM auf dem Plan, aber da ich vorige Stunde wieder einmal bemerkt hatte, dass mich progressive Muskelentspannung nicht entspannte, zog ich es vor, bei diesem schönen Wetter in die Eisdiele zu gehen und einen Espresso mit Grappa zu trinken.

Franz, Henning und Rita saßen bereits beim Bierchen am Tisch und empfingen mich mit einem lauten Huii.

Als ich mich setzte, fuhr ein Krankenwagen mit Blaulicht vorbei. Spontan riefen wir zusammen: »Hallo Horst!«

Was Horst wohl macht in seiner Einzelzelle? Ich verdrängte den Gedanken beim Anblick der absolut hübschen Geschäftsführerin des Eiscafés. Sie war wirklich mein Typ: Klein, Italienerin, lange wunderschöne schwarze Haare und nicht auf den Mund gefallen.

Was für eine Frau! Selbst Henning rollte mit den Augen und sagte norddeutsch trocken: »Nicht schlecht.«

Ich bestellte mir meinen Espresso und Grappa, genoss die Sonne, die viel Kraft hatte und beobachtete die anderen Gäste. Ich merkte, dass Wochenende war, denn die Menschen aus der Umgebung strömten in die Eisdiele.

Ein Grund hierfür war sicher auch der leckere Grappa, der in Flaschen unter dem Tresen verkauft wurde.

Ich sicherte mir zwei Flaschen: Eine für meine Freundin und eine für mich als Erinnerung.

Der Nachmittag in der Eisdiele wurde feuchtfröhlich. Rita trank ihr drittes Weizen und Franz seinen dritten Wein. Lediglich Henning hielt sich zurück, denn er wollte heute Abend noch weg und daher nicht so viel trinken.

Leicht angetrunken ging ich nach Sonnenuntergang, den wir in der Eisdiele richtig verfolgen konnten, zurück in die Anstalt, vorbei an unserer ersten Klinik.

Ich schaute beim Vorbeigehen hoch zu meinem Balkon und erinnerte mich wieder an die erste Woche und an meine Ankunft.

Wie schnell die Zeit vergeht.

Beim Abendessen beobachtete ich Geronimo am Nebentisch. Ich hatte den Eindruck, dass er ein feiner Kerl war, aber wahrscheinlich eine schlimme Kindheit hinter sich hatte.

Deshalb beschloss ich, mich nach dem Essen etwas mit ihm zu unterhalten. Dies war ein großer Schritt für mich und zeugte für meine langsame Genesung.

Beim Gang in die Halle lief ich am Tisch von Franz und Silvi vorbei. Franz hatte wie ich leicht einen im Tee, was ich deutlich an seinen Augen sah. Silvi war leider schlecht gelaunt. Ich versuchte sie aufzuheitern und rief ihr zu:

»Silvi, Werte gibt es nicht, also alles scheißegal...«

Sie schaute mich kurz an und lächelte. Sie sah resigniert aus, aber ihr Lächeln war warmherzig, so als ob sie mir sagen wollte: »Klaus, du weißt, wie wir denken, aber uns kann niemand helfen.«

Ich hätte ihr so gerne geholfen und etwas mit ihr unternommen, aber ihre Unnahbarkeit gegenüber Menschen war erschreckend.

Bevor ich wieder in den Fitnessraum ging, setzte ich mich kurz zu Geronimo und seinen Leuten und fragte, ob sie das Cafe »Quo Vadis« kannten. Eine der Frauen sagte gleich: »Davon habe ich schon viel gehört, wollen wir morgen alle zum Kaffee hingehen?«

Ich willigte ein und freute mich, etwas mit anderen Leuten zu unternehmen.

Franca hatte von ihrer süßen Tochter Besuch bekommen.

Diesmal war auch ihr Ex mitgekommen. Wir setzten uns kurz an einen Tisch und plauderten. Mir schien, als ob sie ein gutes Verhältnis miteinander hatten. Ihr Ex war jemand, der optisch perfekt zu ihr passte.

Auch sonst war er von seiner Art her jemand, mit dem ich mich bestimmt gut verstanden hätte. Nach einiger Zeit verabschiedete er sich und sie vereinbarten einen Abholtermin am Sonntag.

»Guten Typen hattest du«, sagte ich zu Franca.

»Aussehen ist nicht alles und was er mit mir abgezogen hat, ist einfach unverzeihlich.«

Da musste ich ihr Recht geben: Er hatte sich falsch verhalten.

Zugegeben, er war ein attraktiver und durchtrainierter Mann, dem wohl viele Frauen zu Füßen lagen. Leider war er mit der besten Freundin von Franca fremdgegangen und bis heute zusammen. So etwas war schwer zu verkraften für den betroffenen Menschen, denn man verlor gleich zwei wichtige Menschen.

Aber es gehören immer zwei zu einem Bruch und ich kann mir gut vorstellen, dass Franca auch ihren Teil daran zu verantworten hatte.

Viele bereiteten sich nun auf das Gringo vor. Darüber grübelte ich eine Weile: Wie kann es sein, dass ich vier Wochen lang nicht in einer Disco war, obwohl dies früher eine meiner Lieblingsbeschäftigungen gewesen war?

Ich konnte mir die Frage nicht beantworten. Vielleicht hatte es damit zu tun, dass ich mich noch immer unwohl fühlte.

Ich machte mich also auf dem Weg in den Fitnessraum, um mich auszupowern, damit ich müde einschlafen konnte. Dennoch war auch diese Nacht wieder unerträglich.

Die Lüftergeräusche im Eingangsbereich waren in dieser Nacht sehr laut und das Heizungswasser und Heizungsgeräusche polterten wie ein donnernder Zug durch mein Zimmer.

Immer wieder schaute ich auf die Uhr.

22:30Uhr: Alarm der singenden Meute aus dem Gringo. Ab 01.00 Uhr nachts schreckte ich jede Stunde einmal hoch, richtete den Nacken unter knackenden Wirbelgeräuschen und drehte mich auf die andere Seite.

Am Morgen war ich erledigt. Ich sehnte mich nach meinem Bett, nach Ruhe und vor allem nach frischer Luft.

Immer wieder fiel mir auf, dass ich mit dieser Luft hier im Tal stark zu kämpfen hatte. Daraus folgten so viele und starke Kopfschmerzen, wie ich sie bisher noch nicht gekannt habe.

Ich schleppte mich zum Frühstück, kaute auf meinen Brötchen herum und begab mich ohne mit jemandem geredet zu haben in den Werkraum, um mich beim Korbflechten zu entspannen. Ich vollendete den Korb soweit ich konnte, legte ihn beiseite und ging auf mein Zimmer zurück.

Wir hatten wieder einen warmen Tag mit viel Sonnenschein.

Wie schön musste es jetzt an der Ostsee sein, träumte ich, zog meine Jacke an und ging in die Stadt.

Ich ging wieder in die Kirche und verweilte dort mit den Gedanken an meine verstorbenen Freundinnen, Bekannten und Familienmitglieder.

Ich ging jede Person einzeln im Kopf durch, sagte etwas zu jedem und schaute auf den Altar. Beruhigt und gefasst verließ ich die Kirche und machte mich auf den vielleicht letzten Weg zum Schnäppchenmarkt.

Einem meiner wenigen freundlichen Arbeitskollegen schickte ich per SMS ein Foto von dem Markt. In ihm steckte ein kleiner Händler, der zu mehr fähig war als zu dem, was er zurzeit in unserer Firma tat.

Sofort bekam ich eine SMS zurück. Er wünschte mir viel Spaß für die letzten Tage und erzählte, dass in der Firma der ganz normale Wahnsinn tobte.

Im Markt schlenderte ich ziellos durch die Gänge. Nina war auch dort und sprach mich kurz mit ihrer rauchigen tiefen Stimme an, dann trennten sich unsere Wege wieder.

Wie sagte doch mein Kumpel immer: »Letztendlich kommt es doch nur darauf an, den Tag geschickt zu beenden.« Das klang zwar deprimierend, war aber meiner Meinung nach wahr.

Ich machte mich auf den Rückweg und freute mich schon auf unser Treffen im Quo Vadis gegen 15:00 Uhr.

Auf dem Rückweg ging ich am Eiskaffee vorbei. Die bildhübsche Geschäftsführerin grüßte mich freundlich und winkte mir hinterher. Vor zwanzig Jahren und in der Position eines Singles hätte ich mich um sie bemüht, heute allerdings hatte mich der Jagdinstinkt verlassen, was sicherlich auch mit meiner derzeitigen gesundheitlichen und beruflichen Lage zu tun hatte.

Viele von uns Männern in der Klinik dachten, dass wir etwas ins Essen bekommen, weil der sogenannte Jagdinstinkt hier in der Anstalt zu kurz kam oder gar nicht vorhanden war. Aber jeder, der mit Depressionen jemals zu tun hatte, weiß, dass es an der Krankheit liegt; eine innerliche Erschöpfung, die sich natürlich auch auf das Sexualleben auswirkt.

Viele waren diesmal nicht beim Mittagessen. Sie hatten Besuch von ihren Familien bekommen und waren dann oft im Ort essen oder unternahmen einen Tagesausflug nach Einbeck, der Stadt mit dem wohl besten Starkbier.

Nach dem Essen schrieb ich Cora noch ein paar Zeilen und telefonierte, wie jedes Wochenende, mit meinen Eltern und meinem Kumpel.

Ich berichtete ihnen, dass sich hier einiges getan hatte, ich mich aber auch auf die Ostsee zu Hause freute.

Anschließend machte ich mich auf den Weg ins Café.

Im Cafe angekommen wurde ich wieder sehr herzlich begrüßt, schritt die Treppe nach oben und setzte mich in die gemütliche Ecke mit dem Sofa. Nach einer Weile trudelte der Rest der Truppe ein.

Vielen waren das erste Mal in diesem Café. Ich lobte den Kuchen und den guten Kaffee und verführte einige zu einem Stück Kuchen.

Für mich gab es wie immer Espresso und einen Grappa. Wir waren eine lockere Runde, unterhielten uns über unsere Probleme, die uns hier in die Klinik gebracht hatten und analysierten viel über die Ursachen.

Geronimo wurde zugänglich und erzählte mir leise seine Geschichte.

Meine Vorahnung war berechtigt gewesen, denn er hatte wirklich eine schlimme Kindheit durchgemacht. Jetzt verstand ich auch, warum er oft weinte, warum er sich oft unter seinem Kapuzenpulli versteckte und nur Kontakt zu Menschen suchte, die ihm wohlgesonnen waren.

Geronimo war in der Kindheit stark misshandelt worden und hatte keinerlei Liebe erfahren, sondern stetig Vorhaltungen und Vorschriften von seinen Eltern erhalten. Immer war er der kleine und blöde Junge gewesen, der es ja sowieso zu nichts bringen würde. Alles, was er angepackt hatte, wurde ihm als nicht korrekt und unsinnig von seinen Eltern vorgehalten. Auch an die richtige Frau war er wohl nicht gekommen.

Wie die Muster sich gleichen, dachte ich.

Schließlich unterhielten wir uns über das Thema Esoterik. Ich berichtete von meinen vorhersehrischen Fähigkeiten und der Gabe, die Hand aufzulegen. Andere – wie Geronimo – erzählten von ihren Erfahrungen mit der Esoterik. Geronimo nannte ein Erlebnis in dem Esoterikladen in der Stadt.

»Ich habe dort etwas erlebt, das ich so für unglaublich halte, dass ich es gerne mit euch in dem Laden durchführen möchte«, sagte er in weinerlichem Ton.

Wir nahmen uns daher vor, auf unserem Rückweg in diesen Laden einzukehren. Ich war gespannt, was dort auf mich zukommen sollte.

Nach ein paar Bier und mit guter Laune machten wir uns auf den Weg.

Im Laden angekommen schauten wir uns ein wenig um.

Die Geschäftsführerin kam auf uns zu und fragte, ob sie helfen könnte. Wir verneinten, doch Geronimo sagte zu ihr: »Ich glaube, der junge Mann würde gerne ausgependelt werden.«

Er zeigte auf mich, seine Augen glänzten voller Erwartung. Ich willigte ein.

Dabei fiel mir ein Ereignis ein, das vor vielen Jahren geschehen war.

Ich hatte mich auf dem Jahrmarkt in Lübeck einmal in einen Wohnwagen einer Wahrsagerin begeben. Ich hatte ihr gegenübergesessen und sie hatte mich angeschaut und gesagt: »Es tut mir leid, aber bitte verlassen sie meinen Wohnwagen. Ihre beeinflussende mentale Kraft ist zu groß, ich kann Ihnen leider nicht wahrsagen.«

Nun war ich gespannt, wie die Frau in diesem Laden mich auspendeln würde, da ich mich mit dem Pendeln auch schon beschäftigt hatte.

Sie bat mich, locker zu stehen und geradeaus zu sehen. Im Geschäft war es still. Ich spürte die Blicke der Leute in meinem Rücken.

Die Frau nahm das Pendel und hielt es vor meinen Kopf, Brust und Unterleib. Abgesehen davon, dass sie das Pendel mit Handbewegungen beeinflusste – dies nahm ich im Augenwinkel wahr – machte sie erstaunliche Aussagen über meine Person.

Natürlich wusste ich, dass die Dame eine gute Menschenkenntnis besaß und einige Aussagen sicherlich von meinem äußeren Erscheinungsbild und meiner Mimik abzuleiten waren. Einige Informationen konnte sie allerdings nicht wissen und dennoch traf sie mit allen Aussagen genau ins Schwarze.

»Du bist ein sehr empfindsamer Mensch, der oft mit Bauchgefühl entscheidet. Allerdings denkst du zu viel, damit verbaust du dir so manche Chance.

In der Liebe bist du sehr einfallsreich und spontan und kannst so manche Person überraschen. Allerdings bist du im Moment dort stark blockiert.«

Geronimo schaute mich an und murmelte: »Und? Habe ich zu viel versprochen?«

»Nicht schlecht«, antwortete ich.

Wie würden labile Personen auf solche Aussagen reagieren? Sie würden alles kaufen, was die Dame ihnen nach der Pendelei empfahl, um den Zustand zu verbessern. Auch mir empfahl sie, mich mit den hinten im Regal liegenden Steinen zu befassen. Sobald ein Stein warm wurde, sollte er mir bei meinen Problemen helfen.

Bei mir hatte dies allerdings keinen Erfolg.

Eine Frau aus unserer Gruppe jedoch kaufte einige Steine; anschließend gingen wir zurück in die Anstalt.

Auf dem Weg dorthin versuchte Geronimo, näher mit mir ins Gespräch zu kommen.

Er betonte mehr als einmal, dass er unsere Seelenverwandtschaft schon vorher bemerkt hatte.

Ich hielt seine Aussage für übertrieben und reagierte nicht darauf. Trotzdem ließ er nicht locker und schilderte mir die Situation, die seine Meinung begründete. »Weißt du noch, als wir uns vor ein paar Tagen im Fahrstuhl begegnet sind? Du bist gerade vom Sport gekommen und ich befand mich schon im Fahrstuhl. Kannst du dich noch daran erinnern, wie erstaunt ich war von deiner Aura?«

Was will der jetzt, dachte ich.

Sicher konnte ich mich an die Situation erinnern, denn er hatte mich angesehen, als ob ich ein Außerirdischer gewesen war. Häufig ist der Grund dafür aber mein stetiger böser Blick und meine braunen Augen, die Menschen erstarren lassen. Auch ihm versuchte ich dies zu erklären.

»Nein, du hattest eine ganz bestimmte Ausstrahlung, wie ich es noch nie erlebt habe. Der Fahrstuhl war auf einmal wie elektrisiert.«

»Ja, war das so?«, antwortete ich gelangweilt und gleichzeitig etwas abweisend, denn mir wurde die ganze Geschichte etwas zu persönlich.

Ich versuchte auf unserem Rückweg abzulenken und fragte ihn, ob er schon einmal den guten Grappa im Eiscafé getrunken hätte.

Er schaute mich mit seinen Rehaugen an, verneinte kurz und ging schnell zu einem anderen Thema über.

Glücklicherweise war nun nicht mehr ich die Hauptperson unseres weiteren Gespräches, sondern seine Abreise in drei Tagen.

Wir erreichten gemütlich die Klinik. Manu und Erika saßen wie immer an ihrem Tisch. Manu lächelte mich von der Seite an und fragte zum wiederholten Mal, ob ich heute nicht noch einmal auf ihr Zimmer kommen könnte.

Das kann ich nicht machen, dann werde ich doch noch schwach und das einen Tag vor dem Geburtstag meiner Freundin. Ich lächelte wortlos zurück und ging sofort zum Abendessen.

Franca saß mit ihrer Tochter am Tisch und Marion und Rita vergnügten sich. Sie hatten anscheinend gute Laune.

Marion ging zu mir und berichtete stolz davon, dass sie ihrem Mann die Meinung gesagt hatte und er sich nicht mehr blicken lassen sollte.

Ich war stolz auf Marion. Einen großen Anteil zu dieser positiven Wendung hatten wohl auch die Zuneigung und guten Ratschläge von Rita und Franca gehabt.

Gina und den übrigen am Tisch erzählte ich von unserem Besuch im Esoterikladen.

Kaum hatte ich ausgesprochen, klinkte sich der Spucker ins Gespräch ein und gab seinen Speichel zum Thema ab.

Gina wurde auf einmal ernst und sagte: »Ich kann den nicht mehr sehen. Was hat der nur für eine Frau zu Hause, die das nicht merkt? Ich würde mich ja den ganzen Tag nur ekeln.«

»Weißt du, ob die Frau nicht ähnliche Ambitionen am Tisch zum Besten gibt?«, grinste Heino ihr zu und machte den Spucker wieder in Perfektion nach.

Mit anderen Worten, die Stimmung am Tisch war wieder toll. Dennoch bekam ich langsam wieder schlechte Laune.

Warum? Die Stimmung war bei allen gut und sie erzählten, dass sie heute bei Gringo noch mal so richtig die Sau rauslassen wollten.

Und ich? Ich hätte mitgehen können, aber ich zog es vor, im Selbstmitleid zu baden. Wann würde ich dieses Verhalten endlich ablegen können?

Mein Gang führte mich ohne viele weitere Gespräche mit anderen schnell in den Fitnessraum, obwohl Wochenende war.

Ist das krank, dachte ich und powerte mich heute besonders lange aus. Torsten schien es ähnlich zu gehen. Torsten und ich waren die Einzigen, die hier richtig oft Sport betrieben, mit Ausnahme des Legionärs.

Nach einer guten halben Stunde öffnete sich die Tür und Manu und Erika traten herein.

Beide setzten sich auf das Trimmrad und strampelten ihre dreißig Minuten.

Ich ließ es mir natürlich nicht nehmen, ab und an einen Blick auf Manu schönen Hintern zu riskieren.

Ob sie dies bemerkte? Bestimmt, denn in dem Spiegelbild der Fensterscheibe konnte sie mich genau beobachten. Manchmal hatte ich den Eindruck, als ob sie beim Treten absichtlich ihren Po nach hinten streckte. Zum Gewichte heben konnte ich die beiden leider nicht überreden. So wechselten wir noch ein paar Worte und verabredeten uns später in der Halle.

Nach dem Training sprach mich Erika erneut in der Halle an und nahm mich beiseite, ohne dass Manu es merkte.

Sie machte mir deutlich, dass Manu sich in mich verliebt hätte und ich doch bitte nicht so streng zu ihr sein sollte.

Dann stellte sie mir eine Frage, die mich fast ins Straucheln brachte:

»Ist es denn wirklich so ernst mit deiner Freundin?«

Ich antwortete zwar mit einem klaren »Ja«, im Kopf hatte ich aber ein anderes Bild. Ich konnte es Cora nicht antun, hier fremd zu gehen, denn sie hatte zu viel für mich getan.

Warum eigentlich nicht? Es wird auf kurz oder lang sowieso in die Brüche gehen. Nein, ich blieb strikt bei meinen Werten, die es ja eigentlich nicht gab und zog die glückliche Paaresnummer durch.

Nach etwas Plauderei verzog ich mich auf mein Zimmer, hörte ein Hörspiel und schlief bis zum nächsten Wecken der üblichen Meute gegen 23:30 Uhr ein.

Am nächsten Morgen ging ich vor dem Frühstück auf den Balkon, um die Gegend zu genießen und ein Foto zu schießen.

Wie schön, dass es auf der Welt noch solche Flecken von Landschaft gibt und nicht nur Städte, träumte ich. *Es muss einfach grausam sei, in einer Großstadt zu leben wie New York oder Hamburg. Da lebe ich schon gar nicht schlecht auf meinem Dorf.*

Ich stellte mir vor, wie die ersten Tage zu Hause wären.

War es so, wie Franz mir berichtete? Würde ich für mindestens zehn Tage in ein tiefes Loch fallen oder würde mich genau das Gegenteil erwarten?

Ich blickte kurz zum Balkon von Manu herüber. Sie sah mich und winkte mir zu. *Ist das wieder eine der verpassten Gelegenheiten oder mache ich es richtig? Wer weiß, was die Zeit mit sich bringt. Ich hoffe, dass Manu und ich auch nach der Reha in Kontakt bleiben, denn sie ist wirklich ein feiner Mensch,* dachte ich.

Nach dem Frühstück ging ich wieder um die zwei Seen, die Kamera hatte ich natürlich mitgenommen.

Die strammen Spaziergänge taten mir gut. Das bedächtige Ausruhen auf der letzten Bank, das Zusehen der Enten und Beobachten der vorbeigehenden Fußgänger wurde schon zum Ritual.

Genau das ist es, was wir in der Deprigruppe erarbeitet haben: Mehr die Umwelt und sich wahrnehmen und in den schönen Dingen des Lebens baden.

Langsam beherrschte ich dieses Denken, obwohl mich schon die ersten Jobgedanken wieder einholten, denn in etwas mehr als einer Woche war ich wieder in meinem Arbeitsalltag.

Nein, ich wollte nicht daran denken, holte meine Kamera hervor und schoss ein paar Fotos von der Natur um die zwei Seen.

Langsam und das erste Mal merklich mit erhobenen Haupt marschierte ich zurück auf mein Höllenzimmer, um ein wenig TV zu sehen und ein paar Emails zu schreiben.

Bis zum Essen ging ich noch einmal in die Halle. Dort überfiel mich Rita, die an einem der Tische ein großes, weißes Plakat vorbereitet hatte. Stifte und Pinsel lagen auch bereit.

Sie bat uns, für sie etwas auf dieses Plakat zu malen, welches sie sich als Erinnerung in ihr Schlafzimmer hängen würde.

Tolle Idee, dachte ich und überlegte, was sie denn mit mir verbinden würde. Ich malte einen Fisch und ein Glas Grappa auf das Papier und beobachtete anschließend, wer sich wie verewigte. Die besseren Zeichner waren eindeutig die Frauen.

Es wurde ein schön buntes Erinnerungsbild, welches Rita stolz mit ein paar Tränen in den Augen zusammenrollte und auf ihr Zimmer brachte.

Nach dem Essen gönnte ich mir meinen Espresso von dem Klinikkiosk und setzte mich in die Ecke an einen Einzeltisch, um die Menschen zu beobachten.

Ein wenig fehlte Horst, der doch immer nach dem Essen für Wirbel sorgte. Die neuen waren nicht von unserem Kaliber. Es bildeten sich bei ihnen keine Gruppen mit dem Zusammenhalt, den wir an den Tag legten.

Das stellte auch Rita fest. Franca sah ich in der letzten Zeit nicht so häufig, da sie mehr mit ihrem Lover beschäftigt war.

Rita gegenüber äußerte ich meine Bedenken, dass Francas neuer Freund nicht zu ihr passte. Ich hatte den Eindruck, als ob sie dies genauso wie ich sah, allerdings folgte sie dem Motto: Wo die Liebe hinfällt.

Kaum hatte ich an Franca gedacht, huschte sie mit ihrer Tochter durch die Halle, um sie ihrem Ex zu übergeben, der sie wieder nach Hause fuhr.

Heute sah sie wieder toll aus: Nur ganz leicht geschminkt, natürlich mit knallenger Jeans und enger Lederjacke.

Sie stand draußen und beredete noch etwas mit ihrem Ex, dabei strich sie mehrfach mit ihren beiden Händen über ihre 10, der in Richtung meines Tisches gestreckt war.

Das macht sie doch jetzt absichtlich, nur weil ich ihr mal gesagt habe, dass ich das erotisch finde.

Ich schaute in eine andere Richtung. Franz setzte sich zu mir und grinste nur:

»Schönes Ärschchen, oder? Und dann so einen neuen Typen. Unbegreiflich«.

Ich konnte Franz nur zustimmen, obwohl ich wusste, dass aus seinem Munde der Neid sprach, da er ja oft genug im Gringo versucht hatte, bei ihr zu landen.

»Los Franz, lass uns auf einen Wein zum Eiscafé laufen«, entschied ich.

Franz willigte ein.

Wir fanden sofort einen schönen Sonnenplatz und setzten uns. Die hübsche Bedienung brachte uns ohne zu fragen unsere Getränke. Franz bekam seinen Wein, ich meinen Espresso und Grappa. Wir beobachteten die vorbeigehenden Familien. Auch Henning mit seiner Frau und den zwei Kindern ging an uns vorbei. Hier hatte ich den Eindruck, als ob dies eine glückliche Familie sei. Hier sollte ich mich allerdings das erste Mal getäuscht haben.

Auch Torsten hatte diesen Sonntag Familienbesuch, seine Eltern waren gekommen. Das nicht sonderlich gute Verhältnis zwischen ihnen konnte ich spüren.

Was wohl die Leute sagen würden, wenn sie mich mit meinen Eltern sehen würden? Egal.

Ich genoss meine Getränke und plauderte mit Franz über den einen oder anderen Tipp, den ich bei der nächsten Reha beachten sollte. Franz war in dieser Hinsicht sehr erfahren und geschult.

Doch wen sah ich plötzlich auf uns zukommen? Manu mit ihrem Mann und ihrem Kind. Erika war ebenfalls dabei, sah mich kurz an und verdrehte die Augen.

Nach ein paar Minuten Beobachtung wusste ich, warum; Manus Mann erschien mir unsympathisch: Ein Typ der Marke Feuerwehrhauptwachtmeister mit Oberlippenbart. Er besaß das Gebaren eines Diktators über die Familie.

Sie setzten sich in Sichtweite unseres Tisches.

Franz fragte ungläubig: »Das ist Manus Mann?«

Manu sah mich mit ihren verliebten Augen an, als ob sie sagen wollte: »Hilf mir, von meinem Mann loszukommen!«

Ich habe jedoch gelernt: Zum Schluss bekommt immer der Single den Tritt. Egal, ob die Frau allein sein möchte oder wieder zu ihrem Mann zurückkehrt. Eine meiner Exfrauen, eine sehr gebildete Person, sagte einmal zu mir, nachdem ich ihr durch die Scheidung geholfen hatte und ihr das Leben zeigte:

»Weißt du Klaus, ich habe wirklich nichts an dir auszusetzen. Du hast mir durch schwere Zeiten geholfen, du hast mir den Spaß am Sex zurückgegeben und mir das Leben gezeigt. Aber jetzt möchte ich wieder alleine durch die Welt gehen.«

Ich ließ sie nach einigen Diskussionen ziehen. Nach einer kurzen Zeit merkte sie, dass alles so war, wie ich es erklärt hatte, gab es aber nie zu.

Heute ist sie mit einem Proleten zusammen und die ganze Stadt lacht über dieses Pärchen. Hauptsache er ist groß, breit und ein Macho, alles andere ist egal…

Der Sohn von Manu war sehr anhänglich, aber ein tolles Kind. Der Junge wollte mit seinem Vater auf dem Rasen Fußball spielen, wurde aber von seinem Erzeuger ignoriert.

Manu kümmerte sich um ihren Sohn. Sie spielten Fußball, lachten zusammen und genossen das leckere Eis.

Ihr Mann, in Selbstunterhaltungen versunken, abwesend und mit sehr eifersüchtigen Blicken, wartete darauf, dass hier bald alles vorbei wäre. Den Eindruck hatte auch Franz.

Wäre Erika nicht in der Nähe gewesen, wäre es wohl zu keinem Gespräch zwischen den Ehepartnern gekommen; die Ehe war kaputt. Auch aus diesem Grunde war meine Entscheidung richtig, nichts mit Manu anzufangen. Ich wäre lediglich der Samariter der Ehe geworden und zu guter Letzt hätte sie sich dennoch nie von ihrem Mann getrennt.

Wir verbrachten noch eine Weile in der herrlichen Sonne und gingen anschließend zur Anstalt zurück.

Die Zeit nach dem Abendessen verbrachte ich in der Fitnessbude und danach auf meinem Zimmer.

Es kam ein wenig Wehmut auf, denn schließlich brach bald die letzte Woche an. Es schlichen sich schon wieder die ersten Firmengedanken in mein tägliches Leben. Ich wollte nicht an meine Firma erinnert werden, denn mir ging es so gut hier. Immer wieder dachte ich an den Schritt meiner Federballpartnerin.

Um mich abzulenken, schrieb ich meiner Cora und hörte danach noch ein Hörspiel, bevor ich einschlief.

Der nächste Morgen war grau und trübe. Es hatte in der Nacht geregnet. Das Wasser war in einem Rhythmus, der an eine Wassertropfenfolter in manchen Agentenfilmen erinnerte, vom obersten Balkon auf die Blechverkleidung meines Balkons getropft.

Entsprechend sah ich unausgeschlafen aus.

03. März	07:30 Uhr	Wirbelsäulengymnastik
	09:45 Uhr	Achtsamkeit

Um 07:30 Uhr hatten wir Wirbelsäulengymnastik leider wieder beim General. Heute hatte sie besonders schlechte Laune: Sie meckerte bereits beim Hinlegen der Matten. Es ging ihr alles nicht schnell und akkurat genug. Ich schaute in ihre Augen.

Sie war keine uninteressante Frau, verbaute sich aber viel durch ihre Art und Weise. Im Prinzip war ihr Verhalten aber auch nur Schutz und eine Therapie hätte ihr wohl gut getan, denn ich merkte, dass ihr auch der Job keine Erfüllung brachte. So hampelten wir ihre Figuren nach und schauten auf die Uhr.

Endlich schloss sie mit ein paar Entspannungsübungen und bedankte sich dann schließlich doch noch freundlich für die Teilnahme.

Auf meinem Zimmer angekommen checkte ich meine Emails und meinen Plan für die Woche.

Die Kursvielfalt nahm ab und ich hatte mehr Zeit, mich

mit den Gedanken über die restlichen Wochen zu beschäftigen. Heute stand nur noch »Achtsamkeit« auf dem Plan.

Franca, Rita, Marion, Franz und ich versammelten uns vor der Halle. Es war 09:00 Uhr und unsere kleine Dozentin war pünktlich zur Stelle.

Ob es heute wieder so lustig wie in der letzten Stunde zugehen wird?

Ohne dass wir eine Übung angefangen hatten, mussten wir grinsen. Nur Franca nahm die Übungen immer sehr ernst und wir merkten, dass sie etwas lernen wollte. Unsere Dozentin begann die Sitzung mit einigen Entspannungs- und Atemübungen.

In der Halle herrschte nun absolute Ruhe. Es schien, als ob wir uns heute konzentrierter an den Kurs heranwagten.

Sie bat uns, aufzustehen und langsam und bedächtig im Kreis zu gehen. Erstmals spürte ich meinen Körper aufmerksam und war verwundert, mit welch einfachen Übungen man sich auf seinen Körper konzentrieren konnte.

Einige von uns waren nicht in der Lage, langsam und bedächtig zu gehen. Rita zog ihre Grimassen, Franz konnte wegen des Alkohols im Körper nicht gerade gehen und Marion konnte sich vor Lachen kaum halten. Es folgten weitere Körperübungen, die uns auflockerten und fröhlich stimmten.

Zum Schluss legten wir uns wieder auf den Boden und entspannten uns.

Die Stimme der Therapeutin war sehr angenehm.

Rita schaffte es diesmal, wach zu bleiben, obwohl Ansätze vom Schnarchen zu erkennen waren.

Zuletzt gingen wir in die Halle und Franca sagte zu mir: »Langsam merke ich, wie mein Körper auf was reagiert.«

Sie hatte Recht, denn häufig dauert es, bis man gewisse Dinge spüren kann.

Die restliche Zeit vor dem Essen verbrachte ich im Werkraum.

Mir war es wichtig, meinen Korb zu vollenden, obwohl noch einen Menge Schritte zu flechten waren. Die Höhe des Korbes hatte ich vollendet, doch nun war es an der Zeit, den Zopfrand zu flechten. Leider war die entsprechende Therapeutin, die dies perfekt beherrschte, nicht anwesend. Ich fragte vergeblich einige Damen und legte schließlich mein unvollendetes Werk in das Regal.

Anschließend begab ich mich selig zum Mittagessen.

Auch hier spürte ich, dass handwerkliche Arbeit eine gewisse Zufriedenheit in mir auslöste.

Auf dem Weg zum Essen quälten mich wieder die Gedanken an meinen jetzigen Job, den schnöselig grinsenden Chef und die Ungerechtigkeiten im Berufsleben. Doch gleichzeitig hörte ich auch die Geisterstimme Silvi sagen: »Klaus, es gibt keine Werte. Nimm' es so, wie es kommt.«

Beim Mittagessen plauderten wir eine wenig über die letzten Wochen und über den Sinn und Unsinn einiger Kurse. Gina hatte sich sichtlich gut eingelebt. Sie blühte richtig auf und freute sich über jeden Tag in der Klinik.

Geronimo hatte heute seinen letzten Tag. Mir schien es nicht so, als ob er glücklich war, nach Hause zu fahren. Nach dem Essen unterhielten wir uns noch ein wenig. Ich hatte Recht mit meiner Vermutung.

»Ich weiß nicht, ob ich es schaffen werde, in der Freiheit so zufrieden zu leben wie hier«, teilte er mir mit.

Ich pflichtete ihm bei, denn auch ich war mir da nicht sicher. Meine aufmunternden Worte, es einfach nach der Reha zu versuchen und sich nicht hängen zu lassen, zauberten ein Lächeln, aber auch ein paar Tränen in sein Gesicht, dann ging er nach draußen, um alleine zu sein.

Nach dem Essen schnappte ich mir meine Kamera und erkundete die Gegend. Vielleicht gab es ja doch noch ein Motiv, das ich in den Wochen noch nicht entdeckt hatte.

Diesmal ging ich tief in den Wald und dachte sofort an den Legionär, der uns einmal gesagt hatte, dass er sich am wohlsten alleine im Wald fühle.

Stimmt, es war schön, einsam und alleine die Natur zu sitzen, die Lichtstrahlen der Sonne, das Singen der Vögel und den Geruch des Waldes wahrzunehmen. Es war sehr schön.

Ich blickte zwischen den Baumstämmen zur Sonne und machte ein tolles Waldfoto, das mich immer an diesen angenehmen Moment erinnern sollte. Auch dies war ein Fortschritt gegenüber den vorherigen Wochen: Ich konnte die Umgebung wahrnehmen und genießen.

War es Achtsamkeit? Ja, die Kurse begannen zu wirken.

Gut gelaunt machte ich mich auf den Rückweg.

Zur Belohnung ging ich auf ein Stück Kuchen in das Klostercafé. Hier konnte ich herrlich entspannen und dem Treiben der Gäste zusehen. Die Sonne neigte sich und nach einem Käffchen und einem Kuchen wanderte ich in die Anstalt zum Abendessen.

Manu, Erika und einige andere saßen wie immer Handysüchtig in der Vorhalle.

Wie schrecklich, dachte ich, *die wissen ja nicht was ihnen entgeht.*

Aber ich wollte mich nicht mehr um andere kümmern, sondern nur um mich selbst.

Nach dem Abendessen überredete ich Manu und Erika auf eine Stunde Fitness. Torsten war natürlich auch in der Bude. Mir schien, als ob er heute sehr genervt war, denn die Art, wie er die Gewichte riss, war sehr beeindruckend.

Wenn ich doch nur wüsste, was ihn bedrückt. Torsten war ein feiner Kerl, auf den man sich auch verlassen konnte.

Nach einer Stunde Pumpen gingen wir noch in die Halle, erzählten uns Geschichten aus unserer Vergangenheit und ließen den Abend langsam ausklingen.

Kapitel 7:

Die letzte Woche

Heute brach die letzte Woche meiner Genesungszeit in diesem kleinen Örtchen und der schrecklichen Klinik an.

Meine Freundin hatte heute Geburtstag und ich einen freien Tag.

Beim Frühstück erzählte ich Gina von meiner Anfangszeit in der gemütlichen Klinik ein paar hundert Meter von hier entfernt.

Ich berichtete ihr von den freundlichen netten Damen und meinen anfänglichen Ängsten. Sie sollte ein gutes Gefühl bekommen, so weiter zu machen, wie sie es jetzt tat. Ihre Ängste konnte sie mittlerweile gut steuern, dennoch merkte ich es ihr manchmal an, dass das Schlucken vor Furcht nicht funktionierte. Aber Heino und ich hatten genug Feingefühl, um sie wieder zum Lachen zu bringen.

Es reichte, ihr Augenmerk auf unseren Spucker oder den alten geilen Herren zu richten, schon war die Welt wieder in Ordnung. Dabei fiel mir selber auf, dass ich wohl in den letzten Monaten und Jahren nicht so viel gelacht hatte wie hier in den letzten Wochen. Ich wünschte mir, dass es so blieb.

Nach dem Frühstück verabredete ich mich zum Nachmittag mit Franca, Rita und Marion auf einen Grappa in unserer Eisdiele. Ich freute mich, die letzten Tage mit den mir lieb gewordenen Menschen zu verbringen.

Auf meinem Zimmer rief ich Cora an und gratulierte ihr zu ihrem Geburtstag.

Sicher würde mein Rosenstrauß für Zoff in ihrer Ehe

sorgen, aber das war egal, denn ihr Mann bemerkte die zerbrochene Ehe nicht.

Von dem Blumenstrauß erwähnte ich am Telefon natürlich kein Wort, er sollte eine Überraschung werden. Sie sagte mir immer wieder, wie sehr sie mich vermisste. Leider bekam ich nicht die gleichen Worte über meine Lippen, da ich immer wieder spürte, dass sie nicht die große Liebe war. Trotzdem freute ich mich auf ein Wiedersehen am Ende der Reha.

Wir plauderten noch ein wenig, verabschiedeten uns und ich ging in den Werkraum, um meinen Korb zu vollenden.

Die Damen waren bereits vollständig versammelt und begrüßten mich. Ich fühlte mich wohl in dieser Gruppe.

Ich hatte hier bis auf eine aus den osteuropäischen Ländern stammende »Miss Schön« sehr herzliche Frauen kennengelernt. Sie war nahezu ein Ebenbild unserer Dame aus dem Kohlenpott, mit dem Unterschied, dass das Mädel aus dem Kohlenpott ein Kumpeltyp war. Unsere Miss Schön war jedoch eine kleine Zicke, die meinte, alles besser zu wissen. Beim Flechten wollte ich ihr einen Tipp geben, vehement lehnte sie jedoch ab.

Ich dachte an: »Es gibt keine Werte« und bemerkte, dass ich nicht wütend wurde. Ich wunderte mich selber über meine Reaktion; die Frau war mir schlagartig egal und abgehakt.

Vor fünf Wochen hätte ich mich wahrscheinlich über ihre hochnäsige Reaktion geärgert und mich mit ihr angelegt.

Wenn ich das so in meinem Job gegenüber meinem schnöseligen Chef praktizieren könnte, dachte ich und begab mich an die letzten Flechtschritte.

Nachdem ich den Zopfrand mit Hilfe der Therapeutin fertig gestellt hatte, zeigte ich mein Werk den Mädels, die mich für meine Arbeit lobten.

Wieder fragte ich mich, wie wohl meine Mutter reagieren würde, wenn ich ihr den Korb schenken würde.

Ich konnte es mir schon vorstellen: »Den hast du doch nicht selbstgemacht, sondern gekauft.«

Stolz nahm ich meinen Korb und ging in die Halle, denn Manu wollte das Werk einmal sehen. Auch sie war begeistert und lachte mich mit ihren verliebten Augen an. Diesmal erwiderte ich ihren Blick mit einem kleinen Augenzwinkern, woraufhin sie erwiderte: »Setz dich doch.« »

Ich bringe erst den Korb nach oben, dann komme ich zu dir.«

Ich ging auf mein Zimmer und legte das Meisterstück behutsam in den Schrank. Heute hatte ich Lust, mich mit Manu und Erika zu unterhalten und ging zurück in die Halle. Manu hatte heute ihr Strickkleid mit der schwarzen Strumpfhose an. Es stand ihr immer besonders gut, da es die für mich perfekte Figur sehr gut abzeichnete.

Ich setzte mich zu den beiden und verbrachte bis zum Mittag eine lustige Zeit.

Nach dem Mittagessen ließ ich meinen gewohnten Espresso aus, da ich noch eine Verabredung mit den Frauen hatte. Bis zum Treffen las ich die letzten Kapitel in meinem Buch.

Ich war ein wenig müde und mir fielen während des Lesens immer wieder die Augen zu.

Kein Wunder nach vier Wochen schlafloser Nächte in diesem Höllenbunker, dachte ich. Hinlegen wollte ich mich allerdings nicht, denn dann sah ich meist noch müder aus und konnte nachts nicht einmal eine Stunde schlafen.

Schließlich war es 15:00 Uhr und wir trafen uns in der Halle. Rita trug ein kurzes T-Shirt, welches ihre kräftigen Arme – jeder Mann könnte bei diesen Armen vor Neid erblassen – betonte. Marion kam in Jeans und einem T-Shirt, welches ihre großen Brüste noch mehr hervorhob als sonst, und Franca war heute eine 10 mit Stern.

Wir stolzierten fröhlich lachend zu unserer Eisdiele. Heute hatte wieder die hübsche Italienerin Dienst.

Henning und Franz hatten schon die ersten Bierchen hinter sich und grinsten. Wir setzten uns an einen Einzeltisch und genossen die Sonne. Plötzlich piepte mein Handy aus der Vorkriegszeit, das schon oft für Gelächter gesorgt hatte.

Meine Freundin hatte mir eine SMS geschickt, in der sie ihre Freude über den Rosenstrauß zum Ausdruck brachte. Sie erwähnte allerdings auch, dass dieser für einigen Unmut gesorgt hatte. Im Anhang befand sich ein Bild von dem wunderschönen Strauß. Ich klappte ohne eine Reaktion mein Handy zusammen und bestellte die üblichen Getränke: einen Espresso, einen Grappa und ein Wasser. Die Mädels blieben bei ihrem Bier und Wein.

Marion schien sehr gelöst zu sein und ich war stolz auf sie.

Franca erzählte nicht viel von ihrer jetzigen Liebe. Ich merkte aber, dass diese Beziehung sie sehr beschäftigte, denn schließlich war ihr neuer Freund verheiratet und wohnte weit von ihr entfernt.

Allerdings hatte es zwischen den beiden gefunkt.

Ich sagte nichts weiter über ihren Freund, denn ich war noch immer der Meinung, dass er nicht zu ihr passte.

Das Klischee vom Kurschatten während einer Kur oder Reha bestätigte sich auch an diesem Ort. Ich habe einige waghalsige Geschichten gehört. Allerdings muss ich auch sagen, dass sich feste Partnerschaften gebildet haben, die bis heute halten.

Wir hatten einen schönen Nachmittag. Die Sonne ging langsam unter und wir mussten den Rückweg in die Bucht antreten, denn es gab bald Abendessen.

Rita war wie immer leicht angetrunken und wir hatten Mühe sie zu beruhigen. Immer, wenn sie etwas getrunken hatte, entwickelte sie Kräfte wie ein Stier und wollte am liebsten weiterziehen.

Das gefährliche war allerdings, dass sie von der Reha verwiesen werden würde, wenn man sie so erwischte. Franca und Marion begleiteten Rita direkt auf ihr Zimmer, wo sie ihren Rausch ein wenig ausschlafen konnte.

Heute war wieder Gringo-Tag und alle freuten sich, tanzen zu gehen, lediglich ich wehrte mich noch immer mitzukommen.

Warum, weiß ich bis heute nicht. Zum Ende der Reha gehorchte ich der Gewohnheit und vergrub mich auf meinem Zimmer.

Spätestens um 22:30 Uhr wurde ich von der fröhlich singenden Meute wach. Sie sangen vor der Klinik unser Lied: »Atemlos durch die Nacht...«

Ich freute mich für sie, schloss die Augen und schlief für eine Stunde ein.

Schließlich wachte ich mit quälenden Gedanken an meine Firma auf, es war 01:00 Uhr nachts.

Lange war ich ohne Medikamente ausgekommen, doch jetzt konnte ich nicht mehr: Ich musste zu meinen Tropfen greifen, um wenigstens etwas abzuschalten und zu schlafen.

Am nächsten Morgen wachte ich schlechtgelaunt auf.

05. Februar	11:00 Uhr	Walken
	15:15 Uhr	Qi Gong

Die Reha bald vorbei, nicht einmal im Gringo gewesen, keinen Kurschatten angelacht und seelisch geht es mir zunehmend schlechter.

Warum hatte ich nur immer die negativen Gedanken? *Du hast doch hier so viel Schönes erlebt und so nette Menschen kennengelernt.*

Am liebsten hätte ich mir einen privaten Termin bei Frau Senger geholt. Sie hätte wirklich gut getan, denn sie hatte ein gutes Gespür dafür, mit mir umzugehen.

So eine Frau hätte ich gerne. Nicht, dass ich verliebt war, aber sie hatte etwas, das andere Frauen nie erreichen.

Ich dachte an unsere ersten Stunden in der Gruppe: Wie hatte sie mich provoziert, herausgefordert und mich mit meinen eigenen Waffen geschlagen. Tolle Therapeutin!

Auch an diesem Tage hatte ich nicht viel Programm: 11:00 Uhr Walken und um 15:00 Uhr Qi Gong,

Nach dem Frühstück musste ich an unseren immer noch sehr verschlossenen und arrogant wirkenden Legionär denken und machte mich wieder auf den Weg in den angrenzenden Wald.

Er hatte Recht, denn es war toll, allein im Wald zu sein. Ich dachte an nichts, hörte den Vögeln bei ihrem wundervollen Gesang zu und beobachtete die Sonnenstrahlen, die wie Blitze durch die Äste schnellten.

Wie gut haben es die Ureinwohner im noch vorhandenen Urwald: Ruhe, nur sich und Ihre Sippe, kein Stress, kein Mobbing, keine Umwelt, die einen erdrückt, kein Muss und...

Nach einer guten halben Stunde setzte ich mich an den See und sah den Enten beim Ausruhen zu.

Wie schön muss das Leben als Rentner sein, dachte ich immer wieder. Ob ich es bis zur Rente schaffen würde? Daran zweifelte ich stark. Jedenfalls nicht in der jetzigen Firma, geführt von einem sozial inkompetenten Chef, der getrieben von alten Honecker-Parolen war wie beispielsweise: »Fördern durch fordern« oder: »Geld ist das wovon wir leben, Lob ist das, wofür wir leben«.

Jeder Kunde, der diese Sprüche und mehr in unserem Eingangsbereich je gelesen hat, hat mich bisher beiseite genommen und leise gefragt: »Ist das alles ernst gemeint? Fehlt ja jetzt nur noch die FDJ Fahne.«

Leider sind die Führungskräfte weit weg von der Basis,

denn das Wort Lob stand in unserer Firma nur auf dem Papier.

Schon dachte ich wieder an die Firma. Ich versuchte mich abzulenken, was mir sehr schwer fiel.

Schließlich ging ich auf den erhöhten Berg und genoss die Aussicht.

Nachdem ich mich beruhigt hatte, wanderte ich zurück in die Anstalt, zog mich um und freute mich auf Manu in ihrem immer noch reizvollen Dress beim Walken.

Gina und Marco machten ihren Job sehr gut.

Manu hatte ebenfalls Freude an der Stunde und blinzelte mir bei den Abschlussübungen verliebt zu. Entspannt und mit gutem Hunger ging ich zum Mittagessen.

Am Tisch angekommen musste ich auf Ameisenjagd gehen.

Die kleinen Tierchen fühlten sich auf unserem Tisch besonders wohl, da wir genau an der Fenstertür platziert waren. Die Mädels hatten Probleme mit den Ameisen, doch mir machte es nichts aus, sie mit einem Wisch vom Tisch zu fegen.

Das Essen war toll und wir unterhielten uns.

Gina fragte mich: »Du bist bestimmt froh, deine Freundin wieder zu sehen, oder?« Einen Moment überlegte ich und sagte einfach ja.

Ja, ich war froh, sie wiederzusehen. Allerdings hatte ich mich in den letzten Wochen verändert und verselbstständigt.

Ich stellte mir unser Wiedersehen vor; wie würde es sein? Innig, freundschaftlich oder verliebt? Ich kam zu keinem Entschluss.

Nach dem Essen setzte ich mich mit Franz und Silvi in die Halle. Franz war mir sehr ans Herz gewachsen aufgrund seiner ehrlichen und direkten Art.

Er war sehr froh, dass dir Reha bald vorbei war, denn er hatte sein Ziel erreicht: Die Aussteuerung.

Zu diesem Zeitpunkt konnte ich mir nicht vorstellen, was in seinem Kopf vorging. Nicht mehr arbeiten? Krank ausgesteuert? Aber vielleicht würde es mich eines Tages ebenso sehr treffen wie Franz.

Silvi war schläfrig und zweifelte an sich.

Ich baute sie mit einigen Anekdoten aus unseren gemeinsamen Gruppengesprächen auf. Schließlich gewann sie ihr zauberhaftes süßes Lächeln wieder und ich freute mich darüber.

Nach meinem Espresso ging ich auf mein Zimmer und las die letzten Seiten meines Buches.

Beim Lesen bemerkte ich, dass, mein Magen wehtat.

Wahrscheinlich hatte ich heute Mittag zu viel Kurkuma gegessen.

Wenige Minuten später saß ich auf der Toilette.

So ein Mist, dachte ich, *ausgerechnet bei der lustigen Runde Qi Gong wollte ich unbedingt dabei sein.*

Noch einige Male rannte ich aufs Töpfchen, dann machte ich mich mit Magenschmerzen auf den Weg zur Halle.

Ich kam das erste Mal Minuten zu spät, erklärte dem Kurs meine Situation und kündigte an, dass ich während des Kurses eventuell die Halle verlassen musste. Rita sagte: »Hast wohl Fupp, oder?«

Schon musste ich wieder lachen. Rita konnte mich immer aufmuntern.

Die Kursleitung hatte Verständnis und erklärte, dass sie die Übungen so ausrichten würde, dass sie meinen Magen beruhigen könnten.

Ja, ja, dachte ich und begann mit den Mädels und Franz die Übungen so ernst wie möglich durchzuführen. Als wir allerdings beim Abklopfen des Gesichtes und Körpers angelangt waren, konnten wir uns vor Lachen kaum halten.

Abschließend legten wir uns zur Entspannung auf den

Boden und genossen erstmalig die absolute Ruhe in der Halle.

Ich stand auf und war begeistert, denn die Schmerzen und das Unwohlsein waren verschwunden.

Ich dankte der Meisterin und sie sagte im ruhigen Ton: »Sie werden noch oft an die Stunden denken. Behandeln sie Ihren Körper immer im Einklang mit ihrer Seele und es wird Ihnen gut gehen.«

Wie Recht sie hatte, sollte ich Monate später am eigenen Leib erfahren.

Der restliche Tag verlief wenig spektakulär.

Ich machte meinen üblichen Spaziergang um die Seen, setzte mich zu Manu und Erika in die Halle und trieb nach dem Abendessen Sport, um ein wenig müde zu sein.

Vermehrt schlichen sich Gedanken über meine Zukunft ein.

Wie wird es weitergehen, wenn ich wieder zu Hause bin? Schaffe ich den Firmenwahnsinn? Wie geht es mit Cora weiter?

Fragen über Fragen. Sie machten mich unruhig und nervös. Selbst auf meine abendlichen Hörspiele konnte ich mich zeitweise nicht konzentrieren, denn immer wieder kamen Gedankenblitze über die Zukunft.

Auch diesen Abend, wie den Rest der Woche, nahm ich meine Tropfen, die mir halfen durch die Nacht zu kommen.

Allerdings hatte das Medikament auch einen Nachteil, denn morgens war ich kraftlos wie nie. Ich hatte Mühe aus dem Bett zu kommen und beseelt von einer müden Schwere taumelte ich in das Bad und machte mich fertig.

06. Februar	09:00 Uhr	Gymnastik
	10:00 Uhr	Achtsamkeit
	13:30 Uhr	Psychologengespräch

Anschließend schaute ich auf meinen Plan. Heute hatte ich Gymnastik, Achtsamkeit und mein vorletztes Psychologengespräch.

Auf dem Weg zum Frühstück fragte ich mich, was ich heute mit meinem Psychologen besprechen wollte.

Mir schwirrten so viele Gedanken und Ansätze durch den Kopf, dass ich mich nicht für ein Thema entschließen konnte. Diese innerliche Unruhe verließ mich nicht und schlug sich auf meinen Darm nieder, denn ich hatte ein unwohles Gefühl. Es war ähnlich wie in der Firma, wenn ich kurz vor einer Besprechung mit dem allwissenden Geschäftsführer stand.

Ich war wütend auf mich selbst.

Jetzt hast du Wochen wunderbar gelebt und es ging dir gut, und jetzt fängt schon wieder dieser Firmendreck an, dich kaputt zu machen.

Ich setzte mich an den Frühstückstisch. Die anderen kamen heute später und allein begann ich, mir meine Brötchen zu schmieren. Dabei war ich versunken in Gedanken an die letzten Wochen und Zukunft.

Gina kam an den Tisch und bemerkte sofort mein Unwohlsein.

»Du machst dir Gedanken über die Zukunft, richtig?«

Ich schaute sie traurig an und nickte. Henning setzte sich und sagte keinen Ton.

Auch ihm ging es heute nicht gut. Mir schien, als hätte er das gleiche Problem. Kaum ausgesprochen, fand ich Bestätigung durch seine Worte.

»Ich denke nur an die Zeit, die nach der Reha kommt. Jetzt geht es mir einigermaßen gut, aber was kommt dann?«

Wir schaukelten uns regelrecht hoch mit unseren Ängsten, bis Gina uns unterbrach und sich wünschte, dass wir doch noch einmal den »Spucker« nachmachen sollten. Diesmal schaffte sie es, uns von unseren Gedanken abzulenken. Wir brauchten ihn nicht einmal zu parodieren, denn eine Minute später setzte er sich an den Nebentisch und begann seine Show.

Nach dem Frühstück bereitete ich mich für die Gymnastikstunde vor.

Vor der Halle wartete bereits Marco, der sich für uns heute einen Spielnachmittag ausgedacht hatte.

Nach unseren Aufwärmübungen zeigte er uns einige Geschicklichkeitsspielchen mit Bällen. Auch wenn diese nicht immer ganz einfach waren, verstand Marco es immer, uns mit seiner lustigen Art zu motivieren. Wir hatten viel Spaß mit ihm. Ich wünschte mir, dass alle Therapeuten so lustig wären wie er.

Im Anschluss an diese Stunde hatten wir »Achtsamkeit« in der Halle.

Das passte, denn wir konnten nach der Stunde mit Marco Entspannung gebrauchen.

Franca, Rita, Marion und Franz betraten die Halle.

Wir waren noch allein und lachten über die letzten Stunden der Achtsamkeit. Franca hingegen sagte: »Wer weiß, ob wir nicht später alle gerade an diese Stunden denken und uns klar machen, wie wichtig Achtsamkeit ist.«

Auch sie sollte Recht behalten.

Die kleine zierliche Therapeutin betrat den Raum und mit ruhiger Stimme fragte sie, wie es uns ginge. Alle waren ein wenig bedrückt.

»Dann bin ich gespannt, wie es Ihnen nach unserer Stunde geht. Ich hoffe, ein wenig besser.«

Sie setzte sich vor uns hin und begann mit einigen Atemübungen. Auch wenn wir vorher unseren Spaß gehabt hatten, so nahmen wir die letzte Stunde erstaunlich ernst.

Nach den Atemübungen zeigte sie uns einige schwierige Koordinationsübungen, die wirklich schwer waren. Alles fand im Gleichklang mit der Atmung statt. Ich war fasziniert, wie sich unser Gehirn auf mehrere Gegebenheiten gleichzeitig einstellen konnte.

Nach den Übungen legten wir uns wieder flach auf den Rücken und begannen mit der Entspannung. Die Therapeutin hatte eine warme Stimme, die mich das erste Mal am Tage entspannen ließ.

Ich schloss sogar die Augen, obwohl mir dies bisher immer schwergefallen war.

Es war sehr still im Raum. Selbst die anderen waren konzentriert. Zum Schluss streckten wir uns und sie fragte erneut, wie es uns jetzt ginge.

Wir waren uns alle einig, dass es uns sehr viel besser als zuvor ging.

»Sehen Sie, auch wenn Ihnen die Übungen anfangs sinnlos erschienen, so haben Sie doch gespürt, auf Ihren Körper zu achten und Gefühle wahrzunehmen. Ich wünsche Ihnen schöne restliche Tage und alles Gute.«

Wir entließen sie mit Beifall. Wieder war dies eine Erfahrung, die ich mir bei der ersten Stunde beim besten Willen nicht hätte vorstellen können. Dennoch hegte ich Zweifel, das Erlernte im wahren Leben anwenden zu können.

Der Tag sollte allerdings kommen.

Wir gingen zum Essen und redeten noch über unsere Psychologengespräche und deren Ergebnisse. Nicht jedes Psychologengespräch war produktiv verlaufen.

13:30 Uhr: Nun war der Termin für mein vorletztes Gespräch.

Wie immer pünktlich öffnete sich die Tür und ein gut gelaunter Herr Bunge öffnete mir die Tür und bat mich, Platz zu nehmen.

Kaum war ich in seinem Zimmer, gelang es mir, meine Unruhe zu besiegen. Merkwürdigerweise wurde ich immer ruhiger, als er mit mir sprach.

Er fragte mich, wie es mir ginge und worüber ich heute mit ihm sprechen wollte. Ich machte ihm meine derzeitige Situation bezüglich meiner Gedanken an die Firma und meine Zukunftsängste deutlich.

Mit einigen geschickten Fragen glätteten sich meine nervösen innerlichen Wogen.

»Herr Hinz, wovor haben Sie Bedenken?«

»Mich macht alleine der Gedanke an die Firma irre und dann noch der unsympathische Chef und die ganzen schauspielernden Kolleginnen und Kollegen, die nur darauf warten, dass ich wieder einknicke.« Er schaute mir tief in die Augen und sagte mit ruhiger gelassener Stimme: »Zeigen Sie Ihre Grenzen in einem angemessenen Ton auf und machen Sie einfach Ihren Job. Nach der Arbeit schalten Sie ab und versuchen sich den schönen Dingen des Lebens hinzugeben.« *Leichter gesagt als getan*, dachte ich, *am liebsten würde ich jetzt zum Telefonhörer greifen und Grinsemann jetzt schon meine Grenze in Form einer Kündigung aufzeigen.*

Er hatte ein Talent dafür, mich mit seiner ruhigen einfühlsamen Art zu motivieren, auch weil er mir aus seinem privaten Bereich Beispiele nannte, die sich mit meinen deckten.

Ein Problem lag mir trotzdem seit ein paar Tagen auf den Magen: »Werde ich krank entlassen?«

Ich erinnerte mich an die bitterlich weinende Dame aus der ersten Woche, die trotz völligem Zusammenbruch gesund entlassen wurde. Ich stellte meinem Therapeuten die Frage.

»Ich kann Sie nicht krank entlassen. Schon aus dem Grunde, weil Sie gesund die Reha angetreten haben und bisher in vorbildlicher Weise mitgearbeitet haben.« Sofort dachte ich an Franz' Worte:

»Klaus, dein erster Fehler war es, gesund die Reha anzutreten, der zweite Fehler ist es, dass du immer mitarbeitest und die Wahrheit sagst. Denk immer daran: Willst du etwas erreichen, muss der Staat beschissen werden.«

Leider hatte er Recht, ich war und bin eine ehrliche Haut, aber am Beispiel von Franz und der Antwort meines Therapeuten musste ich Franz leider zustimmen.

Ich versuchte, meinen Therapeuten umzustimmen, aber Herr Bunge weigerte sich strikt, mich krank zu entlassen.

So ein Mist, dachte ich, *jetzt muss ich gleich in der nächsten Woche wieder in die Firma, das stehe ich nicht durch.*

Schlagartig waren alle meine Ängste wieder da.

Nach einer Stunde harter Fragen mit unausweichlichen Antworten verließ ich den Raum.

Anschließend ging ich auf mein Zimmer und brauchte eine Stunde, um mich zu besinnen.

Mir ging es gut und schlecht zugleich und ich dachte immer wieder an die Federballpartnerin.

Wenn du doch nur den Mut hättest, dem Heuchelladen von Firma den Rücken zu kehren. Ich wollte nicht länger daran denken und machte mir Gedanken über die nächsten Stunden.

Die Sonne lachte heute und es war sehr warm. Ein schöner Tag für das Eiscafé.

Diesmal ging ich allein ins Café, um mit meinen Gedanken etwas ins Reine zu kommen.

Kaum im Cafe angekommen rief mich Cora an und erzählte mir, dass sie ein Zimmer am See gebucht habe und sich schon sehr auf das Wiedersehen freue.

Natürlich freute ich mich auch, merkte allerdings, dass es eine geschwisterliche Freude war und nicht die Freude eines verliebten Paares, das sich fünf Wochen nicht gesehen hat.

Ich glaube, dass ich zu viel mit Frauen erlebt habe und beziehungsunfähig bin. Denn wer sich selbst nicht liebt, kann andere auch nicht lieben.

Im Café genoss ich den selbstgemachten Grappa und die Sonne.

Wenn es doch nur immer so wäre, dachte ich und freute mich für Franz, der es ja nun bald geschafft hatte.

Ich beobachtete die Menschen im Cafe und die wunderschöne kleine Geschäftsführerin, die es verstand, ihre Reize geschickt, aber nicht überheblich in Szene zu setzen.

Sie war eben eine Italienerin, da können die deutschen Frauen meiner Meinung nach noch eine Menge von lernen.

Nach zwei Stunden zahlte ich, ging durch den Ort und sah mir die alten Häuser in der Stadt etwas genauer an. Bei meinem Rundgang begegnete mir der General. *Versuch einfach nett zu grüßen, vielleicht ergibt sich ja etwas.*

Sie kam mir mit zerzausten hochgesteckten Haaren entgegen. Ihr Gesicht war wie immer verhärmt und ihre Augen waren starr nach vorn gerichtet.

»Hallo«, sagte ich freundlich.

Stumm ging sie ohne jegliche Regung an mir vorbei.

Na ja, dachte ich mir, *die hat bestimmt richtig Probleme,* drehte mich noch einmal um und musterte ihre tolle Figur.

Eigentlich war sie eine attraktive Frau, aber so eine Ausstrahlung hat man, wenn man unglücklich ist. Ich schloss mich da nicht aus, denn oft genug hörte ich, dass ich einen verkniffenen Gesichtsausdruck hatte.

Nach dem kleinen Stadtbummel ging ich zurück in die Anstalt direkt zum Abendessen.

Franca berichtete mir von ihrem Gespräch. Sie war froh, dass es ihr besser ging. Gleiches berichtete ich ihr.

Immer, wenn ich mit ihr redete, hatte ich das Gefühl, wir würden uns schon ewig kennen. Es brauchte bei uns nicht viele Worte, um einander zu verstehen.

Nach dem Essen setzte ich mich zu Torsten und Henning. Torsten war schlecht gelaunt und fragte mich nach einigen Minuten, ob wir noch pumpen wollten. Ich willigte ein und wir verbrachten eine Stunde im Fitnessraum.

Dort unterhielten wir uns über Frauen und unsere Lebensgeschichte. Torsten hatte ein sehr bewegtes Leben und viel Pech mit Frauen hinter sich. Er hatte Kinder und war solo.

Torsten ist ein liebenswerter Mensch, aber leider zu lieb

für die Frauen. Im Laufe der Wochen hatte ich ja auch bemerkt, dass er sich in eine Mitpatientin verliebt hatte. Leider war sie der Typ Männerkiller: Immer schön an der langen Leine halten und sich unterhalten lassen. Droht die Leine zu reißen, etwas mehr zulassen, dass die Unterhaltungen und lieben Worte des Mannes wieder gesichert sind.

Ich sagte nichts zu diesem Thema, denn es half in diesem Fall wohl nichts.

»Was machen wir nur falsch, Klaus? Wir sind doch ganz in Ordnung, aber warum wollen uns die Frauen nicht, die wir liebevoll behandeln?«

»...Aber die, die uns hinterherlaufen, wollen wir nicht«, führte ich weiter.

»Was ist denn mit dir und Franca?« Ich schaute ihn verdutzt an:

»Weißt du, Franca ist mein Typ, aber ich finde, dass wir optisch nicht zusammen passen. Außerdem siehst du doch selbst, wie die Männer wie Geier hinter dieser Frau herlaufen. So eine Situation habe ich vor zwei Jahren gehabt. Sie ist ein feiner Mensch und für mich ist sie wie eine Schwester, aber für eine Beziehung wäre sie mir zu sehr eine Actionfrau, das tut mir nicht gut. Außerdem wäre ich überhaupt nicht ihr Typ, denn hast du mal ihren Ex gesehen?«

»Ja stimmt«, sagte Torsten, »schon ein geiler Typ.«

Schweigen erfüllte den Raum und wir waren beide mit unseren eigenen Gedanken beschäftigt.

Nach dem Pumpen verbrachte ich die restliche Zeit auf meinem Zimmer und grübelte über die Zukunft nach.

Wie grausam können Gedanken einen quälen? Wieder musste ich zu meinen Tropfen greifen und schlief schnell ein.

Am nächsten Morgen spürte ich die Folgen vom Lärm, der kaputten Matratze, dem zerzausten Kissen und meinen Tropfen. So stolperte ich aus dem Bett und machte mich fertig.

07. Februar	09:00 Uhr	Wirbelsäulen-gymnastik
	11:00 Uhr	Walken
	14:15 Uhr	Yoga

Noch vor dem Frühstück brachte ich meine Wäsche in den Waschraum, der neben dem Zimmer von Manu lag, um ein letztes Mal alles sauber zu machen.

Heute war der letzte Freitag, den ich in der Anstalt genießen durfte.

An den nächsten Freitag möchte ich gar nicht denken, mir wird sonst nur schlecht werden.

Was hatte ich denn heute auf meinen Plan?

Wirbelsäulengymnastik, Walken und das erste Mal in meinem Leben Yoga, worauf ich schon sehr gespannt war.

Beim Frühstück war alles wie immer und Franz und ich waren die Ersten im Saal.

Franca, Marion und Rita schliefen noch, wahrscheinlich hatten sie gestern wieder eine Cocktailparty gefeiert.

Nach meinem Frühstück hatte ich mir vorgenommen, mit Nina und den anderen aus meiner Gruppe zu klönen.

Es war nicht leicht, mit einigen ins Gespräch zu kommen, da viele von ihnen ein wirklich bewegendes Leben hinter sich hatten, obwohl sie jünger waren als ich.

Über die eigenen Probleme wurde zwar in den Gruppen offen kommuniziert, öffentlich in kleinen Gruppen wurden sie allerdings totgeschwiegen. Nur wenn ich mich mit einigen alleine beim Spaziergang oder im Eiscafé unterhielt, kam man manchmal auf die eigenen Probleme zu sprechen.

In welche Krankheiten unsere kaputte Gesellschaft uns wohl noch hineintreibt, dachte ich. Lag es wirklich immer nur alles an der Erziehung unsere Eltern?

Ein sehr großer Anteil ließ sich wohl auf Erziehung zurückführen.

Das soll kein Vorwurf sein, denn sicher haben viele der jetzigen Eltern zuvor ebenfalls eine fehlerhafte Erziehung genossen und später selber keine besseren Erziehungsmethoden gewusst.

Nina sah heute Morgen wieder sehr gut aus: Ihre großen Augen, die raue Stimme und ihr toller Körper kamen heute besonders zur Geltung. Sie saß mit einigen von uns am Tisch und langweilte sich.

Mit Nina verband mich eine Seelenverwandtschaft und da ich wusste, dass sie sich mit Tierkommunikation befasste und ein Buch darüber schrieb, sprach ich sie auf einige der Themen an. Ich fragte sie, ob sie das Tier leibhaftig vor sich sehen musste, um zu kommunizieren, oder ob ein Foto reichen würde. »Klaus, mir reicht ein Foto. Ich schaue mir das Foto an, versuche mit dem Tier in Kontakt zu treten und spüre, was das Tier beschäftigt.«

»Genau so fühle ich bei Menschen. Oft schon haben mir Pärchen vor der Hochzeit ihr Foto gezeigt und gefragt, ob es passt oder nicht. Meine Trefferquote ist hier erstaunlich hoch.«

Ein Vorstandmitglied meines ehemaligen und sehr guten Arbeitgebers hatte einmal gesagt: »Meine Herren, ich betrete den Raum und brauche nur 10 Sekunden, um die Situation und Menschen zu erkennen, mir können Sie nichts vormachen.«

Viele Kollegen belächelten damals diesen Ausspruch, ich nie.

Wir führten ein nettes Gespräch und die Zeit verging so schnell, dass ich zu meinem nächsten Termin laufen musste: Wirbelsäulengymnastik.

Die Halle war offen, daher bauten wir unsere Matten vor uns auf und hofften auf eine schöne Stunde.

Doch leider marschierte der General in die Halle.

Wir schauten uns an und eine von den Frauen aus der anderen Gruppe sagte:

»Nein, bei der tu ich mir die Übungen nicht mehr an.«

Sie legte ihre Matte beiseite und verließ den Raum.

Cool, dachte ich, *echt cool*. In mir loderte allerdings noch immer das Feuer: Denn ich wollte die Dame, den General, aus der Reserve locken und mit ihr ins Gespräch kommen.

Sie begann mit harmlosen Übungen, die sich allerdings schnell steigerten. Ein ärgerlicher Ton war von ihr zu vernehmen, als einige die Übungen zu entspannt ausführten. Einige hatten bereits aufgegeben.

Ich fixierte sie mit meinen Augen und zwang sie, mich anzusehen. Schließlich schaute sie mir kurz in die Augen, dann allerdings wieder auf den Boden.

Sieg, dachte ich, *du bist mir ausgewichen*.

Aber ich wollte mehr. Leider fruchteten meine Bemühungen mit ihr auch nach der Stunde ins Gespräch zu kommen, nicht. Das war wirklich sehr schade, denn im Grunde war sie eine attraktive und interessante Frau, die sicher viele Probleme belasteten.

Eigentlich brauchte ich so eine Frau nicht, aber der Jagdinstinkt war stärker.

Nach der Stunde hatte ich noch eine Stunde Zeit, rief Cora an und fragte sie in alter Kontrollmanier, ob die Buchung geklappt hatte und ob sie den Wagen von ihrem Mann bekäme, um mich abzuholen.

Sie freute sich, meine Stimme zu hören und beruhigte mich.

»Alles ok, ich reise am Dienstag an und dann gehen wir in unsere Pizzeria und machen es uns schön.« Ihr Mann tat mir leid. Sicher war er ein netter Mann, der um seine

Frau kämpfte und ihr dennoch den Wagen überließ, um mich abzuholen.

Ich an seiner Stelle hätte völlig anders reagiert. Ich dachte nach dem Gespräch noch über die verfahrene Situation nach und beschloss die Sache mit meiner Freundin zu Hause zu beenden.

Ich will nicht der Grund dafür sein, dass eine Ehe in die Brüche geht, Der Mann ist voller Liebe zu seiner Frau. Die Gefühle zu meiner Freundin reichen in dieser Situation einfach nicht aus.

Ich beendete das Gespräch schnell und ging zum Walken.

Bis heute habe ich die richtigen Handbefestigungen der Stäbe um mein Handgelenk nicht verstanden.

Emma half mir, die Stöcker richtig zu befestigen. Sie war eine tolle natürliche Frau, aber leider ohne Reiz für mich.

Wir gingen in schnellem Tempo unsere Runden und versammelten uns zu den Abschlussübungen am Rande des Sees.

Marco erzählte, welche Peinlichkeiten ihm vergangenes Wochenende passiert waren und machte mit einigen von uns seine Witze.

Kurz gesagt, Gina, die andere Therapeutin für das Walken und Gymnastik und er schafften es immer, dass wir gut gelaunt die Stunden abschlossen.

Ich beneidete die beiden und wollte einmal nur so glücklich sein wie sie.

Aber ich glaube, Depressionen verlassen einen nie, sie sind immer im Nacken und schlagen oft innerhalb von wenigen Minuten zu.

Die Menschen in meinem »Freundeskreis«, die noch nie an Depressionen gelitten haben, verstanden mein Befinden nie. Schließlich zogen sich alle zurück.

In der Klinik angekommen schlenderten wir zum Mittagessen. Der ältere Herr stand an unserem Tisch und bezirzte Gina.

Der alte Draufgänger, dachte ich, aber gleichzeitig freute ich mich, dass es noch ältere Menschen gab, die in alter Schule die Frauen umgarnten.

Selbst meine »Verlobte«, die ich schon lange nicht beachtet hatte, kam zu mir an den Tisch und sagte: »Der Herr hat das ja richtig drauf. Und mit dir alles gut?«

Ich schaute sie an, sagte aber nichts. Traurig ging sie an ihren Tisch zurück. Ich konnte ihr nicht zustimmen oder ein Zeichen der Anteilnahme geben, sonst wäre sie mir nicht mehr von der Seite gewichen.

Nach dem Essen bestellte ich mir meinen Espresso und setzte mich in meine Ecke in der Halle.

Franca huschte an mir vorbei und versuchte mich erfolglos zu überreden, wenigstens einmal ins Gringo mitzukommen.

»Aber wir können gerne Samstag zum Chinesen und danach in unser Café? Was meinst du?« Sie überlegte nicht lange und sagte: »Rita und Marion frage ich dann auch noch.« Der Samstag war also gerettet.

14:00 Uhr: Die erste Stunde Yoga nahte.

Vor der Halle warteten Nina und Torsten, wir waren also nur zu dritt. Der Yogameister öffnete und bat uns, uns hinzusetzen. Er hatte die Erscheinung eines typischen Yogameisters: groß, hager und lange zottelige Haare.

Die ersten fünf Minuten erzählte er uns etwas über die verschiedenen Yogaarten und deren Sinn. Wir sollten uns auf den Rücken legen und seinen Anweisungen folgen. Erstaunlicherweise platzierte er sich hinter uns, sodass wir ihn nicht beobachten konnten.

Seine Anweisungen wurden von eintöniger, aber beruhigender Yogamusik begleitet. Im Prinzip war es ein Mix aus Übungen der Achtsamkeit und Qi Gong, nur langsamer und mit mehr Augenmerk auf unsere Atmung.

Die Stunde verging schnell und Nina und ich waren begeistert von dem Ergebnis. Mir schien, dass selbst Torsten seinen inneren Vulkan etwas löschen konnte.

Wir diskutierten noch eine Weile zusammen und gingen anschließend in die Halle. Nina uns ich unterhielten uns weiter über Reiki und Tierkommunikation. Das Erstaunliche an Nina war, dass sie zur Kommunikation nicht den unmittelbaren Kontakt des Tieres brauchte. Dieser Fakt faszinierte mich. Die mystische Ader hatten wir gemeinsam.

Nun war Wochenende und ich hatte keinen Kurs mehr. Der Korb war fertig geflochten und ich verzog mich auf mein Zimmer.

Der Gedanke an die Arbeit machte mich krank und blockierte mich, etwas zu unternehmen.

Schließlich zwang ich mich doch, nach unten zu gehen. Vielleicht hatten einige der Leute ja noch Lust, in den Ort zu gehen.

Manu spielte wieder mit ihrem Handy und war nicht zu bewegen. Marion und Franca hatten Besuch von ihren Töchtern und Rita war nicht aufzufinden.

So machte ich mich alleine auf den Weg zum Schnäppchenmarkt.

Im Laden selber war es sehr voll. Die Menschen aus den umliegenden Dörfern und Städten, ich sah dies an den unterschiedlichen Autokennzeichen, stürmten den Laden. Ich war interessierter daran, das Kaufverhalten der Menschen zu analysieren, als selber einzukaufen.

Anhand der Kleidung konnte ich vorhersagen, was die Menschen kaufen würden. Ein junges Pärchen, zusammengehalten von Billigklamotten, kreuzte meinen Weg mit einem leeren Kinderwagen. Sie beluden ihn mit den Billiggetränken, die ich nicht einmal in der Wüste vor dem Verdursten trinken würde, bis zur Oberkante voll und eilten zur Kasse. Eine in die Jahre gekommene Diva im »schicken« Leoprintmantel deckte sich mit Billigparfümsorten ein; leider roch sie auch entsprechend.

Zuletzt beobachtete ich eine junge Mutter Anfang zwanzig, die bildhübsch war, mit drei Kindern an ihrer Hand. Sie kaufte sehr viele Klamotten.

Aber was sah ich in ihrem Gesicht? Sie war glücklich!

Nach einiger Zeit verließ ich den Laden voller Eindrücke und ging ohne Beute in den Ort zurück.

Ich beschloss, noch einmal in meinem Lieblingscafe einzukehren.

Heute setzte ich mich auf den Hof alleine an einen Tisch, lehnte mich zurück und blickte mit geschlossenen Augen in die Sonne. Zum Kuchen gönnte ich mir heute ein schönes Einbecker Bier. Es war still, die Vögel sangen und aus dem Café hörte ich angenehme Musik nach draußen schallen.

Der Wirt und ich kamen über die Themen Grappa, Reha und Beruf ins Gespräch. Seine berufliche Laufbahn und seine Erlebnisse glichen meinen. Zuletzt sagte er: »Wenn es nicht mehr geht, dann geht es nicht mehr und Sie müssen auf Ihren Körper hören. Der Job ist nicht alles im Leben und überleben tun Sie immer.«

Er machte mir Mut.

Nach einer Stunde machte ich mich auf den Rückweg: Vorbei an der Eckkneipe, in der wir alle so einen lustigen Abend verlebt hatten, vorbei an meinem Obstladen, in dem ich mir immer meine Bananen kaufte, vorbei an dem Esoterikladen und den herrlichen Bäckereien. Zum Schluss ging ich vorbei an meinem Eiscafé und der Schwimmhalle, wo ich Franca das erste Mal im Badeanzug gesehen hatte.

Nach dem Abendessen in der Klinik hielt ich mich noch eine Weile in der Halle auf. Allerdings war heute die Stimmung nicht gut.

Manu schaute mich immer noch verliebt an und ahnte wohl schon, wie schwer der Abschied in der nächsten Woche sein würde. Alle saßen stumm und bedrückt an den Tischen und waren mit den Gedanken schon halb zu Hause. Daher ging ich auf mein Zimmer, nahm meine Tropfen, hörte noch ein Hörspiel und legte mich in die Koje. Ich ärgerte mich und hoffte, dass ich schnell in den Schlaf kommen würde; die Tropfen halfen mir dabei.

Mein letztes Wochenende brach an. Ich hatte die Nacht dank meiner Medikamente gut überstanden. Es war Samstag und die Sonne schien herrlich. Erstaunlicherweise gut gelaunt ging ich frühstücken und danach gleich zum Abschlusswiegen: Das Ergebnis war gut, ich hatte weder zu- noch abgenommen, was nicht alle von sich behaupten konnten.

Gut gelaunt beschloss ich in der Natur wandern zu gehen. Mein Weg führte mich zu den Seen und in den Wald.

Der Wald hatte schon als Kind für mich etwas Mystisches und Beschützendes gehabt. Ich drang tief in den Wald ein, um ungestört von Industriegeräuschen die Natur zu genießen.

Ich setzte mich auf einen Baumstumpf und blickte durch die Stämme der Bäume. Wieder hörte ich den Gesang der Vögel und dachte über das Leben nach.

Das Leben war für mich schon immer ein Rätsel gewesen, denn einen richtigen Sinn hatte ich nie gefunden.

Viele halten mich für etwas überdreht, wenn ich meine Meinung über die Menschen und das Leben kundtue.

Ich bin der Meinung, dass alles im Leben vorbestimmt ist. Ich gehe sogar noch einen Schritt weiter: Wir werden alle von einer höheren Macht gesteuert. Wie sonst können wir uns unser Handeln erklären? Wer sagt mir, wie ich wann was zu tun oder zu lassen habe? Unser Gehirn?

Nein, daran habe ich nie geglaubt. Für mich gibt es eine

höhere Macht. Vielleicht ist es Gott, vielleicht etwas anderes.

Schlagartig erinnerte ich mich an meine Knieoperation in der Jugend, wo ich meine eigene OP als Eule über dem Tisch fliegend miterlebt habe. Anschließend hatte ich das berühmte Licht gesehen. Dieses Licht ist hell und warm, aber es blendet nicht. Leider ist dieser Moment viel zu kurz gewesen.

Ich wachte mit einem Tag Verzögerung aus der Narkose auf und berichtete dem Arzt von meinen Erlebnissen. Er sagte:

»Das ist ein Zeichen, dass Sie klinisch tot waren.« Was war geschehen? Der Narkosearzt hatte mir damals wahrscheinlich nicht geglaubt, dass ich weder trinke noch rauche, entsprechend hoch war wohl die Narkose dosiert worden.

Seit diesem Tage glaube ich an die Macht, die uns lenkt.

Langsam und mit Achtsamkeit bei jedem Schritt den Waldboden fühlend, ging ich zurück zu den Seen.

Dort nahm ich Platz auf einer Bank und schaute mir von weitem die Pension an, in der Cora in drei Tagen übernachten würde. Wie wohl die erste Begegnung ablaufen würde? Ich war gespannt auf die Reaktion meines Körpers.

Auf dem Rückweg zur Klinik lief mir Franz über den Weg. Wir klönten noch ein paar Sätze und gingen schließlich unserer Wege. Franz war wie ich ein Naturbursche und ich glaube, trotz Ehefrau im Grunde seines Herzens genauso einsam wie ich.

In der Anstalt verbrachte ich den Rest der Zeit bis zum Mittag mit etwas Sport und Lesen.

Um 11:30 Uhr trafen wir uns wie verabredet, um beim Chinesen zu essen. Dies war eine kleine Abwechslung zu dem immer gesunden Essen in der Klinik. Alle waren gut gelaunt und auch Francas neue Liebe war dabei. Er war zwar nett, aber nicht ganz auf meiner Wellenlänge. Das wichtigste war jedoch, dass Franca ihn mochte.

Beim Chinesen angekommen bestellten wir das Büffet und stießen auf die letzten Tage an. Francas Lover saß mir gegenüber. Manieren hatte er nicht: Er setzte sich vor Franca an den Tisch, ohne ihr den Stuhl zurechtzurücken.

Beim Essen schlürfte er seine Suppe und hatte beide Arme wie ein Bauer auf den Tisch gelehnt. Ich hatte den Eindruck, als ob Franca sein Benehmen auch nicht gefiel, denn sie schaute ihn von der Seite mit einem fragenden Blick an.

Ich versuchte mich mehr auf die anderen Frauen zu konzentrieren und lachte mit Rita und Marion um die Wette.

Nach dem Essen, Rita war schon etwas angetrunken, gingen wir noch in unser Café und bestellten uns unser Lieblingsgedeck. Wir verbrachten einen schönen Nachmittag zusammen und machten uns anschließend auf den Rückweg, bei dem wir vorbei an unserer alten Klinik gingen.

Die erste Woche war spannend gewesen und mich holten alle Erlebnisse ein: Von der Anfahrt mit Cora, meiner Skepsis gegenüber der Reha, von den Leuten wie Horst und dem ersten Sichten der Nummer 10. Auch Franca schwärmte. Wir hatten beide häufig einen identischen Geschmack. Sie war eine tolle Frau.

In der Klinik angekommen begab ich mich bis zum Abendessen auf mein Zimmer. Die Frauen sprachen schon jetzt über das Outfit für den abendlichen Discobesuch.

Nach dem Abendessen fragte ich Frau Hase vom Empfang, ob etwas für mich im Fach liege. Sie nickte und gab mir meinen Termin für die Abschlussuntersuchung des Arztes: Montag um 10:00 Uhr war es soweit.

An diesem Tage musste ich auch dem Arzt zeigen, dass ich unmöglich gleich am Donnerstag wieder arbeiten konnte. Innerlich war ich sehr aufgeregt, denn ich ahnte, dass ich scheitern würde.

Um die schlechten Gedanken zu verdrängen, ging ich mit Torsten in den Fitnessraum.

An diesem Abend brachen wir beide unsere Rekorde im Gewichtheben. Torsten hatte sich in eine hübsche, aber arrogante Frau verguckt, die ihm nicht gut tat, da sie ihn nur für Gespräche benutzte und verheiratet war.

Zu meiner Verwunderung erschienen Manu und Erika, um Fahrrad zu fahren. Manu trug ihre enge Trainingshose, die mich doch sehr verwirrte.

Soll ich nicht doch vielleicht? Nein, das darfst du nicht, deine Freundin holt dich in drei Tagen ab. Da kannst du jetzt nicht umfallen.

Nach dem Sport setzten wir uns noch alle in die Halle und sahen den gestylten Frauen hinterher, die gut gelaunt ins Gringo gingen. Nach einer Stunde verkroch ich mich auf mein Zimmer, nahm meine Tropfen und schlief ein.

Der Sonntag begann mit viel Grübelei über die Zukunft. Mir ging es zum Ende der Reha sichtlich schlechter und ich hatte das Gefühl, als ob ich wieder in mein Gefängnis »Leben« zurückkehren musste, ein Leben voller Forderungen, unsinnig diktierter Verhaltensweisen im privaten und beruflichen Umfeld sowie ein Leben ohne Partner und Liebe. Ohne Partner und Liebe?

Ja, für mich stand fest, dass ich mich von Cora trennen würde, denn diese Situation mit der Ehe und ihrer Familie tat mir nicht gut.

Nach einem wie immer lustigen Frühstück mit Gina, Henning und dem Spucker setzte ich mich in die Halle, um mit Franz über Rehatricks zu sprechen. Es war ein sehr informatives Gespräch.

Sollte ich mal wieder auf eine Reha geschickt werden, würde ich einige Dinge zum Wohle meiner Person anders machen.

War vielleicht Annika, die schauspielernde junge Patientin, schon weiter als ich? Hatte sie erkannt, wie es auf einer Reha abläuft? Vielleicht hatte ich ihr mit meiner vorschnellen Einschätzung Unrecht getan. Aber ihre Schauspielerei war einfach zu plump und unecht, das hatten wohl selbst die Therapeuten gemerkt.

Den Rest des Vormittags verbrachte ich mit einem ausgedehnten Spaziergang und dachte über den Sinn des Lebens nach, den ich bisher noch nicht gefunden hatte.

Nach dem Mittagessen ging ich mit Gina und noch einigen Leuten ein letztes Mal in das schöne Klostercafé.

Ich erinnerte mich dort an meine erste Woche mit den Damen von meinem Tisch, die mich sehr in ihre privaten Unternehmungen eingebunden hatten.

Damals hatte ich mich aufgeregt, dass mir der Espresso in einer großen Kaffeetasse gereicht wurde und der Grappa in einem Schnapsglas. Nach fünf Wochen war ich nun soweit, darüber hinwegzusehen.

Gab es wirklich keine Werte? Mit diesem Gedanken kann ich mich leider bis heute nicht anfreunden, aber manchmal scheint es wirklich so.

Nimm es wie es kommt, Hauptsache es schmeckt. Was für ein Erfolg in meiner Denkweise! Frau Senger wäre stolz auf mich.

Wir verbrachten fast zwei Stunden im Café und gingen schließlich langsam in die Klinik zurück. Nach dem Abendessen beendete ich mein Buch und schlief mit den Gedanken an die nächsten Tage ein.

10. Februar	08:15 Uhr	PC
	09:00 Uhr	Ärztliche Abschlussuntersuchung
	11:00 Uhr	Walken
	14:00 Uhr	Gymnastik

Mein letzter Montag in dieser Klinik und in dem ruhigen Ort im Harz begann. Zuerst musste ich frühstücken, anschließend stand der PC Test an.

Beim PC Test wurden uns die gleichen Fragen gestellt wie zu Beginn der Reha. Leider habe ich auch diese ehrlich beantwortet.

Franz war geschickter: Er hatte alle Fragen kopiert oder fotografiert und entsprechend dem anfangs gestellten Fragetest auch jetzt geantwortet.

So ehrlich und gut es ging, beantwortete ich meine Fragen. Ich musste langsam und genau lesen, denn die Fragen wiederholten sich in ähnlicher Form und Inhalt mit anderer Satzstellung.

Ich möchte nicht wissen, wie viele sich damit als Schauspieler entlarvten. Franz jedenfalls nicht.

Gleich nach dem Test hatte ich meine Abschlussuntersuchung. Eigentlich war ich davon ausgegangen, dass meine Ärztin mich untersuchte, aber sie hatte leider Urlaub und der schlechteste Doktor der Klinik war ihre Vertretung.

Vor dem Zimmer nahm ich Platz und wartete auf meinen Aufruf. Ich war sehr aufgeregt, denn ich wollte unbedingt krank entlassen werden.

Nach einer Viertelstunde wurde ich ins Zimmer gebeten. Der Doktor hatte vom Wesen her Ähnlichkeit mit meinem Chef: Von sich überzeugt und etwas schnöselig. Bei zwischenmenschlicher Interaktion wirkte er hingegen fast feige.

Er stellte mir einige Fragen, die ich, dumm wie ich war, ehrlich beantwortete. Er lobte mich, dass ich in den fünf Wochen einen so großen Schritt geschafft hatte. Nun wusste ich, dass ich nie krank entlassen werden würde.

Er untersuchte mich gründlich und notierte sich einiges. Ich sprach trotzdem das Thema der Entlassung an.

»Nein, Herr Hinz, aufgrund Ihrer Genesung und da Sie

gesund eingeliefert worden sind, können wir Sie nicht krank entlassen.«

Mist, dachte ich, *gleich in dieser Woche noch in die Firma, das packe ich nie.*

Ich zog mich wieder an, ging in der Halle traurig direkt auf Franz zu und bat ihn um Rat. Franz lachte und sagte: »Dann hast du ja für die nächste Reha dazugelernt.«

Er gab mir trotzdem einige Tipps, wie ich mich nach meiner Rückkehr zu Hause zu verhalten hätte.

»Wenn es dir nicht gut geht, gehe zu deinem Psychologen und sage ihm, du kannst noch nicht arbeiten und brauchst ein paar Tage, um dich einzufinden.«

Da es gleich 11:00 Uhr war, stand Walken auf dem Plan. Ich freute mich darauf, denn in meiner jetzigen Verfassung brauchte ich schnelle Bewegung an der frischen Luft. Ich genoss den letzten Walk um die Seen.

Alles fühlte sich an wie eine zweite Heimat. Wollte ich wirklich schon nach Hause? Einerseits freute ich mich, andererseits hatte ich Angst.

Manu lenkte mich mit ihrer netten und verliebten Art ab, sodass ich wesentlich entspannter zum Mittagessen ging.

Nach dem Essen packte ich teilweise meinen Koffer. Auch hier hatte ich gelernt: Ich hatte zu viele Sachen mitgenommen.

Hier trägt man meist Sportkleidung. Diese zog ich mir nun an, um zu meiner letzten Gymnastikstunde zu gehen.

Heute spielten wir ein paar Ballspiele mit Marco, der wie immer sehr gut gelaunt war.

Zum Abschluss der Stunde durften wir uns die Tischtennisplatten aufbauen und bis zum Ende Tischtennis spielen. Wenn ich auch alle Ballspiele immer gerne gemocht hatte, war Tischtennis nicht unbedingt mein Lieblingsspiel. Dennoch verausgabte ich mich, um mich von meinen schlechten Gedanken abzulenken.

Es war 15:00 Uhr und mich verließ die Lust, die letzten Tage etwas zu unternehmen. So saß ich den Rest des Tages bei Manu in der Halle, beobachtete wieder die Menschen, auch die Neuen und unterhielt mich mit den Leuten am Tisch über private Dinge.

Auch Emma saß bei uns am Tisch und erzählte uns glücklich, dass sie hier einen ganz lieben Mann kennengelernt hatte.

In diesem Augenblick musste ich Manu ansehen, unsere Blicke begegneten sich und lösten bei ihr einige Tränen aus.

Ich verzog mich auf mein Zimmer, rief meine Freundin an und fragte, wann sie am Dienstag einträfe, damit ich unseren Tisch in der Pizzeria reservieren konnte.

Sie klang verschnupft, aber ich sollte mir keine Gedanken machen, denn sie wollte auf jeden Fall kommen.

Beim Abendessen ging ich jeden Tisch mit meinen Blicken und den dazu gehörigen Gedanken ab.

Wie viel Leid, aber auch Fröhlichkeit habe ich hier in den fünf Wochen gesehen. Es gingen Ehen in die Brüche und es sind neue Beziehungen entstanden. Alle Menschen haben im Prinzip das gleiche Problem: Wir sind das Ergebnis unserer überbehüteten, dressierten oder vernachlässigten Erziehung.

Nach dem Essen sprach ich Franca und die Mädels an, ob wir noch im Ort einen Cocktail trinken wollten. Rita sagte: »Huiii, das machen wir.«

Also taperten wir gut gelaunt ein letztes Mal gemeinsam in Richtung Kneipe. Es wurde wie immer mit den Mädels ein fröhlicher Abend.

Marion und Franca tanzten in der Kneipe und Rita und ich genossen das Bier und lachten viel.

Nach ein paar Stunden war Einschlusszeit in der Klinik und wir traten den Rückweg an.

Warum gibt es solche Menschen nicht in meinem Bekanntenkreis, dachte ich. Alle waren eingefahren und unglücklich mit ihrem Partner; wenig spontan, träge und immer mit den gleichen Ausreden gewappnet.

Selbst in der Discozeit war immer ich derjenige gewesen, der alle mitgerissen hatte.

Damals hatte ich mich der Illusion hingegeben, dass diese Menschen es mir irgendwann einmal danken würden und mich als Single in späterer Zeit aufbauen würden. Aber den Traum habe ich jetzt aufgegeben, denn ich habe gelernt, dass jeder im Leben sich selbst der Nächste ist.

Umso wichtiger war es für mich gewesen, zu erkennen, dass es auch noch andere Menschen gab, nämlich Franca, Rita, Marion, Manu, Erika, Anne, Raike, Ela, Nina, Gina, Henning, Franz und noch viele andere.

Nachdem wir Rita wieder durch die Sporthallentür eingeschleust hatten, verzogen wir uns auf unser Zimmer und legten uns schlafen.

11. Februar	09:00 Uhr	Wirbelsäulengymnastik
	13:00 Uhr	Yoga
	14:00 Uhr	Psychologenabschlussgespräch

Mein letzter Therapietag begann unausgeschlafen, denn die donnernde Heizung und das Klimagebläse im Eingangsbereich bescherten mir eine schlaflose Nacht.

Die Stimmung beim Frühstück war gedrückt, denn wir wussten, dass der Abschied nicht leicht fallen würde.

Der Einzige, der gute Laune hatte, war Franz, denn ihn erwartete die Frührente. Gina war gespannt auf meine Freundin, da ich ihr viel von ihr erzählt hatte. Die beiden hatten Gemeinsamkeiten im Umgang mit mir, denn wer mich kannte, wusste, dass man mich in ernsten Situationen nur mit Selbstironie und Witz wieder auf den Boden der Tatsachen zurückholen konnte.

Heute stand ein letztes Mal Wirbelsäulengymnastik, ein letztes Mal Yoga und ein letztes Abschlussgespräch mit meinem Psychologen auf dem Plan.

Ich hatte Glück, denn die letzte Gymnastikstunde gab meine Lieblingsvorturnerin, die kleine und freundliche Blonde, die uns immer viel Freude bereitet hatte. Sie stellte ihren CD-Spieler auf, startete den hämmernden Discobeat und legte mit viel Tempo los.

Franca und ich schauten uns häufig mit etwas Wehmut an.

Die Stunde verging wie im Fluge und wir bedankten uns mit Applaus für die nette Stunde.

Ich glaube, dass auch der Therapeutin die Tränen in den Augen standen, denn so eine Gruppe, die sich immer mit Klatschen bedankte, hatte sie wohl auch noch nicht unterrichtet.

Wir legten unsere Sportmatten zusammen und gingen in die Halle. Manu saß wie immer mit ihrem Handy und Erika am Tisch.

Erika und Manu mussten noch eine Woche länger bleiben als ich. Auch Henning sollte eine Woche länger bleiben, daher war er sehr böse. Seine Situation würde sich trotz Verlängerung nicht ändern.

Ich war mit den Gedanken beim heutigen Abend:

Wie wird das Wiedersehen mit Cora sein? Herzlich, distanziert, verliebt, kühl? Ich tendierte zu herzlich kühl und sollte wie immer mit meinen Vorhersagen Recht behalten.

Nach dem Mittagessen gönnte ich mir einen letzten Espresso, setzte mich in meine Ecke, beobachtete die Menschen und fragte mich, was ich gelernt hatte.

Silvi setzte sich zu mir an den Tisch und kuschelte sich stumm in ihre mitgebrachte Decke. Auch hier wäre ich gerne 20 Jahre jünger gewesen. Ich glaube, Silvi und ich hätten sehr gut zusammengepasst, denn sie war schwierig, aber diese Art ließ sie liebenswert erscheinen.

Aber was hatte ich gelernt?

Gelernt, nicht alles so verbissen zu sehen, denn Werte gab es nicht.

Gelernt, Menschen nicht gleich in eine Schublade abzulegen.

Gelernt, dass ein Kirchenbesuch mehr bringen kann als fünf Wochen Reha. Gelernt, dass selbst ich, der ewig Grimmige, von Menschen geachtet und respektiert wurde, ohne dass man mich verbiegen wollte.

Gelernt, auf meinen Körper zu achten und nicht immer dem zu entsprechen, wie es sein sollte.

Aber die Hauptsache ist, dass ich gelernt habe Entscheidungen zu treffen.

Meine Gedanken wurden von einem lauten Huiii von Rita unterbrochen, die versuchte mich zu überreden, heute ins Gringo mitzukommen. Aber ich habe bis heute nicht gelernt, über meinen Schatten zu springen und ein über fünf Wochen durchgezogenes Prinzip zu brechen.

Silvi saß ohne Regung noch immer in ihrem Stuhl. Ich fragte sie, ob alles gut sei. Sie schaute mich traurig an und winselte leise: »Was soll schon gut sein auf dieser Welt?«

Leider musste ich ihr auch mit dieser Äußerung wieder zustimmen.

Ist die Welt überhaupt noch lebenswert, wenn man sich den ganzen Tag damit beschäftigen muss, gute Laune im Job zu schauspielern, daran zu denken, was man auf der Reha gelernt hat und es endlich anzuwenden und heuchelnd durch das Leben zu gehen, um der Gesellschaft gerecht zu werden?

Ich spürte, dass ich wieder in mein altes Muster verfiel. Schlagartig waren die grausamen Gedanken an die Firma in meinem Kopf. Ich wehrte mich gegen diese Gedanken, aber es funktionierte nicht. Mit Hoffnung auf Entspannung ging ich zum nächsten und letzten Yogakurs. Auch heute waren wir nur zu dritt: Nina, Torsten und ich.

Wir platzierten uns auf unseren Matten, der Lehrer stand hinter uns und wir folgten seinen Ansagen. Es war anstrengend, aber doch entspannend. Der schönste Augenblick war, als die Klangfarbenmusik ertönte und wir unsere Entspannungsübungen zum Schluss der Stunde durchführten.

Diese einfachen und klangvollen Töne erzeugten in mir ein innerliches Schwingen und somit ein Gefühl vom Schweben. Es war himmlisch und leider viel zu schnell vorbei. Nach der Stunde plauderten wir noch ein wenig mit dem Meister über Yoga und dessen Sinn.

»Versuchen Sie zu Hause über eine längere Zeit, Ihr Yoga zu finden und Sie werden spüren, dass es Ihrem Körper im Einklang mit der Seele gut tut.«

Nach der Stunde bekam ich eine SMS von meiner Freundin, dass sie bereits auf dem Weg sei. Ich war erleichtert und musste auch sofort zu meinem Abschlussgespräch bei Herrn Bunge.

Er begrüßte mich freundlich und stellte mir die gleiche Frage, die ich mir vor Stunden in der Halle gestellt hatte: »Was nehmen Sie von der Reha mit nach Hause?«

Wir unterhielten uns in angenehmer Atmosphäre über meine fünf Wochen, meinen Arbeitgeber und über meine Zukunft.

Ich versprach ihm, dass ich mit Sicherheit ein Buch über die Reha schreiben und oft an seine Ratschläge denken würde.

Zugleich machte ich deutlich, dass es für mich unmöglich sei, gleich am Donnerstag den Dienst anzutreten. Ich wollte krank entlassen werden. Wieder wurde mir mein Bitten verwehrt.

So ein Mist, dachte ich, *das schaffe ich nie, Donnerstag gleich der Hackfresse wieder ins Gesicht zu schauen.* Ich bedankte mich trotzdem für seine Unterstützung und verließ sein Zimmer.

Es war 15:00 Uhr: Fünf Wochen Reha waren beendet, von der ich anfangs dachte, dass sie sinnlos sei.

Es waren Wochen völliger Freiheit ohne jegliche Zwänge gewesen. Wochen zusammen mit netten Menschen, mit denen ich viele Gespräche geführt hatte und einige von ihnen in mein Herz geschlossen habe.

Fünf Wochen, die zum schönsten Abschnitt meines Lebens gehören sollten. Wochen voller Erfahrungen.

In drei Stunden sollte Cora kommen. Bis dahin verbrachte ich die Zeit im Eiscafé.

Wie auf Bestellung waren alle versammelt. Der Grappa, Bier und Wein flossen in Strömen, sodass wir nach kurzer Zeit schon leicht angetrunken waren.

Franca sagte: »Was für eine schöne Zeit wir doch verbracht haben und wie du dich in den letzten Wochen uns gegenüber geöffnet hast, einfach toll.«

»Ich hoffe nur, dass wir uns nicht aus den Augen verlieren und uns vielleicht einmal treffen«, sagte ich. Alle stimmten zu. Langsam machten wir uns auf den Rückweg in die Anstalt. Ich wartete jeden Augenblick auf den Anruf meiner Freundin.

Auf meinem Zimmer packte ich meine Sachen, denn morgen um 09:00 Uhr musste ich das Zimmer verlassen. Kaum hatte ich alles zusammengepackt, klingelte mein Handy und Cora sagte, dass sie in der Pension am See angekommen sei und in dreißig Minuten am See warten würde.

Merkwürdigerweise war ich nicht aufgeregt, was ein schlechtes Zeichen war.

Ich ging in die Halle und Manu schaute mich traurig an: »Na, deine Freundin schon da?«

Ich nickte und ging Richtung See. Es dämmerte und war kalt, langsam näherte ich mich der Pension. Ich sah sie die Treppe herunterkommen und wir winkten uns zu. Schnellen Schrittes ging ich auf sie zu und umarmte sie.

Wie vorhergesehen: Das Wiedersehen war herzlich kühl, aber nicht verliebt. Vielleicht lag es daran, dass sie sehr erkältet war und Halsschmerzen hatte. Was nahm die Frau nur für mich auf sich.

Hand in Hand gingen wir in den Ort zu unserer Pizzeria. Auf dem Weg dorthin erzählte ich ihr von den vielen Erlebnissen. Sie schaute mich mit großen Augen an und sagte: »Du siehst zwar etwas unausgeschlafen aus, aber trotzdem erholt. Ich sehe dir an, dass es dir besser geht.«

Wow, dachte ich, dass die lange Zeit hier so etwas bewirken konnte.

Wir näherten uns der Pizzeria. Ich öffnete ihr die Tür und sah gleichzeitig verwundert, dass unser Tisch besetzt war, obwohl ich ausdrücklich diesen reserviert hatte. Wir mussten an einem nicht gerade großen und hell erleuchteten Tisch Platz nehmen; was mich in Rage brachte.

Cora bemerkte dies sofort und versuchte mich zu beruhigen. Mit einigen Diskussionen bekamen wir unseren Tisch. Nun war ich entspannt.

Wir erzählten uns viel und aßen und tranken wie immer gut, bis plötzlich die Mädels in die Pizzeria stürmten. Ich stellte allen Cora vor. Franca fragte auch meine Freundin, ob sie mit ins Gringo wolle.

»Klaus, es ist unser letzter Abend, gib dir einen Ruck.« Ich ließ die Antwort offen.

Nach viel Plauderei wie zwischen Geschwistern verließen wir die Pizzeria und gingen Richtung alte Klinik, wo alles begonnen hatte.

Wir standen vor der Tür und schauten leicht angetrunken in die Klinik.

»Weißt du noch, wie schwer mir der Abschied fiel?«, fragte ich. Sie schaute mich verliebt an. Stille. Nach ein paar ruhigen Sekunden unterbrach ich die Stille und fragte sie, ob wir noch in die Kneipe an der Klinik gehen wollten, dort gab es Andechser Bier. Sie willigte ein.

Wie es die Bestimmung wollte, saß auch meine Federballpartnerin mit ihrem Mann an einem anderen Tisch. Ich bewunderte sie immer noch für ihren Schritt, aus der Klinik den Arbeitgeber anzurufen und zu kündigen. Meiner Freundin erzählte ich von ihrer coolen Aktion. Meine Freundin sagte: »Schau dir an, wie es in der Firma jetzt so läuft. Kündigen kannst du dann ja, was hast du zu verlieren?«

Ja, was habe ich eigentlich zu verlieren? Nichts, nur einen Job oder meine Gesundheit.

Denn abgesichert war ich ja. Klugerweise hatte ich meine Eigentumswohnung schon lange abbezahlt und keinerlei finanzielle Verpflichtungen. Meine Laune besserte sich. Nach einer Stunde sah ich meiner Freundin an, dass sie müde war. Eingehakt und schwankend brachte ich sie zu ihrer Pension. Geschickterweise machte ich einen Umweg, damit wir nicht am Gringo vorbeigehen mussten, denn da wäre sie bestimmt noch hereingegangen.

Nein, dachte ich, das passt einfach nicht. Ich möchte keine Freundin, die raucht, aber auch keine, die ständig ein Problem mit Alkohol hat.

Vor der Pension nahmen wir uns in den Arm und drückten uns, gaben uns einen flüchtigen Kuss und verabredeten uns für morgen. Herzlich, aber kühl.

Auf meinem dunklen Weg zurück in die Anstalt war für mich klar, dass das Ende der Beziehung nahte. Außer sexuellem Verlangen spürte ich nichts mehr. Die Liebe war gestorben.

Vielleicht bin ich auch einfach nur zu stark im Willen geworden und habe erkannt, dass ich alleine besser klar komme.

Die Nacht hatte ich entspannt verbracht. Ich schaute mich am Morgen in meinem Zimmer um, denn es war ein Gefühl, als wenn ich eine neue Heimat verlassen würde.

Beim Frühstück verabschiedete ich mich schon von denen, die ich später nicht mehr sehen würde.

Gina stand neben mir und schaute mich an: »Bist schon ein bisschen traurig, oder? Aber egal, gleich wirst du deine Cora wiedersehen und alles wird gut.« Wenn sie wüsste ...

In der Halle saß Manu, zusammengekauert in einer Ecke mit Erika. Sie hatte Tränen in den Augen, denn sie wusste, dass wir uns vielleicht nie mehr wiedersehen würden. Ich versuchte meine Traurigkeit mit gespielter Fröhlichkeit zu unterdrücken.

Als es nicht mehr ging, lief ich auf mein Zimmer.

Es war ein schöner Tag, die Sonne schien und die Mädels, die noch eine Woche länger bleiben mussten als ich, hatten sich draußen vor der Anstalt versammelt und verabschiedeten die Ersten. Es herrschte eine fröhliche, aber auch gedrückte Stimmung.

Da habe ich mir anfangs gewünscht, so schnell wie möglich diesen Ort zu verlassen und jetzt? Jetzt fällt es mir verdammt schwer.

Meine Sachen waren gepackt. Ich machte ein paar Fotos von meiner Zelle, schaute noch einmal aus dem Fenster, verabschiedete mich von den Silberfischen im Bad und schloss ein letztes Mal die Tür ab. Mit meinem Gepäck ging ich in die Halle und stellte die Sachen an einem Pfeiler neben dem Tisch von Manu ab. Jetzt wurde es noch einmal spannend, denn ich bekam von der lieben Frau Hase meine Entlassungspapiere: »Gesund entlassen.«

So ein Mist, dachte ich, *hätte ich bloß auf Franz gehört und alle Tipps angenommen.*

Cora rief an und teilte mir mit, dass sie in zehn Minuten auf dem Parkplatz auf mich warten würde. Ich war aufgeregt und hoffte, dass wir bald vom Hof fahren würden.

Der Zeitpunkt der Verabschiedung war gekommen. Alle in der Halle, die mich kannten, verabschiedete ich, dann nahm ich Manu in meine Arme und merkte, dass mir die Tränen in meine Augen schossen. Es war doch mehr Gefühl, als ich gedacht hatte.

Manu weinte und setzte sich schnell wieder in ihre Ecke. Dann nahm ich meine Koffer und lud sie in den Hundestinkewagen meiner Freundin. Nicht einmal jetzt hatte sie den Wagen gereinigt.

Es ging jetzt alles sehr schnell. Gina stand bei Cora und ich stellte beide vor. Gina sagte: »Klaus hat mir viel von dir erzählt, wir sollen einige Gemeinsamkeiten haben.« Ich lud mein Gepäck ein, ging noch einmal zu Frau Hase, verabschiedete mich und sagte ihr, dass wir uns sicher einmal wiedersehen würden. Dann ging ich schnell nach draußen und gab Cora ein Zeichen, dass ich mich noch von den Mädels verabschieden wollte.

Alle umarmten mich, wirklich alle, selbst die Schauspielerin Karla. Die längste und innigste Umarmung hatte ich mit Franca.

All diese Menschen, die ich nur fünf Wochen gekannt hatte, hatten mir in dieser kurzen Zeit mehr gegeben als manch Freund in der Heimat. Ich bemerkte, dass ich weinen musste, da lief Marion mit Tränen in den Augen auf mich zu und fragte:

»Klaus, wie du sicher mitbekommen hast, sind Rita und ich ein Paar und ich frage dich, der doch alles immer vorhergesehen hat: Passt es oder nicht, bitte sei ehrlich.«

Mit Tränen in den Augen und voller Überzeugung winselte ich: »Macht euch keine Sorgen, es passt.«

»Danke Klaus, danke.« Ich drückte noch einmal Franca ganz fest, drehte mich um und eilte zum Auto.

Kaum hatte ich die Tür geöffnet, sangen die Mädels unser Lied: Atemlos... Ich bat meine Freundin, schnell wegzufahren, denn ich war emotional sehr ergriffen. Winkend fuhren wir vom Parkplatz.

Im Auto war es still. Cora schaute mich an und fragte,

ob alles in Ordnung sei. Ich nickte und war mit meinen Gedanken bei den Mädels und Manu.

»Lass uns zum Schnäppchenmarkt fahren, dann hast du den auch einmal gesehen«, warf ich ablenkend ein.

Wir fuhren zum Markt und schlenderten durch den Laden, als ich plötzlich Manu und Erika sah.

So ein Mist, das muss doch jetzt nicht sein, dachte ich und versuchte so schnell wie möglich den Laden zu verlassen. Aber Cora hatte den Braten gerochen. »Ach, das ist also die, die dich immer belagert hat?« Ich nickte, kaufte mir noch zwei Bilderrahmen und ging zur Kasse. Auf dem Parkplatz begegneten uns die beiden wieder. Manu fuhr mit ihrem Wagen vom Parkplatz, sah mir in die Augen und winkte kurz.

Am liebsten hätte ich ihr noch einen Abschiedskuss gegeben, aber gleichzeitig war ich damit beschäftigt, Cora abzulenken.

»Was machen wir jetzt? Wollen wir nicht lieber noch etwas essen und trinken vor der Fahrt?« Cora willigte ein und wir fuhren zurück in den Ort in das Café, das den Discountgrappa als Nobelgrappa verkauft hatte. Leider hatte nur dieser Laden geöffnet.

Wir setzten uns auf die Terrasse und bestellten ein kleines Frühstück. Wir unterhielten uns über alltägliche Sachen, aßen unser Frühstück und sonnten uns noch ein wenig. Ich blickte auf die Straße und zeigte meiner Freundin die Eisdiele, von der ich ihr so viel erzählt hatte. Wen sah ich dann unten an der Eisdiele vorbeigehen? Manu und Erika. Der liebe Gott wollte es so.

Nach dem Frühstück zeigte ich Cora noch die Gegend und das Burgkloster. Sie zeigte kein großes Interesse. Alles war ein wenig seltsam, vielleicht lag das aber auch nur an ihrer starken Erkältung.

Wir machten uns schließlich auf den Heimweg. Als wir aus dem Ort fuhren, wusste ich, dass ich bald zurückkommen würde.

Wir fuhren der Sonne entgegen und nach einer halben Stunde waren wir auf der Autobahn. Zuerst wollte ich an die Ostsee fahren, aber es sollte alles anders kommen.

Die ersten hundert Kilometer hatten wir freie Fahrt. Ich dachte an meine Arbeit und hoffte, dass der Arzt mich krankschreiben würde. Cora war still und ebenfalls gedankenversunken.

Plötzlich wurde der Verkehr zähflüssiger. Wir schlängelten uns von Spur zu Spur, bis wir im Stau standen. Schließlich bewegten wir uns wieder ein wenig und wir fuhren ca. 50 km/h, als ich plötzlich vor uns auf der rechten Seite einen LKW sah, der seine Ladung zu verlieren schien.

»Fahr, fahr schnell vorbei, er verliert die Ladung«, rief ich meiner Freundin zu. Sie reagierte schnell und zog auf die rechte Spur. Da hatten wir Glück gehabt, aber nach zehn Minuten standen wir wieder. Mir war etwas mulmig, denn wir standen auf der rechten Spur in einer Baustelle, rechts von uns nur LKWs und links waren wir nur durch Abgrenzungssteine von der entgegenkommenden Spur getrennt. Wir standen und standen. Es verging eine Stunde, dann zwei, dann drei.

Viel hatten wir in der Zeit nicht zu erzählen, es war eine gedrückte Stimmung. Immer wieder stieg ich aus, um etwas von dem LKW-Fahrer zu erfahren. »Schwerer LKW-Unfall vor und hinter uns, das kann dauern«, sagte er zu mir.

Sechs Stunden standen wie schließlich auf der A7. Ich rief meine Eltern an und berichtete von unserem Glück. Endlich konnten wir weiterfahren.

Auch die restliche Fahrt sprachen wir nicht viel und ich wollte einfach nur noch nach Hause.

Nach neun Stunden Autofahrt kamen wir endlich zu Hause an. Zuerst atmete ich tief durch und genoss die gute Luft hier im Norden.

Wir schleppten das Gepäck in meine Wohnung und Cora verabschiedete sich mit einer kurzen Umarmung und einem Kuss von mir und fuhr zu ihrer Familie zurück.

Müde legte ich mich in mein Bett und schlief sofort ein.

Der nächste Morgen sollte aufregend werden, denn es entschied sich, ob ich noch krankgeschrieben wurde oder gleich in der Firma antreten musste.

Mein behandelnder Psychologe bat mich ins Zimmer. Wir sprachen kurz über den Erfolg und Misserfolg der Reha.

Anschließend äußerte ich meine Bedenken, heute wieder in der Firma antreten zu müssen.

»Es tut mir leid, aber Sie sind gesund entlassen, dann darf und kann ich Sie nicht krankschreiben.«

Mir wurde gleichzeitig heiß und kalt, Schweiß stand mir auf der Stirn. Ich bedankte mich trotzdem und verließ die Praxis. Schlagartig machten sich Magen und Darm bemerkbar, daher fasste ich den Entschluss, zu meinem Hausarzt zu fahren und ihm von meinem Magenleiden zu berichten.

Er hatte Verständnis, dass es mir schlecht ging und schrieb mich zwei Tage krank. Sofort fuhr ich vom Arzt zu meinen Eltern, um dort einige Zeit der Übelkeit zu überbrücken. Leider war der Empfang nicht so wie erhofft nach fünf Wochen:

»Wie siehst du denn aus? Den Korb hast du doch nicht selbst geflochten ...« Genervt trank ich meinen Tee und erzählte meinen Eltern trotzdem von meiner Zeit in diesem Städtchen.

Auf meinem Weg nach Hause spürte ich, dass ich in ein Loch fallen würde. Das berühmte Loch nach der Reha, von dem Franz und viele andere erzählt hatten. Daher rief ich meine Freundin an, um sie zu sehen und mit einem Menschen reden zu können. Doch von ihr kam nur: »Heute kann ich nicht, ich bin mit meinem Mann zum Essen verabredet, wir haben Hochzeitstag.«

Das war es dann für mich. Erst monatelanges Liebesgerede und wenn ich sie brauchte, spielte der Mann wieder die erste Geige.

Ich beendete die Beziehung und fiel tatsächlich, wie Franz es mir auf der Reha schon angedeutet hatte, zehn Tage in ein Loch. Alles fiel mir schwer: der normale Tagesablauf, die Einteilung meiner Freizeit und ganz besonders die ersten Arbeitstage.

Das grinsende Pinocchiogesicht meines Vorgesetzten begrüßte mich mit dem obligatorischen Satz, den er an jedem Montag von sich gab: »Herr Hinz, wie geht's?«

Die Mimik sagte allerdings: »Dich krieg ich schon klein, warte es ab.«

Innerlich war mir übel, trotzdem versuchte ich an das Gelernte der Reha zu denken. Dies ging einige Wochen gut, dann hatten mich meine Depressionen und schlechten Gedanken wieder.

Zu den Attacken in der Firma kamen neue Arbeitsgebiete, die mir nicht lagen. Außerdem bemerkte ich wieder das Heucheln meiner jungen Kolleginnen, die sich nur mit ihrem Möpsefaktor und perfekter Schauspielerei bei Grinsemann beliebt machten.

Zu guter Letzt wurde mir von meinem Vorgesetzten vorgehalten, dass ich schuld daran sei, dass ein Großkunde mit Potential abgesprungen ist. Ich bemerkte, wie mein Blut kochte und entgegnete: »Wie bitte? Ich habe Ihnen doch am Anfang der Kundenbeziehung gesagt, dass, wenn wir die Vorgaben des Kunden akzeptieren, dies nie schaffen können, weder fachlich mit unseren fachfremden Mitarbeitern im Einkauf noch von der Zeitschiene.«

Seine Mundwinkel zuckten nach unten. Dies war immer ein Zeichen dafür, dass der Gesprächspartner, in diesem

Falle ich, Recht hatte und er an der Wand stand. »Das haben Sie so nie geäußert.« Diese Art von Konterspruch war uralt unter einigen Geschäftsführern, trotzdem merkte ich, wie ich innerlich aus meinem Körper trat und mich geistig neben meine Hülle stellte. Das war es für mich. Jetzt griff er noch mit einigem Geplänkel und Chefgebahren meine Hülle an, ich jedoch hatte längst abgeschaltet.

Als dann der zweite Geschäftsführer, ein korrekter und ehrlicher Mensch, mich fragte: »Herr Hinz, kann es sein, dass Sie ein sehr hilfsbereiter Mensch sind?« Ich vervollständigte sofort seine Gedanken wörtlich: »JA, das bin ich, aber das wird mir hier im Laden das Genick brechen, denn Hilfsbereitschaft ist hier nicht erwünscht, obwohl alle von Teamgeist quatschen.« Das brachte das Fass zum Überlaufen und war ein Auslöser dafür, den Schalter bald umzulegen.

In den nächsten Tagen schrieb ich einen Bericht über die Klinik an den Rentenversicherungsträger.

Nach ein paar Wochen erhielt ich Antwort. Das unproduktive Antwortschreiben hätte ich selbst verfassen können. Ich glaube, wenn Institutionen weiter so destruktiv bleiben, ist es mit unserer Wirtschaft bald vorbei.

In der Zeit nach der Reha hielt ich zum Glück Kontakt mit den Mädels und einigen Jungs. Wir verabredeten uns vier Monate nach der Reha in unserem kleinen Städtchen zu einem Treffen.

Wir freuten uns, alle wiederzusehen. Für Frau Hase und die Herrschaften im Café hatte ich Marzipan mitgebracht. In der Klinik schaute ich auch kurz vorbei, denn alles war so vertraut. Am liebsten wäre ich gleich dort geblieben.

Am Nachmittag verabredeten wir uns in der Eisdiele und am Abend im Gringo. Ja, ich war das erste Mal im Gringo.

Rita und Marion waren immer noch ein glückliches Paar. Franca hatte wieder einen Job gefunden und Henning hatte auf seinen Nachbesprechungen in der Klinik ein Verhältnis mit Manu angefangen.

Anfangs war ich überrascht aber dann sagte ich mir, dass die sich nicht von ihrem Mann trennen würde.

Nina hatte ihr Buch über Tierkommunikation herausgebracht und Torsten war auch wieder gut gelaunt.

Wir hatten schöne drei Tage und wollten uns im nächsten Jahr wieder treffen.

Bis heute stehen wir in Kontakt.

Nach meinem Urlaub begann die Quälerei von vorne.

Wie hatte mal ein Kunde zu meinem Vorgesetzten und Geschäftsführer gesagt:

»Herr ..., Sie erzählen mir jedes Jahr das Gleiche. Wissen Sie, wo Ihr Problem liegt? Ihr Problem liegt im Einkauf und nicht im Vertrieb. Das Bedauerliche ist nur, dass Herr Hinz alles ausbaden muss. Er tut mir wirklich leid.«

Besser hätte ich die Situation in unserer Firma nicht beschreiben können.

So verbrachte ich noch einige Monate mehr gequält als motiviert in der Firma, bis ich nach einem Streitgespräch mit der Geschäftsführung nach Hause fuhr.

Ich hielt zum Tanken an der Tankstelle, stieg aus und... ja, wo war der Tankdeckel? Eine Minute suchte ich den Tankdeckel und ging schließlich benebelt zur Kasse. Auf dem Weg dorthin bemerkte ich, dass auch meine Beine nicht mehr so recht wollten wie ich.

Schnell zahlte ich, dann setzte mich in meinen Wagen und dachte schlagartig an ACHTSAMKEIT. An den Kurs, den ich anfangs so belächelt hatte und der mir jetzt die Augen öffnete.

So kann es nicht mehr weitergehen. Ich will einfach nicht wegen einer Firma auf dem Boden liegen und mich vor Schmerzen krümmen oder krank werden.

Ich beschloss ACHTSAM mit meinem Körper umzugehen und auf meine körperlichen und seelischen Anzeichen zu hören. Auf der Stelle drehte ich um und fuhr zu meinem Psychologen.

Er schrieb mich krank. In den nächsten Tagen kontaktierte ich meinen Anwalt, um ein weiteres Vorgehen im Falle eines Falles zu besprechen.

Bis heute, sieben Monate später, bin ich arbeitsunfähig geschrieben.

Ich bin in therapeutischer Behandlung und habe begonnen, dieses Buch zu schreiben, was mich während meines jetzigen Leidensweges stark entlastet hat.

Das habe ich von Horst gelernt, der immer zu uns sagte: »Leute, wenn es euch schlecht geht, schreibt. Schreibt euch alles von der Seele.« Er hatte Recht gehabt.

Wie es weitergeht, weiß ich nicht. Wichtig ist, dass ich wieder auf die Beine komme und ein anderes Leben beginne.

Dass ich diesen Schritt gegangen bin, ist das Ergebnis meiner Reha. Stopp zu sagen und auf den Körper zu hören, ist ein weiter Weg. Den Geist wieder in den Einklang mit dem Körper zu bringen und sich nicht alles gefallen lassen, ist harte Arbeit.

Ich kann allen in dem heutzutage irren Arbeitsleben nur sagen: Schluckt nicht alles und denkt an die Gesundheit. Überstunden, Einsatz und tolle Projektabschlüsse dankt euch niemand, wenn ihr krank seid.

Zum Schluss möchte ich noch eine Parole aus dem »Firmenkodex« der Firma zitieren: »Wir nehmen soziale Verantwortung wahr«.

Bis heute hat sich kein Geschäftsführer, noch eine Personalleitung nach meinem Gesundheitszustand erkundigt.

Franca, ihren Freund, Manu und ihren Mann traf ich kurz vor Abschluss des Buches.

Hierzu möchte ich sagen, Francas Freund kümmert sich rührend um sie und ihr Kind. Auch wenn ich der Meinung war, es passt nicht, so habe ich den Eindruck, dass sie sehr glücklich sind und das freut mich für die Drei.

Manus Mann habe ich näher kennengelernt. Er ist doch nicht so verkehrt wie ich dachte, auch wenn Manu in dieser Beziehung nicht glücklich scheint. Vielleicht bekommt sie ja noch die Kurve, in welche Richtung auch immer, ich wünsche es ihr.

Ich möchte schließen mit einem Zitat von Walther Rathenau:

Das höchste Glück des Menschen ist die Befreiung von der Furcht. – Walther Rathenau (1867 – 1922), deutscher Industrieller, Politiker

Heute vor genau einem Jahr begann die Reha, aus der ich so viel mitgenommen habe und ohne die ich nie die Kraft gehabt hätte, diesen jetzigen Weg zu gehen.

Nachwort

Bei folgenden Personen möchte ich mich aus tiefstem Herzen bedanken:

Bei meinen Therapeuten aus dem Städtchen und zu Hause
   Bei allen Psychologen, die mir den rechten Weg zeigen und zeigten.
   Bei allen Ärzten der Reha und zu Hause
   Bei allen Menschen aus der Reha, die mich so genommen haben, wie ich bin, im Speziellen bei Bianca, Michaela, Britta, Maike, Petra, Susanne, Moni, Denise, Gaby, Heiko und Andy
   Bei Janine, die mich zu diesem Buch ermuntert hat und eine der hilfsbereitesten Personen ist, die ich je kennengelernt habe
   Bei Paul für die wertvollen Tipps
   Bei meinen langjährigen Bekannten Ela, Sanne, Melli und Tanja für die langjährige Freundschaft, für Unterstützung und das aufgebrachte Verständnis (wahre Freunde)
   Bei Mareike für ihre Unterstützung beim Schreiben dieses Buches.
   Und bei meinen Eltern, die einzigen Menschen, die mich in meiner jetzigen Situation versuchen aufzubauen.

Quellen:

(1) http://www.progressivemuskelentspannung.com/
Seite 92

(2) Script von Frau Nina Hillmann (M.SC.Psych)
Seite 139

(3) http://www.lebe-bewusst.at/html/GV/qigong.shtml
Seite 195